CONSULTATIONS
POUR LES MALADIES DES VOIES DIGESTIVES

Dr GASTON LYON

ANCIEN CHEF DE CLINIQUE MÉDICALE A LA FACULTÉ
DE MÉDECINE DE PARIS

CONSULTATIONS

POUR LES MALADIES
DES VOIES DIGESTIVES

MASSON ET Cie, ÉDITEURS
LIBRAIRES DE L'ACADÉMIE DE MÉDECINE
120, BOULEVARD SAINT-GERMAIN, 120, PARIS (VIe)
1920

AVERTISSEMENT

Le praticien qui débute dans la carrière se trouve aux prises avec des difficultés sans cesse renaissantes, lorsqu'il est appelé à traiter des malades atteints d'une affection des voies digestives.

Ces difficultés sont de différents ordres ; elles sont tout d'abord inhérentes à la nature des gastropathies et des entéropathies. Celles-ci, en effet, débordent habituellement le cadre où elles semblent fixées : maladies d'apparence locale, elles constituent en réalité, le plus souvent, les éléments de syndromes morbides qui se rattachent par des liens étroits aux maladies de la nutrition, à celles des glandes à sécrétion interne, à celles du système nerveux, aux diverses infections chroniques. Leur diagnostic exige donc des connaissances approfondies en pathologie générale ainsi qu'un sens clinique affiné. Le diagnostic est d'autant plus malaisé que le médecin ne trouve pas toujours dans l'examen objectif et dans les ressources du laboratoire, une documentation suffisante. Les résultats d'analyse du suc gastrique, des fèces, ceux de la radioscopie peuvent même l'induire en erreur, s'il ne les interprète pas à leur juste valeur, s'il leur attribue une importance exclusive pour l'orientation du diagnostic et du traitement.

Une seconde raison de la difficulté d'interprétation des maladies des voies digestives est l'insuffisante préparation du jeune praticien. A l'hôpital il a observé surtout les maladies à lésions : ulcère, cancer, sténoses, cirrhoses, entéro-colites graves, etc. ; mais, sauf exceptions, il n'a guère eu l'occasion de s'y familiariser avec la masse des gastropathies vraies ou fausses, des ptoses, des gastro-névroses, des appendicites chroniques et des lithiases biliaires frustes, des innombrables modalités de constipation et de diarrhée chroniques, des petites insuffisances hépatiques... qui constituent le plus gros contin-

gent de la clientèle privée, de celle qui assiège journellement le
cabinet de consultation. Dans les livres il a puisé des notions
contradictoires sur la nature et le traitement des dyspepsies,
des entérites ; appris des classifications qui varient avec chaque
auteur... Aussi, lorsqu'il se trouve en présence de l'une de ces
maladies à symptômes multiples, imprécis et difficiles à con-
trôler, est-il impuissant à la cataloguer. La thérapeutique,
pour les mêmes raisons, lui apparaît d'application aussi difficile
que l'établissement du diagnostic ; il ignore encore la nécessité
d'élaguer les médications inutiles, complexes ; celle de faire
la plus large part à l'hygiène générale et alimentaire, aux
agents physiques.

Ce n'est en effet qu'au prix de longs tâtonnements que l'on
peut parvenir à s'affranchir des théories exclusives, à prendre
en considération suffisante les indications cependant essentielles fournies par l'étude des causes et du terrain, à façonner
« sa thérapeutique ».

J'ai pensé pouvoir rendre quelques services en présentant
sous la forme essentiellement pratique de « Consultations »
la solution des principaux problèmes cliniques et thérapeutiques
qui se présentent dans la pratique journalière. Supposant
connus, — tout au moins le plus souvent — les symptômes, tels
que les décrivent les ouvrages classiques, ainsi que les détails
de la technique des procédés de laboratoire, j'ai essayé de
montrer par quel travail de sélection et de simplification on
peut parvenir rapidement, aisément à formuler un diagnostic
précis ainsi qu'une thérapeutique rationnelle. Associant mon
expérience propre à celle des autres, j'ai donné des « consultations » qui ne seront pas sans offrir quelque utilité, je l'es-
père du moins, à ceux qui cherchent un guide dans le dédale
des maladies des voies digestives.

Dr G. LYON

I

MALADIES DE LA BOUCHE ET DU PHARYNX

ACCIDENTS DE LA PREMIÈRE DENTITION

La première dentition donne lieu à des réactions inflammatoires locales : rougeur, gonflement des gencives, faciles à dépister, ainsi qu'à des troubles à distance.

De ces troubles, les uns sont la conséquence de la douleur, tels l'agitation, l'insomnie, les convulsions ; il est donc aisé de les rattacher à la cause déterminante. Les autres, de nature variable, sont plus difficilement explicables et leur relation de cause à effet a été niée parfois ; cependant leur coexistence fréquente avec l'éruption dentaire ne permet guère de nier cette relation. C'est ainsi que l'on observe fréquemment, en coïncidence avec cette éruption, des troubles digestifs (inappétence, refus de téter, diarrhée), des éruptions diverses, le coryza, la laryngite striduleuse, des bronchites légères, des poussées fébriles, etc.

Chez un enfant âgé de moins de deux ans présentant des troubles que l'on peut difficilement rattacher à une cause précise, *il ne faut jamais négliger d'examiner les gencives ;* on évitera ainsi de nombreuses erreurs de diagnostic et... de pronostic.

CONSULTATION

1º Surveiller l'alimentation et la régler suivant les indications fournies par le degré d'appétit, l'aspect des selles, etc.

2º Éviter les sorties, en cas d'intempéries, de froid rigoureux.

3º Donner, le soir de préférence, le bain quotidien.

4º En cas d'agitation, faire prendre en lavement, avec une poire de la capacité de 60 ou 100 cm., un paquet d'antipyrine (o gr. 20 à 6 mois; o gr. 5) à un an) ou, de la même façon, et aux mêmes doses, un mélange d'antipyrine et de bromure de potassium.

5º Appliquer sur la gencive, avec un tampon d'ouate, le collutoire suivant :

Glycérine . . . . }	ĀĀ 20 grammes
Eau . . . . }	
Bromure de potassium. . . .	2 gr.
Teinture de safran	V gouttes.

GLOSSITES AIGUES

Leurs causes : parfois un traumatisme, un chicot dentaire, une piqûre d'insecte, etc. ; ou bien une brûlure par ingestion de liquide brûlant ou caustique ; plus rarement, une maladie infectieuse : fièvre typhoïde, variole, rougeole, etc.

Leurs signes · tuméfaction, parfois considérable ; ulcérations.

Ce qu'il est essentiel de toujours rechercher, c'est l'existence ou non d'une suppuration profonde; dans le cas de suppuration, il faut inciser sans retard, pour éviter de graves accidents.

CONSULTATION

1º Alimentation exclusivement liquide (lait, bouillon, boissons aqueuses).

2º Ingestion fréquente de fragments de glace à laisser fondre dans la bouche.

3º Bains de bouche répétés avec la solution suivante :

Hydrate de chloral	10 grammes
Eau distillée de menthe. . . .	100 gr.
Eau distillée	900 gr.

Que l'on pourra alterner avec des bains de décoction de racines de guimauve avec une tête de pavot.

4º Application du collutoire suivant :

Chlorhydrate de cocaïne. . .	o gr. 25
Borate de soude	2 gr.
Glycérine	25 gr.

5° Toucher légèrement les ulcérations avec :

Acide phénique . . .	2 grammes
Teinture d'iode. . .	
Glycérine	àà 10 grammes

GLOSSITES CHRONIQUES SUPERFICIELLES

Il s'agit d'affections fréquentes, bénignes, mais mal connues ou tout au moins négligées dans les ouvrages classiques.

Habituellement on constate une langue uniformément blanche, avec des papilles saillantes ; il existe un minimum de troubles fonctionnels (sécheresse de la bouche, picotements de la langue).

Une autre variété est représentée par des langues ravinées, fissurées, ce qui leur donne l'aspect de la langue tertiaire ; mais la langue est souple, on ne constate aucune induration.

Chez les enfants on observe souvent la glossite desquamative en aires : cercles blancs reposant sur une surface en général rouge, vernissée, etc.

On attribue, non sans raison, la majeure partie des glossites superficielles à un état dyspeptique : atonie gastrique avec fermentations, constipation avec stase cœcale, etc. Mais le rôle des causes d'irritation locale est non point important : tabagisme, défaut de soins de la bouche, mauvais état des dents et accumulation de tartre, usage habituel de mets épicés, de boissons alcooliques, sont des causes que l'on relève dans nombre de cas.

Le traitement essentiel est le traitement de la cause. Quant aux soins de bouche ils consisteront surtout en des bains alcalins fréquents (une cuillerée à café de bicarbonate de soude dans un verre d'eau tiède), dans la mise en état de la dentition ; dans quelques cas le jus de citron a donné de bons résultats (langue fissurée), mais il faut s'abstenir de tout topique irritant.

LANGUE NOIRE

Caractérisée par la coloration noirâtre de la muqueuse et l'hypertrophie des papilles, dont les prolongements piliformes apparaissent sous forme de touffes inclinées en différents sens « comme des blés versés après l'orage ».

Ses causes sont obscures ; l'origine microphytique est vraisemblable, mais non démontrée.

CONSULTATION

1° Hygiène, buccale : abstinence de mets épicés, d'alcool, de tabac, etc.

2° Bains de bouche fréquents avec de l'eau de Vichy ou une solution de bicarbonate de soude (une cuillerée à café de sel par verre).

3° Attouchements avec :

> Acide salicylique. . . . . 2 grammes
> Alcool à 70°. . . . . . 20 gr.

ou avec :

> Eau oxygénée. . . . . . } ää P. E.
> Eau distillée. . . . . . }

LEUCOPLASIE BUCCALE

Il s'agit de plaques blanches nettement délimitées qui, avec les progrès de leur évolution, deviennent saillantes et dures (infiltration scléreuse du derme sous-jacent). Ces plaques se fissurent ensuite, d'où les douleurs vives qu'elles occasionnnent. Elles siègent sur les régions antérieures et moyennes de la langue, plus rarement sur les bords et la pointe ; il existe concurremment des plaques similaires au niveau des commissures.

La forme en placards permet de distinguer la leucoplasie de la glosso-stomatite diffuse des auto-intoxiqués nerveux.

La transformation épithéliomateuse est fréquente, d'où le pronostic grave de cette affection, d'ailleurs rebelle aux médications.

Les causes occasionnelles sont toutes les causes d'irritation buccale, mais avant tout le tabac, ce qui explique sa rareté chez la femme.

Quant à la cause déterminante unique, pour la plupart des médecins, ce paraît bien être la syphilis. Cependant il existe quelques divergences. M. Brocq distingue une autre variété de leucoplasie qui n'est autre que le lichen plan des muqueuses (coïncidence avec des placards de lichen sur la surface de la peau) ; Vidal admet une leucoplasie tabagique pure ; On connaît d'autre part celle des ouvriers verriers.

En tout cas on est d'accord pour instituer le traitement spécifique intensif dans tous les cas où la syphilis peut être en cause. Une deuxième indication formelle est de s'abstenir de l'emploi de tout topique irritant, notamment du nitrate d'argent.

CONSULTATION

1º Suppression absolue de toutes les causes d'irritation buccale : tabac, alcool, mets épicés, etc.; soins dentaires.

2º Traitement spécifique sous forme d'injections intra-veineuses de novarsenobenzol, puis d'injections intra-musculaires de sels mercuriels solubles (biiodure, benzoate, cyanure), à la dose de 0 gr. 01 à 0 gr. 02, ou insolubles (calomel : 0 gr. 05 tous les huit jours).

3º Bains de bouche répétés avec des solutions alcalines (5 gr. de bicarbonate de soude par litre)

ou avec :

> Salicylate de soude . . . |
> Bicarbonate de soude . . | à 2 grammes

pour un paquet :

Faire dissoudre un de ces paquets dans un litre d'eau pour bains de bouche.

En cas de douleurs, bains avec une infusion de feuilles de coca, à 2 p. 1.000.

4º Pulvérisations d'eau de Saint-Christau.

5º Intervention chirurgicale précoce, en cas de dégénérescence épithéliomateuse.

GLOSSITES TUBERCULEUSES

S'observe chez des sujets suspects de tuberculose ou plus souvent atteints de tuberculose confirmée, l'infection linguale ayant été déterminée par les sécré ions bronchiques virulentes.

Le diagnostic est facile : au fond et au pourtour des ulcérations, on voit des granulations blanchâtres ou légèrement jaunâtres qui ne peuvent être confondues avec aucune autre lésion.

CONSULTATION

1º Hygiène buccale : suppression de toutes les causes d'irritation d'ordre alimentaire, de l'alcool, du tabac.

2º Bains de bouche fréquents avec des décoctions de guimauve et de pavot, de feuilles de coca à 2 p. 1.000, etc.

3º Attouchements quotidiens avec une parcelle de :

   Bleu de méthylène . . . . . . 10 grammes

ou tous les deux ou trois jours avec :

   Acide lactique. . . . . 10 grammes
   Eau distillée . . . . 20 gr.

ou :

   Teinture d'iode . . . . 15 grammes
   Gaïacol. . . . . 1 gr. 50

GLOSSODYNIE

Affection fréquente, exclusivement observée chez les névropathes. Cette névralgie qui occasionne de vives douleurs à l'occasion des mouvements de la langue, de la mastication, du contact des aliments acides ou de l'alcool, etc., qui survient fréquemment chez les sujets dont l'imagination a été frappée par le contact avec un malade atteint de cancer de la langue, paraît avoir pour substratum fréquent une hypertrophie d'une ou plusieurs papilles, une papillite vulgaire.

CONSULTATION

1º Éloigner toutes les causes d'irritation buccales et notamment l'usage du tabac, des mets épicés, vinaigrés, de l'alcool... Surveiller les dents, les appareils prothétiques.

2º Toucher légèrement avec la pointe fine du thermocautère, après cocaïnisation, les papilles *nettement* irritées, à intervalles éloignés (tous les 8 jours).

3º Bains de bouche répétés avec des décoctions de guimauve et de pavot, de feuilles de coca (2 p. 1.000), des solutions alcalines faibles (bicarbonate de soude 5 gr, ou biborate de soude 3 gr. pour 1.000).

4° Prendre pendant 8 jours avant le diner, dans de l'eau sucrée, l'un des paquets :

> Bromure de potassium. . . 1 gramme

pour un paquet.

5° Et les huit jours suivants à chaque repas deux des pilules :

> Extrait de belladone . . . . 5 milligrammes
> Extrait de valériane . . . . 0 gr. 10

pour une pilule.

6° Hydrothérapie tiède : douches à 36° en jet brisé.

GINGIVO-STOMATITES
DANS LES MALADIES INFECTIEUSES

La plupart des maladies infectieuses, notamment les fièvres éruptives, la grippe, la fièvre typhoïde, la diphtérie, peuvent se compliquer de gingivo-stomatite laquelle, suivant les cas, est simplement érythémateuse, ou bien vésiculeuse (varicelle), pustuleuse (variole), ulcéreuse (fièvre typhoïde, grippe), pseudo-membraneuse (scarlatine, dipthérie) gangréneuse (rougeole, etc.).

Ces gingivo-stomatites sont bénignes (rougeole, etc.) ou graves (stomatite gangréneuse ou noma). Le noma traduit son apparition par la fétidité de l'haleine ; à l'examen de la bouche, on constate sur la muqueuse de la joue correspondant aux arcades dentaires, ou dans le pli de la joue et de la gencive, une plaque violacée avec phlyctène ; à un degré plus avancé des ulcérations recouvertes d'un putrilage noir et reposant sur une muqueuse œdématiée. Puis une salivation incessante se produit ; les ganglions sou-maxillaires s'engorgent et il se forme au niveau de la joue un noyau induré ; à cet endroit la peau est marbrée, livide. La déglutition devient impossible ; en même temps, l'état général s'altère rapidement (teint plombé, fièvre, diarrhée, prostration ou agitation, etc.). Toutes nécessitent à peu près le même traitement, sauf la gingivo-stomatite diphtérique où la sérothérapie doit être associée au traitement local, ou la stomatite gangréneuse contre laquelle il faut employer le thermocautère pour limiter l'extension du sphacèle.

1° Lavages de la cavité buccale répétés toutes les quatre heures avec un litre d'eau bouillie tiède additionnée de l'un des paquets :

> Acide salicylique . . . .   1 gramme

pour un paquet.

2° Bains de bouche répétés avec :

> Hydrate de chloral . . .   5 grammes
> Eau distillée de menthe. .   100 gr.
> Eau distillée . . . . .   900 gr.

3° Attouchements trois ou quatre fois par jour avec le collutoire suivant :

> Glycérine neutre . . . .   20 gr.
> Borate de soude . . . .   3 gr.

4° Toucher les ulcérations, s'il y a lieu, avec de la teinture d'iode, ou la solution suivante :

> Acide chromique . . . . .   1 gramme
> Eau distillée . . . . .   10 gr.

5° Si le noma survient détruire avec le galvano-cautère les parties sphacélées ; lavages avec l'eau oxygénée (4 cuillerées à soupe par litre 'd'eau) ou la liqueur de Labarraque (2 cuillerées à soupe par litre d'eau) ou une solution de permanganate de potasse à 1 p. 1.000.

STOMATITE MERCURIELLE

De nos jours, grâce aux précautions préventives concernant les soins dentaires, les stomatites mercurielles sont rares ou tout au moins guérissent aisément, en quelques jours, par la suppression de la médication mercurielle et quelques bains de bouche. On peut cependant observer des stomatites graves avec ulcérations multiples, déchaussement des dents, salivation excessive, fétidité de l'haleine, etc., chez des sujets dont l'état général laissait à désirer et dont notamment le filtre rénal était suspect, ou sous l'influence des doses intensives de sels solubles, adoptées par quelques médecins (3 ou 4 centigr. de mercure par injection).

1º Supprimer le traitement mercuriel.

2º Régime lacté.

3º Bains de bouche répétés et alternant avec :

a) Infusion de feuilles de coca (2 p. 1.000) et de racines de guimauve.

b)	Hydrate de chloral. . . .	10 gr.
ou :	Phénosalyl	3 gr.
	Eau distillée de menthe . .	100 gr.
	Eau distillée.	100 gr.

4º Toucher légèrement les ulcérations avec :

a)	Nitrate d'argent	1 gramme
	Eau distillée	50 gr

ou :

b)	Acide chromique	1 gramme
	Eau distillée	10 gr.

STOMATITE APHTEUSE

Caractérisée par de petites érosions peu nombreuses qui se recouvrent de plaques opalines ; est contagieuse, inoculable et probablement transmise par le lait. La fièvre, les troubles gastro-intestinaux, dénotent son caractère infectieux.

Elle ne doit pas être confondue avec l'affection purement locale, apyrétique, due à des causes irritatives diverses : abus du tabac, des noix, des salaisons, carie dentaire, etc.

1º Supprimer le lait de l'alimentation.

2º Attouchements fréquents des aphtes avec :

Salicylate de soude	20 grammes
Eau distillée.	100 gr

ou avec :

Acide chlorydrique officinal .	4 gr.
Eau distillée	16 gr.

3° Calmer les douleurs par les applications du collutoire suivant :

Chlorhydrate de cocaïne . .	0 gr 10
Borate de soude	2 gr.
Miel rosat	30 gr.

4° Bains de bouche fréquents avec :

Borate de soude	5 gr.
Eau distillée	1000 gr.

STOMATITE ULCÉRO-MEMBRANEUSE

Affection caractérisée par des ulcérations multiples siégeant sur les gencives, les joues, recouvertes d'un enduit pultacé d'un blanc grisâtre. La déglutition est notablement gênée par les douleurs ; il existe une salivation abondante, de la fétidité de l'haleine, une adénopathie sous-maxillaire parfois très prononcée. La déglutition de salive septique détermine une toxi-infection générale, qui se traduit par la fièvre, la pâleur, des troubles digestifs, un mauvais état général. Cependant la maladie guérit assez aisément sous l'influence d'un traitement approprié.

Son caractère contagieux et épidémique, admis autrefois à la suite des observations recueillies dans l'armée, est contesté aujourd'hui. Ce que l'on observe communément ce sont des stomatites ulcéro-membraneuses isolées, sporadiques dont les causes habituelles sont l'accumulation du tartre, le mauvais entretien de la bouche, l'abus du tabac ; ces diverses causes étant associées parfois. Un mauvais état général dû à la fatigue, à l'alimentation insuffisante peut en favoriser l'éclosion.

Ce paraît être une affection polymicrobienne, où la symbiose fuso-fibrillaire ne joue qu'un rôle inconstant.

En plus des lavages avec les solutions antiseptiques usuelles, deux topiques exercent une action modificatrice rapide : le bleu de méthylène et surtout l'arsenobenzol.

CONSULTATION

1° Procéder à l'ablation du tartre et au nettoyage des dents.

2º Lavages de la bouche au moyen du bock et d'une canule en verre, avec l'une des solutions suivantes :

a)   Hydrate de chloral. . .   2 gr.
              Eau bouillie . . . .   1000 gr.

b)   Permanganate de potasse.   0 gr. 50
              Eau bouillie . . . .   1000 gr.

3º Bains de bouche fréquents avec de l'eau oxygénée diluée (une cuillerée à soupe d'eau oxygénée pour 10 cuillerées d'eau).

4º Toucher les ulcérations avec un tampon de coton hydrophile monté sur un bâtonnet que l'on charge d'une parcelle de :

Bleu de méthylène

(se rincer ensuite la bouche, au bout de quelques minutes avec de l'eau bouillie)

ou d'Arsenobenzol . . . . .

MUGUET

Sur une langue rouge, vernissée, existe un exsudat sous forme de points blancs, saillants, qui peuvent s'agglomérer pour former un enduit continu, assez adhérent, mais de faible consistance ; ces points blancs se reproduisent rapidement après leur enlèvement.

Mettez un papier bleu de tournesol dans la bouche ; il vire au rouge, car la salive, habituellement alcaline, devient acide dans le cas de muguet. Cette particularité, rapprochée de l'aspect objectif des points de muguet, facilite un diagnostic d'ailleurs fort aisé.

Le muguet guérit facilement ou se montre rebelle ; c'est qu'en effet, le muguet est toujours le « témoin » d'un état morbide : troubles digestifs graves de l'enfance, maladies infectieuses (fièvre typhoïde en particulier); maladie chronique cachectisante (tuberculose, cancer, diabète, infection urinaire, etc.) ; sa résistance au traitement est intimement liée au degré de gravité de la maladie qui en provoque l'apparition et si l'on peut, à force de soins, le faire disparaître momentanément chez un cachectique, on peut être assuré qu'il récidivera bientôt. Au contraire, dans une pyrexie, ou dans les cas de troubles digestifs chez l'enfant, la guérison se produit dès que la maladie primitive évolue dans un sens favorable.

L'extension du muguet à l'œsophage, à l'estomac est du plus mauvais pronostic.

CONSULTATION

I. MUGUET CHEZ L'ENFANT

1º Traiter les troubles digestifs ; supprimer les boissons sucrées.

2º Après chaque tétée nettoyage de la bouche avec de l'eau de Vichy ou une solution de bicarbonate de soude à 5 p. 100.

3º Appliquer ensuite le collutoire suivant :

> Borax . . . . . 4 grammes
> Glycérine . . . . 20 gr.

4ᵉ Après chaque tétée faire nettoyer le sein de la nourrice avec de l'eau bicarbonatée et recouvrir ensuite le sein de :

> Glycérine . . . 30 gr.
> Borax . . . . . 10 gr.

(appliquer une compresse de gaze)

II. MUGUET CHEZ L'ADULTE

1º Enlever l'exsudat au moyen du doigt recouvert de gaze.

2º Bains de bouche fréquents avec l'eau de Vichy.

3º Application d'un collutoire boraté au tiers.

4º Et de temps à autre, application d'eau oxygénée coupée de partie égale d'eau.

STOMATITES
DANS LES MALADIES CHRONIQUES

Dans la plupart des maladies chroniques peuvent se manifester des stomatites dues généralement à la pullulation des germes dont fourmille la cavité buccale, grâce à la diminution des moyens de résistance générale, des moyens de défense locaux. On peut donc observer des stomatites au cours du cancer, de l'urémie, du scorbut, etc.

On peut, d'autre part, observer des stomatites au cours de la grossesse.

Les bains de bouche alcalins, les collutoires boratés, salicylés sont les moyens à employer dans la plupart de ces stomatites quelle qu'en soit la cause.

CONSULTATION

I. STOMATITE SCORBUTIQUE

1° Toucher les fongosités avec du jus de citron ou avec :

> Eau oxygénée . . . 10 gr.
> Eau . . . . . 90 gr.

ou avec :

> Acide chromique. . . 2 gr
> Eau distillée. . . . 20 gr.

II. STOMATITE DE LA GROSSESSE

1° Attouchements quotidiens avec :

> Hydrate de chloral . }
> Alcoolat de cochléaria. } ää P E

2° Tous les six jours avec :

> Acide chromique . . 2 grammes
> Eau distillée . . . 20 gr.

ANGINES ÉRYTHÉMATEUSES, PULTACÉES, HERPÉTIQUES

Quand un malade est pris de fièvre, de malaise général (courbature, douleurs dans les membres, etc.), il faut, si l'attention n'est pas retenue immédiatement par la constatation d'une cause indiscutable, examiner la gorge. Cet examen s'impose d'ailleurs dans tous les cas, surtout chez l'enfant.

On peut constater dès l'invasion de la fièvre des signes objectifs du côté des amygdales, ou bien ces signes n'apparaissent que le lendemain. Les amygdales peuvent être simplement rouges ou recouvertes d'enduits limités, ne s'étalant pas en nappe comme les fausses membranes. De ces enduits, les uns sont blancs, crémeux, très friables et se détachent par le simple contact de l'abaisse-langue ; ce sont les *enduits pultacés*. D'autres sont représentés par des concrétions logées dans les cryptes amygdaliennes et faisant saillie à la surface de l'amygdale qui est parsemée de points blancs dont chacun correspond à l'orifice de l'une des cryptes. La compression avec un stylet permet l'énucléation de ces concrétions d'odeur fétide, d'aspect caséeux (*amygdalite lacunaire*).

Quant à l'*angine herpétique*, dont le premier stade éphémère est constitué par de petites vésicules et le second par des exulcérations recouvertes de plaques blanchâtres, elle est très rare, contrairement à une opinion très répandue ; sa nature est souvent méconnue, le premier stade ayant passé inaperçu.

Certains malades sont des « abonnés » de l'angine : leurs amygdales sont chroniquement infectées et contiennent dans leurs cryptes des amas microbiens toujours prêts à rentrer en activité, sous l'influence de causes diverses : froid, troubles digestifs, mauvais état général. Traiter le phase aiguë de l'angine ne constitue que le préliminaire du traitement à appliquer ; une fois celle-ci dissipée, il faut détruire les foyers cryptiques et, d'autre part, modifier l'état général.

CONSULTATION

1º Prendre deux fois par jour, à huit heures d'intervalle l'un de l'autre, avec une boisson chaude (infusion, thé ou grog léger) l'un des cachets :

> Sulfate de quinine . . o gr. 25
> Aspirine . . . . o gr. 75

pour un cachet.

2º Se gargariser fréquemment avec de l'eau bouillie tiède additionnée par verre d'une cuillerée à soupe de :

> Benzoate de soude. . . . . . . 10 grammes
> Glycérine . . . . 50 gr.
> Décoction de feuilles de coca (à 2
> p. 1000) . . . . 150 gr.

3º Faire, de plus, trois ou quatre fois par jour, un lavage de la gorge avec un litre d'eau bouillie tiède additionnée d'une cuillerée à soupe de :

> Bicarbonate de soude . 80 gr.
> Biborate de soude . . 20 gr.

4° En cas de douleurs vives, sucer quelques fragments de glace, des pastilles de borate de soude et cocaïne (à un milligramme de cocaïne par pastille) et badigeonner les amygdales avec :

a)

Borate de soude .	4 grammes
Glycérine . . .	30 gr.

ou :

b)

Glycérine . . .	20 gr.
Teinture d'eucalyptus	10 gr.
Menthol . . .	o gr. 30

ANGINES PSEUDO-MEMBRANEUSES
(Diphtérie, pseudo-diphtéries)

FORMES CLINIQUES

L· malade, soit primitivement, soit secondairement au cours d'une maladie infectieuse (scarlatine le plus souvent), accuse un violent mal de gorge ; on l'examine et l'on constate un pharynx rouge, tuméfié, avec des fausses membranes épaisses, blanchâtres ou grisâtres, tapissant les amygdales, les piliers, parfois encapuchonnant la luette. Ces fausses membranes se détachent difficilement, ne se dissolvent pas dans l'eau. Au-dessous, la muqueuse apparaît turgescente, saigne facilement.

Il est à remarquer que les fausses membranes se reproduisent aisément ; qu'elles peuvent envahir le nez, le larynx.

L'état général est toujours modifié, mais plus ou moins, suivant le degré de l'infection. Il existe des formes bénignes, sans altération sensible des traits, sans modifications très appréciables du pouls, de la sécrétion urinaire, sans malaises généraux très marqués.

Il existe des formes graves, hypertoxiques, avec teint plombé, petitesse et fréquence du pouls, oligurie et albuminurie, adénopathies prononcées, langue noire, fuligineuse, adynamie extrême, signes généraux graves d'infection. Le degré de la réaction fébrile ne mesure pas le degré d'infection ; il existe des formes hypertoxiques avec température modérée, et inversement.

DIAGNOSTIC

S'agit-il de diphtérie ou de pseudo-diphtérie ? La question doit être tranchée aussi rapidement que possible, moins pour porter un pronostic, car il existe des pseudo-diphtéries streptococciques aussi graves que la diphtérie, que pour instituer le traitement par le sérum s'il y a lieu. D'ailleurs, en présence de symptômes graves, sans perdre un instant, il est rigoureusement indiqué de faire une première injection de sérum antidiphtérique d'au moins 20 cc. ; après cette première injection, on peut attendre le résultat de l'examen bactériologique.

Celui-ci doit être fait, si on le peut, extemporanément par examen sur lamelle, avec coloration par le bleu de Lœffler ou le bleu de Roux, puis décoloration par le Gram. Le bacille diphtérique, gardant le Gram, apparaît en violet noir sur le fond de la préparation coloré en rouge par l'éosine ou la fuchsine : bâtonnet long à extrémités légèrement renflées (en forme de biscuit), etc. Un examen négatif sur lamelle n'est pas probant ; il faut y joindre la culture. Celle-ci pratiquée sur sérum de bœuf, de veau ou de cheval, coagulé par la chaleur donne à l'étuve (à 35°), au bout de 15 à 24 heures, des cultures en forme de taches de bougies, de grains de semoule que l'on examine sur lamelles comme précédemment. La recherche du bacille de Klebs-Lœffler est négative : il s'agit donc d'une pseudo-diphtérie. Celle-ci est le plus souvent de nature streptococcique et l'on constate sur le champ du microscope de très nombreux streptocoques ; parfois, plus rarement, elle est due au pneumocoque, à d'autres micro-organismes. La détermination de l'espèce microbienne a une certaine importance pour le pronostic, aucune pour le traitement.

En général la diphtérie est primitive, la pseudo-diphtérie secondaire ; mais cette particularité ne constitue qu'une présomption et nullement une preuve : les angines de la scarlatine sont parfois dipthtériques.

Dans la diphtérie l'injection de sérum ne constitue pas l'indication unique. Il faut encore combattre les effets immédiats de l'intoxication, notamment l'insuffisance surrénale qui est menaçante dans les formes hypertoxiques : hypotension artérielle, tendance syncopale, vomissements, ligne blanche surrénale, etc.).

Lors de la convalescence, il faut continuer les soins de la bouche pour détruire les bacilles qui peuvent persister pendant un temps variable et sont les agents de la contagion.

CONSULTATION

I. ANGINE DIPHTÉRIQUE

1° Pratiquer une première injection de sérum à la dose de 20 cc. chez un sujet adulte ; de 30 cc. dans un cas particulièrement grave ou traité tardivement ; de 20 cm. chez un enfant âgé de plus de 2 ans, de 15 cm. chez un enfant de 1 à 2 ans ; de 10 cm. chez un nourrisson. (doses pouvant être largement dépassées dans les formes de diphtérie hypertoxique, et atteindre 40 cm. ou même plus); attendre 24 heures pour renouveler l'injection aux mêmes doses.

Si au bout de deux jours, la fièvre tombe, si les fausses membranes se détachent, cesser l'emploi du sérum, sinon faire une troisième injection. Dans les formes hypertoxiques, après deux injections à doses massives, continuer les injections à doses décroissantes, jusqu'à la dose de 10 cc. renouvelée tous les deux jours, tant que les signes de défaillance cardiaque se maintiendront.

2º Pratiquer toutes les trois ou quatre heures un lavage de la gorge avec 50 gr. de liqueur de Labarraque pour un litre d'eau.

3º Parfois attouchements pharyngés avec le sérum.

4º Introduire deux ou trois fois par jour dans chaque narine (avec la seringue de Marfan) quelques gouttes de :

<pre>
Argent colloïdal .   .   1 gr.
Eau distillée   .   . . 20 gr
</pre>

5º En cas de défaillance du pouls, donner une goutte toutes les deux heures de la solution normale d'adrénaline (enfants) ou trois ou quatre gouttes toutes les deux heures (adultes).

6º Toutes les trois heures une cuillerée à soupe de la potion suivante ;

<pre>
Teinture de cola . .   .   .   .   5 grammes
Extrait de quinquina .   .   .   3 grammes
Sirop d'écorces d'oranges amères   50 gr.
Vin de Malaga . .   .   .   .   100 gr.
</pre>

7º Eventuellement, injections sous-cutanées d'huile camphrée (plusieurs cent. cubes) ; d'huile iodée à 5 p. 100 (un cent. cube).

8º Lait, café, champagne, rhum ou cognac ; potages, jaunes d'œuf.

9º Pendant la convalescence, faire sucer chaque jour 8 à 10 pastilles de sérum antimicrobien et insuffler trois ou quatre fois par jour, dans chaque narine, avec un embout de verre relié par un tube de caoutchouc à un vaporisateur spécial, une parcelle de la poudre suivante :

<pre>
Sérum antidiphtérique porphyrisé.   10 grammes
Novarsenobenzol Billon. .   .   .   0 gr. 90
Benjoin pulvérisé. .   .   .   .   .   1 gr.
Carbonate de bismuth .   .   .   . 100 gr.
</pre>

II. PSEUDO-DIPHTÉRIES

1º Pratiquer toutes les trois ou quatre heures un lavage de la gorge avec de l'eau bouillie tiède additionnée par litre de liqueur de Labarraque (15 gr.), ou de permanganate de potasse (o gr. 25) ou d'eau oxygénée (4 à 6 cuillerées à soupe).

2º Toucher légèrement à l'eau oxygénée les ulcérations de la muqueuse, ou bien avec :

> Glycérine . . . . 20 gr
> Acide salicylique . . 1 gr.

3º Pratiquer chaque jour une injection intra-musculaire d'électrargol (cinq cent. cubes).

4º Même traitement tonique, cardio-sthénique et même alimentation que dans le cas de diphtérie.

ANGINES ULCÉREUSES

Comme les angines pseudo-membraneuses sont primitives ou secondaires (une pseudo-membrane recouvre toujours l'ulcération qui est le signe prédominant).

Les ulcérations sont secondaires à toutes les infections, et notamment à la rougeole, la scarlatine, la variole, la fièvre typhoïde ; elles coincident avec les formes graves de ces maladies et ne nécessitent comme traitement local que les lavages de gorge, déjà indiqués.

Parmi les ulcérations primitives, il faut retenir celles qui résultent de l'*amygdalite lacunaire* et l'angine ulcéro-membraneuse de Vincent. La première est bénigne, souvent sans réaction générale, chez des sujets porteurs d'amygdales hypertrophiées, infectées chroniquement ; le diagnostic est donc facile.

Quant à l'*angine de Vincent*, qui coïncide fréquemment avec une stomatite de même nature, elle est caractéristique par une vive réaction inflammatoire de l'amygdale qui est de coloration rouge violacé, avec extension de la rougeur au pharynx et au voile du palais ; par une érosion, se transformant peu à peu en ulcération à bords irréguliers, taillés à pic, saignant facilement, recouverte d'une fausse membrane épaisse et résistante. Il existe une adénopathie assez marquée (mais différant de celle du chancre pa

r

« l'égalité » ganglionnaire ; de la fétidité de l'haleine, un mauvais
état général. La marche est lente et peut se prolonger plusieurs
semaines.

Au microscope on constate les spirochètes et les bacilles fusi-
formes de la symbiose de Vincent.

CONSULTATION

I. AMYGDALITE LACUNAIRE ULCÉREUSE

1° Badigeonnage de l'amygdale avec :

        Iode . . . . . .   o gr. 30
        Iodure de potassium .   1 gr.
        Glycérine . . . . 30 gr.

ou une solution de chlorure de zinc à 1 p. 30.

2° Ultérieurement discission, morcellement ou extirpation des
amygdales.

II. ANGINE ULCÉRO-MEMBRANEUSE DE VINCENT

1° Application de bleu de méthylène en poudre à la surface des
amygdales ulcérées ou d'une solution hydro-alcoolique à 1 ou
2 p. 100, ou bien application de poudre d'arsénobenzol.

2° Lavages de la gorge avec de l'eau bouillie tiède additionnée
par litre de 4 cuillerées à soupe d'eau oxygénée ou de o g . 20 de
permanganate de potasse.

3° Prendre toutes les trois heures une cuillerée à soupe de :

        Chlorate de potasse .   6 grammes
        Sirop de cerises . .   30 gr.
        Eau distillée . . . 120 gr.

4° Injection intra-musculaire de 6 cc. d'ionoïde d'arsenic.

PHARYNGITE CHRONIQUE

Appelée granuleuse par les malades, elle n'est effectivement
granuleuse que dans un petit nombre de cas.

Elle se traduit fonctionnellement par la toux accompagnée d'une
sensation de gêne pharyngée, de « râclement ». — Le « Hemm »
caractéristique est suivi de l'expulsion de quelques mucosités.

Chez les névropathes la toux pharyngée devient une véritable obsession.

La voix est souvent couverte, le malade est sujet à des poussées d'enrouement et parfois aussi il se plaint de bourdonnements, de surdité... A l'examen on peut constater des traînées de mucus sous forme de petits grains brillants faisant saillie sur le fond rouge du pharynx (c'est la forme hypersécrétoire) ou bien un pharynx uniformément rouge, épaissi (forme hypertrophique) ou bien encore des îlots isolés de granulations (forme granuleuse, hypertrophie du tissu adénoïde) ; enfin un pharynx, pâle, aminci (forme atrophique, coïncidant fréquemment avec l'ozène).

Cette pharyngite chronique est sujette à des poussées aiguës ; ceux qui en sont atteints sont candidats à la surdité.

Ce qu'il faut savoir c'est que les causes d'irritation locale souvent invoquées, telles que l'abus du tabac, de l'alcool, du chant ; que les causes générales telles que les troubles digestifs, la goutte, l'arthritisme sont moins importantes, quoique incontestables, que les causes nasales : qu'il s'agisse de rhinite hypertrophique, de déviation de la cloison, de végétations, de sinusite, d'ozène, il y a obstruction nasale, la respiration se faisant directement par la bouche, d'où irritation, et d'autre part, infection d'origine nasale, les mucosités s'écoulant dans le pharynx au lieu d'être expulsées par les narines ; « le malade se mouche par la gorge ».

Traiter la pharyngite, sans les lésions nasales concomitantes, est une erreur thérapeutique, que l'on commet souvent!

D'autre part il faut éviter les traitements irritants et réserver l'iode pour les formes atrophiques, car il augmente les troubles congestifs dans les formes hypertrophiques.

CONSULTATION

1º En cas de poussée aiguë prendre de trois en trois heures, une cuillerée à soupe de :

Benzoate de soude .	6 gr.
Teinture de coca . .	5 gr.
Sirop de codéine . .	30 gr.
Eau distillée . q. s. p.	150 cc.

2º Se gargariser fréquemment avec :

Eau.	300 gr.
Chlorate de soude . .	5 gr.

3° Pratiquer matin et soir des inhalations avec :

> Baume du Pérou . . 20 gr.
> Alcool à 90° . . . 10 gr.

Quelques gouttes dans le récipient de l'inhalateur.

Lorsque la poussée aiguë est terminée :

4° Gargarismes iodés :

> Iode métalloïde . . 1 gramme
> Iodure de potasse . . 3 gr.
> Glycérine . . . . 100 gr.

Une cuillerée à café dans un verre d'eau tiède, pour gargarisme, à répéter matin et soir.

5° badigeonnage iodé du pharynx :

> Iode métalloïde . . 1 gramme
> Iodure de potasse . . 4 gr.
> Glycérine . . . . 30 gr.

A répéter deux fois par semaine (gargarismes et badigeonnages iodés conviennent exclusivement aux formes atrophiques).

6° Pointes de feu dans les formes granuleuses.

7° Cure thermale au Mont-Dore, à Saint-Honoré (formes hypertrophiques) ; à Challes, Cauterets, Luchon, (formes atrophiques).

8° Traitement des lésions nasales.

VÉGÉTATIONS ADÉNOIDES, ADÉNOIDITE

Les végétations adénoïdes sont d'une extrême fréquence dans la première et la seconde enfance ; elles sont la source de nombreux accidents dont l'origine est souvent méconnue, si l'on néglige l'examen du naso-pharynx.

Il existe d'ailleurs deux catégories de végétations : celles dont le diagnostic s'impose, celles qu'il fa . chercher.

Les premières sont des *végétations volumineuses, obstruantes,* donnant lieu par conséquent à des troubles permanents de la déglutition chez le nourrisson, de la respiration, de la voix, à des troubles du développement, à des troubles réflexes.

L'enfant au sein a les plus grandes difficultés à téter ; dès qu'il ferme la bouche, il étouffe, par suite de l'obstruction du naso-pharynx, et doit reprendre haleine à tout instant.

L'obstruction nasale, à tout âge, se traduit par la gêne respiratoire ; la bouche est entr'ouverte, le ronflement est habituel pendant le sommeil. D'autre part la voix est nasonnée ; au lieu de dire maman, l'enfant dira baban ! il existe fréquemment une toux agaçante, à point de départ manifestement pharyngé.

Le faciès des adénoïdiens porteurs de grosses végétations est caractéristique : la bouche est entr'ouverte et la lèvre supérieure raccourcie découvre les dents qui sont mal plantées (atrophie des os de la face). L'enfant donne souvent l'impression trompeuse d'un être non intelligent !

A l'examen de la cavité buccale on constate souvent l'existence de grosses amygdales, de petites granulations sur la paroi postérieure du pharynx.

Fréquemment aussi on constate un arrêt du développement du squelette ; le thorax est étroit, rétracté, etc.

Les troubles respiratoires ont pour conséquence dans nombre de cas la céphalée, l'insomnie (les adénoïdiens se réveillent fréquemment), les terreurs nocturnes, l'incontinence nocturne des urines, parfois les convulsions chez les enfants à tendance spasmogène.

Les végétations qu'il faut chercher ce sont les petites végétations infectantes, dont rien ne traduit l'existence, en dehors des périodes où elles sont *infectantes* (d'ailleurs les grosses végétations peuvent donner lieu également à des accidents infectieux).

Sous l'influence d'une grippe, d'un refroidissement vulgaire, petites végétations méconnues ou grosses végétations obstruantes peuvent s'infecter et donner lieu, soit à une complication de voisinage : otite, laryngite striduleuse ; soit à une bronchite, une broncho-pneumonie, à des troubles digestifs rebelles : entéro-colites, voire même appendicite ; à des poussées fébriles. Chez un jeune enfant atteint d'otite ou de faux croup, il faut songer de suite à l'existence possible de végétations, à supposer qu'aucun signe ne les ait révélées antérieurement ; de même chez ceux qui sont sujets à des accès fébriles répétés, à de petites angines érythémateuses éphémères ; qui présentent un chapelet ganglionnaire cervical, qui sont atteints de diarrhées à répétition, de vomissements malgré un régime sévère.

Dans tous ces cas il faut examiner la partie visible du pharynx (on constatera souvent des traînées de muco-pus pendant les phases d'infection) et surtout pratiquer la rhinoscopie postérieure. Quant au toucher naso-pharyngien, on doit s'en abstenir lors des crises d'adénoïdite aiguë. Grâce à l'examen complet on évitera de nombreuses erreurs de diagnostic ; on évitera de traiter inutilement pendant des mois par des régimes et des traitements sévères des enfants qui déglutissent du muco-pus ; grâce au traitement on supprimera une incontinence nocturne rebelle des urines, on rendra un sommeil régulier et réparateur, on mettra un terme aux arrêts du développement, aux otites à répétitions.

Chez tout enfant, non seulement qui respire mal, mais qui tousse, qui est sujet aux coryzas, aux angines, à l'entérite, aux fièvres éphémères, il faut aller inspecter le cavum.

TRAITEMENT

Il est indiqué de curetter tout adénoïdien porteur de grosses végétations ; d'ailleurs on a souvent la main en quelque sorte forcée par l'intensité des troubles respiratoires. Attendre que les végétations s'atrophient progressivement avec l'âge, c'est exposer l'enfant d'une part à des arrêts de développement préjudiciables, à la surdité précoce ; d'autre part aux accidents infectieux. Si les troubles respiratoires sont modérés, il est préférable de ne pas opérer trop tôt, c'est-à-dire d'attendre l'âge de cinq à six ans, en moyenne, car les interventions pratiquées chez les nourrissons ou les enfants un peu plus âgés sont très souvent suivies de récidives qui nécessitent un nouveau curettage.

L'infection est une indication opératoire non moins formelle que l'obstruction nasale ; mais il faut attendre la terminaison des accidents infectieux, sinon on exposera l'enfant à de graves complications : méningite, broncho-pneumonie, septicémie, etc. En pareil cas, on se comporte, comme on se comporte d'habitude en présence d'une appendicite aiguë, on attend le « refroidissement ». L'opération des végétations étant absolument inoffensive, le médecin devra user de toute son influence auprès des parents timorés pour les décider à l'intervention. Son rôle dans l'adénoïdite aiguë est assez limité. L'antisepsie nasale n'a qu'une influence relative ; la fièvre résiste aux antithermiques. Fort heureusement l'infection adénoïdienne, alors même qu'elle dure quelques semaines, est rarement grave. Les enfants conservent habituellement l'appétit et « tolèrent bien la fièvre ».

CONSULTATION

I. ADÉNOIDITE AIGUE

1° Repos au lit.

2º Alimentation légère, variable suivant le degré de la température, l'appétit de l'enfant, l'état de ses voies digestives.

3º Appliquer en permanence des compresses chaudes au devant du cou.

4º Instiller matin et soir ou trois fois par jour dans chaque narine, quatre à cinq gouttes de :

> Eucalyptol . . . 0 gr. 15
> Huile de vaseline . . 20 gr.

ou :

> Argent colloïdal . . 0 gr. 50
> Eau distillée . . . 25 gr.

5º Vaporisations deux fois par jour, pendant vingt minutes chaque fois, d'eau bouillante additionnée d'une cuillerée à café de :

> Goménol

6º Bains tièdes, une ou deux fois par jour ; donner le bain unique, le soir de préférence.

7º Si la température est élevée au-dessus de 39º, donner en lavement avant l'heure du sommeil :

> Antipyrine . . . . 0 gr. 25 à 6 mois
> 0 gr. 50 à un an
> 0 gr. 75 à deux ans

SYPHILIS BUCCO-PHARYNGÉE

Les accidents syphilitiques peuvent affecter tous les points de la cavité bucco-pharyngée, mais avec prédilection la langue, les amygdales, le voile du palais.

Le *chancre*, en quelque point qu'il siège, se reconnaît à ses caractères habituels : ulcération à surface lisse et brillante ou recouverte d'une fausse membrane diphtéroïde, reposant sur une base indurée, parcheminée et s'accompagnant d'un ganglion témoin médian et sous-mentonnier pour la pointe de la langue, sous-maxillaire pour la langue, les amygdales, etc. On ne peut confondre le chancre avec l'épithelioma qui est végétant, à bords évasés, saigne facilement, détermine des douleurs, s'accompagne d'une pléiade ganglionnaire, etc. : avec l'ulcération chancriforme de l'angine de Vincent (résultat de l'examen bactériologique), avec la diphtérie, quand il siège au niveau de l'amygdale ou la couenne qui succède à une amygdalotomie.

Les *plaques muqueuses* peuvent être confondues avec l'herpès, avec les aphtes qui sont douloureux et forment de petites érosions entaillées en cupule, avec l'hydroa lingual qui s'accompagne de manifestations cutanées analogues, avec la dermatite herpétiforme de Duhring (pour la même raison), avec la stomatite mercurielle, avec la stomatite ulcéro membraneuse qui s'accompagne de fièvre, de fausses membranes recouvrant des exulcérations sanieuses et saignant facilement.

Dans certains cas il existe une plaque lisse ou glossite dépapillante de Fournier qui ne pourrait être confondue qu'avec une brûlure.

A la période tertiaire la *glossite scléreuse* avec ses placards indurés, multiples, lisses, dépapillés, de coloration rouge sombre ; plus tard avec son aspect ficelé, dû à la formation de sillons qui limitent les placards scléreux ne peut prêter non plus à la confusion.

Les *gommes*, après la période initiale de nodosité, laissent une ulcération à bords taillés, à pic, à fond jaunâtre. Outre leurs caractères objectifs, il en est un, subjectif, qui n'est pas négligeable, c'est leur indolence habituelle, alors que les autres ulcérations sont douloureuses.

On aura à les distinguer des ulcérations tuberculeuses habituellement multiples, à contours déchiquetés et sinueux, à bords entaillés en arête ou décollés, à fond tacheté de points jaunâtres ; avec les ulcérations dentaires (chicot), avec les lésions de l'actinomycose qui présentent des fistules d'où s'écoule du pus clair, séreux, contenant des grains jaunes, etc.

Il va sans dire que dans les cas douteux, la recherche de la réaction de Wassermann s'impose, comme celle des bacilles de Koch dans le produit de raclage des ulcérations supposées tuberculeuses. Le traitement général est celui de la syphilis à toutes ses périodes ; qu'il suffise d'indiquer ici qu'à l'arsénobenzol dont l'action est si remarquable et rapide dans les syphilides ulcéreuses et gommeuses doit être associé le mercure dans tous les cas. Quant à l'iodure son emploi à fortes doses (4-10 gr.) conjointement à celui de l'arsénobenzol et du mercure complète le traitement des localisations gommeuses ou scléro-gommeuses. Le traitement local comporte pour les plaques muqueuses l'emploi du nitrate d'argent en solution à 1 p. 5 ; celui de la teinture d'iode pour les ulcérations gommeuses, les bains de bouche avec des solutions de chloral, d'eau oxygénée. Une hygiène buccale rigoureuse est le complément indispensable du traitement de toute lésion syphilitique de la cavité ; les plaques muqueuses ne guérissent que chez les malades qui s'abstiennent du tabac, d'alcool, de mets épicés et vinaigrés, dont les dents sont en bon état.

II

MALADIES DE L'ŒSOPHAGE

CANCER, RÉTRÉCISSEMENTS, SPASMES
DE L'ŒSOPHAGE

Les maladies de l'œsophage ne peuvent occuper dans cet ouvrage qu'une place très restreinte ; car leur traitement est exclusivement du ressort chirurgical, sauf dans le cas d'œsophagisme léger ; il suffira donc d'esquisser à grands traits les éléments essentiels de leur diagnostic différentiel.

L'application de la radioscopie, de l'œsophagoscopie à l'étude des maladies œsophagiennes a étendu nos connaissances à leur sujet et facilité singulièrement leur diagnostic. Alors que l'introduction à l'aveugle du cathéter était le seul moyen, parfois dangereux, parfois même trompeur, de rechercher le siège d'une lésion œsophagienne, il est possible actuellement, grâce à la radioscopie et à l'œsophagoscopie, non seulement de préciser ce siège, sans cause d'erreur, mais encore de reconnaître la nature des lésions.

Un trouble intermittent ou permanent de la déglutition, tel est le symptôme essentiel de toute affection œsophagienne, quelle qu'en soit la variété : tumeur, rétrécissement, spasme. Encore ce symptôme est-il commun aux affections proprement dites de l'œsophage et à celles qui déterminent la compression de cet organe.

EXAMEN

La première question qui se pose en présence d'un malade présentant les apparences d'une lésion œsophagienne est donc de savoir s'il existe réellement un obstacle au passage des aliments, dû à une lésion intrinsèque, ou si cet obstacle est la conséquence d'une compression par une lésion de voisinage, ou simplement d'un spasme sans compression. Les renseignements donnés par l'interrogatoire ou l'examen clinique étant susceptibles d'entraîner une erreur, il est indispensable de procéder à un examen radioscopique qui seul pourra trancher la question.

Cet examen en permettant par exemple de reconnaître un anévrisme de l'aorte, une hypertrophie des ganglions du médiastin fixera le diagnostic, évitera de procéder à l'emploi toujours pénible, dangereux en pareil cas, de l'œsophagoscope.

L'examen radioscopique ayant permis d'éliminer l'existence d'une cause de compression, il y a lieu de rechercher quel est le siège et quelle est la cause de l'obstacle au passage des aliments, de la dysphagie. En faisant avaler au malade un lait de bismuth, on constate sous l'écran l'arrêt du bismuth au niveau du point de stricture, et puis sa filtration lente et filiforme ; l'existence fréquente d'une poche au-dessus de la partie rétrécie, de sorte qu'après pénétration du bismuth dans l'estomac, on a l'image de deux poches superposées, comme si le malade était porteur de deux estomacs.

Cet examen ne donne cependant que des résultats incomplets puisqu'il indique uniquement l'existence d'un rétrécissement siégeant dans l'œsophage ; il s'agit alors d'en déterminer la cause.

CANCER

Les commémoratifs et les symptômes donnent certaines indications utiles. Chez un sujet ayant atteint ou dépassé l'âge moyen de la vie une gêne progressive et permanente de la déglutition, puis l'apparition de vomissements contenant avec une grande quantité de salive et de sueur des débris alimentaires putréfiés, souvent accompagnés de stries sanguignolentes, la salivation exagérée, l'amaigrissement rapide doivent faire penser à l'existence d'un *cancer œsophagien*, cause d'ailleurs de beaucoup la plus fréquente des sténoses de l'œsophage.

ULCÈRE

Mais l'*ulcère* simple de l'œsophage, affection d'ailleurs aussi rare qu'est fréquent le cancer, peut donner lieu à des troubles très analogues et prêtant à confusion, bien qu'une douleur vive en un point fixe rapportée à l'extrémité intérieure de l'œsophage, puisse constituer une certaine présomption en faveur de l'existence d'un ulcère.

Sans examen œsophagoscopique, il est impossible de trancher la question. Celui-ci est donc le complément indispensable du diagnostic, mais étant données les difficultés de la technique œsophagoscopique, cet examen reste le privilège d'un très petit nombre de spécialistes.

RÉTRÉCISSEMENT

Cet examen permet-il d'éliminer le cancer, l'ulcère et d'admettre l'existence d'un *rétrécissement cicatriciel*, il ne restera plus qu'à rechercher dans les antécédents l'existence de ses causes habituelles: absorption de liquide caustique (acides, ammoniaque, etc.), œsophagite inflammatoire, tuberculose, syphilome, recherche dont l'intérêt est surtout théorique, puisque l'on se trouve à ce moment en présence d'une sténose fibreuse dont le traitement ne peut être modifié par la connaissance de la cause.

Il n'existe ni cancer, ni ulcère, ni rétrécissement. C'est donc un *spasme* qui est la cause de la dysphagie. Il existe deux catégories bien tranchées de spasme : le spasme bénin, le spasme grave.

SPASME

Le spasme bénin peut siéger à la partie supérieure de l'œsophage (spasme pharyngo-œsophagien) ; son degré le plus atténué est représenté par la sensation passagère de « gorge serrée » accusée par certains sujets à la suite d'une vive émotion ; dans d'autres cas, il siège à la partie inférieure du conduit œsophagien et s'accompagne alors parfois de vomissements pituiteux, mais sans présence de débris alimentaires, comme dans les cas de sténose ou de spasme grave permanent qui se compliquent toujours de dilatation parfois considérable.

Ce spasme bénin peut être d'origine réflexe : on peut souvent incriminer une aortite (sans intervention de compression), une affection laryngée, une gastropathie, l'helminthiase, etc. ; il se produit parfois au cours de la grossesse, etc.. La notion de ces circonstances étiologiques permet le plus souvent d'en soupçonner la nature fonctionnelle avant tout examen.

Il en est de même dans les cas de spasme purement nerveux ; celui-ci survient souvent à la suite d'émotions, à la suite de déglutition d'un corps étranger suggérant au malade que ce corps est accroché dans l'œsophage.

L'auto-suggestion joue un rôle plus net encore dans le spasme fonctionnel plus grave qui peut être rattaché à l'hystérie ; chez certains sujets cette auto-suggestion peut conduire à l'anorexie mentale. D'autre part dans ces formes relativement graves d'œsophagisme il peut exister une vive douleur en un point fixe (véritable zone hystérogène) et le passage des aliments peut déterminer une crise convulsive. Le diagnostic en pareille circonstance ne comporte guère de difficultés, d'autant que l'on constate, comme dans tout syndrôme hystérique, des bizarreries inexplicables : à certains moments des aliments tels que des fruits crus, des feuilles de salade franchissent l'œsophage sans difficulté, alors que d'autres tels qu'une bouillie claire, du lait sont rejetés ; il se fait une sorte de sélection paradoxale. Un dernier signe, avant tout examen radioscopique ou œsophagoscopique, peut encore retenir l'attention ; c'est le fait de la guérison brusque par suggestion, ou par le passage d'une sonde, ce qui permet de convaincre le malade qu'il n'existe pas un obstacle permanent.

On réserve le nom de *spasme grave* à un spasme permanent, particulièrement bien étudié dans ces dernières années. Ce spasme débute d'ailleurs par des accidents intermittents et ne s'installe que progressivement ; parfois il a un début brusque comme le spasme nerveux proprement dit. Dans l'intervalle des crises initiales de spasme la déglutition n'est que peu gênée ; mais, à la longue, la dysphagie devient permanente ; puis surviennent des vomissements abondants, contenant des débris d'aliments absorbés plusieurs jours auparavant et traduisant l'existence de la dilatation, qui est la conséquence inéluctable de ces spasmes et résulte sans doute de l'œsophagite provoquée par la stagnation des aliments.

Les spasmes graves peuvent siéger à l'extrémité supérieure de l'œsophage ou bien à l'extrémité inférieure, le cardiospasme étant beaucoup plus fréquent que le premier. L'examen œsophagoscopique a permis de distinguer un spasme simple où le cardia conserve sa forme en entonnoir, un spasme avec contracture qui s'observe dans les cas déjà anciens, où la forme en entonnoir est conservée, l'entonnoir étant d'ailleurs fermé et la muqueuse faisant autour de lui un bourrelet sphinctérien très proéminent; enfin, l'orifice peut être complètement effacé, réduit à une ouverture punctiforme, un tissu blanchâtre de cicatrice formant des plis radiés tout autour. En somme le spasme grave passe par trois phases : une phase de spasme suivie d'œsophagisme avec symptômes intermittents, comparable au spasme bénin; une phase de contracture spasmodique consécutive à l'œsophagite résultant du contact prolongé des aliments ; enfin une phase de sténose cicatricielle, conséquence de l'œsophagite.

Il s'agit d'une affection de très longue durée, mais fort grave, car elle est assez rebelle au traitement par la dilatation et peut d'ailleurs se terminer par le cancer. Grâce à l'œsophagoscope on peut différencier le spasme permanent du cancer ; d'ailleurs la longue durée du spasme suffirait à elle seule à permettre la distinction.

Les causes du spasme grave sont assez obscures ; Guisez incrimine surtout la tachyphagie ou la mauvaise mastication ; d'autre part, les excès alcooliques, les boissons glacées ou les mets trop chauds. Peut-être existe-t-il une prédisposition congénitale ?

TRAITEMENT

Le traitement du cancer est purement palliatif ; les applications de tube radifère ne donnent pas de résultats appréciables ; quant à la gastrostomie, si elle permet au malade de ne pas mourir de faim, elle ne lui assure qu'une survie de quelques semaines.

Le traitement des sténoses cicatricielles et du spasme permanent consiste essentiellement dans la dilatation progressive pratiquée sous le contrôle de l'endoscope. Il est souvent nécessaire de faire des lavages de la poche formée au-dessus du rétrécissement.

Le traitement du spasme simple doit viser d'abord la suppression de la cause provocatrice, quand celle-ci peut être déterminée ; l'emploi des moyens propres à modifier le terrain nerveux et à atténuer la tendance au spasme ; dans le cas de spasme hystérique la suggestion, le cathétérisme, employé comme moyen de contre-suggestion en dernier ressort, l'isolement sont à employer.

CONSULTATION

I. SPASME ŒSOPHAGIEN D'ORIGINE NERVEUSE

1° Recommander une mastication minutieuse ; prescrire la division des aliments : viande hachée, purées de légumes, compotes passées, etc...

2° Traiter la cause provocatrice : dyspepsie, helminthiase, etc.. Supprimer toutes les causes d'excitation du système nerveux.

3° Entretiens fréquents avec le malade au cours desquels on lui démontrera la nature purement fonctionnelle de son affection ; la possibilité de sa guérison. Au besoin, pratiquer un ou plusieurs cathétérismes pour lui démontrer qu'il n'existe aucun obstacle.

4° Hydrothérapie tiède : douches à 36°, en jet brisé.

5° En cas de manifestations hystériques, isolement.

6° Avant chaque repas prescrire une cuillerée à soupe de :

> Bromure de potassium   .   20 gr.
> Eau distillée .   .   .   .   300 gr.

7° Au moment du coucher introduction dans l'anus de l'un des suppositoires :

> Extrait de valériane .   0 gr. 20
> Extrait de belladone .   0 gr. 01
> Beurre de cacao . q. s.

pour un suppositoire.

III

MALADIES DE L'ESTOMAC

EMBARRAS GASTRIQUE

La dénomination d'embarras gastrique est commune à des états dissemblables :

L'embarras gastrique peut être *primitif* : il succède à un repas copieux, indigeste, arrosé de vins généreux, suivi parfois d'un tabagisme intensif ; c'est la vulgaire indigestion. Celle-ci peut être due également à une cause perturbatrice de la digestion, agissant après le repas (émotion, séjour dans une salle de spectacle). L'indigestion est déclanchée parfois par une gastropathie chronique antérieure ; dans ce cas les causes habituelles de l'indigestion agissent d'autant plus aisément et en favorisent le retour ; on l'observe notamment chez les jeunes sujets atteints de dilatation d'estomac, à thorax étroit, à ventre tombant, dont l'estomac se vide très lentement.

Dans nombre de cas l'embarras gastrique n'est primitif qu'en apparence ; sous cette étiquette se dissimulent les *déterminations gastriques secondaires* de la grippe, de la tuberculose, de l'adénoïdite, de l'appendicite chronique, de l'insuffisance hépatique, rénale, etc., du cancer gastrique à son début. Il faut se méfier des embarras gastriques qui ne semblent pas dépendre d'une cause alimentaire et, surtout, des embarras gastriques à répétition.

Sensation de pesanteur épigastrique, amertume de la bouche, renvois, nausées, puis vomissements sont les symptômes locaux de l'embarras gastrique, auxquels s'ajoutent les vertiges, la céphalée, les sueurs froides, etc. Les vomissements spontanés ou provoqués assurent un soulagement immédiat, mais le malade reste courbaturé, anorexique « intoxiqué » pendant un temps plus ou moins long.

CONSULTATION

PÉRIODE D'ÉTAT

1º Favoriser ou provoquer le vomissement par des boissons chaudes, la titillation de la luette.

2º Diète absolue pendant les premières heures ; puis diète hydrique : eau pure, eau minérale légère (Evian, Thonon), eau de Vichy fraîche (Célestins), orangeade ou citronnade, thé refroidi additionné de jus de citron.

3º Le lendemain ou le surlendemain purgatif salin :

a) 20 — 30 gr. de sulfate de soude dans du bouillon aux herbes ou simplement de l'eau.

b) 30 gr. de sulfate de magnésie dans 200 gr. d'eau sucrée avec du sirop de limons ou de cerises.

c) Limonade à 50 gr. (adulte) ou 25 gr. (enfant) de citrate de magnésie.

d) 2 verres d'eau de Montmirail, à une demi-heure d'intervalle l'un de l'autre.

CONVALESCENCE

1º Potages au bouillon de légumes ou au bouillon de viande dégraissé avec tapioca, semoule, vermicelle, etc ; riz ; purées de pommes de terre, compotes ; puis sole, côtelette d'agneau, purées de légumes verts, etc., un verre d'eau de Pougues (St-Léger) avant chaque repas.

2º   Phosphate de soude . 〕 ââ 30 grammes
         Citrate de soude . . 〕

Une cuillerée à café dans un verre d'eau de Vichy (Célestins) à prendre le matin à jeun, pendant quelques jours.

3º Dix minutes avant le déjeuner et le dîner :

a) prendre XXX gouttes de la mixture suivante :

     Teinture de badiane . . 〕
        »   »   gentiane. . . 〕 ââ 5 grammes
        »   »   noix vomique . 〕

b) ou une cuillerée à café d'Elixir tonique de Gendrin (dans un quart de verre d'eau).

LES DYSPEPSIES PRIMITIVES

Si l'on retranche des gastropathies les maladies à lésions nettement différenciées : ulcère, cancer et autres tumeurs ; syphilome, tuberculose, etc...; si l'on en retranche les cas où les troubles fonctionnels sont liés manifestement à des modifications de la statique (ptoses), à une dilatation atonique, il reste un groupe confus et étendu d'affections gastriques désignées tantôt sous le nom de gastrites, tantôt sous le nom de dyspepsies, suivant qu'on les considère comme subordonnées à des lésions ou dues à un trouble purement fonctionnel.

Il est vraisemblable que les excitations répétées de la muqueuse déterminent un état congestif permanent, lequel aboutit à des lésions ; celles-ci rétrocèdent sous l'influence d'un traitement ou deviennent irrémédiables à un certain degré de leur évolution (atrophie glandulaire, sclérose du tissu interstitiel).

Mais il n'y a pas que des lésions : il existe encore des troubles sécrétoires, des troubles moteurs et des troubles sensitifs. La constatation des troubles sécrétoires a conduit à une théorie purement chimique des dyspepsies, dont l'exclusivisme a été reconnu excessif par la suite ; il en a été de même en ce qui concerne l'importance prépondérante accordée à la « dilatation ».

Quant au rôle du système nerveux dans la genèse ou la symptomatologie des dyspepsies, il a été, de tout temps, reconnu comme très important, voire même prépondérant pour certains médecins. N'est-ce pas le plexus solaire qui transmet à l'estomac les excitations d'ordre central et périphérique ; n'est-ce pas le système nerveux qui, en dernier ressort, préside aux fonctions sécrétoires et motrices de l'estomac ?

On a donc été conduit à reconnaître qu'il existe dans tout état dyspeptique des altérations anatomiques variant d'un simple état congestif à des lésions dégénératives de la muqueuse, du tissu interstitiel ; des troubles de la sécrétion, de la motricité, de l'innervation. C'est à déterminer les liens qui unissent entre eux les lésions, les troubles fonctionnels que l'on s'est appliqué dans ces dernières années. La théorie la plus en faveur est celle qui admet la priorité de la gastrite, celle-ci tenant sous sa dépendance les modifications du chimisme et de la motricité : le système nerveux n'intervenant que pour compliquer et modifier le tableau symptomatique. Le traitement, d'après cette théorie, doit s'adapter aux indications fournies par les modifications du chimisme et des troubles moteurs, qui eux mêmes sont l'expression des lésions glandulaires.

Très séduisante dans sa rigueur apparente, cette théorie est passible de différentes objections ; on a contesté la signification des variations du chimisme, peu accentuées dans nombre de cas ; la subordination des symptômes aux lésions et aux troubles moteurs et sécrétoires. On a soutenu que les variations symptomatiques étaient surtout liées à l'état du système nerveux et l'on est revenu ainsi par des chemins détournés à la théorie opposée à la théorie organiciste : celle de la dyspepsie, maladie nerveuse.

En tout cas un argument sérieux est le suivant : la théorie ci-dessus énoncée ne tient aucun compte des causes de la dyspepsie, alors qu'en réalité un traitement uniquement dirigé contre les causes suffit souvent à guérir le malade sans que l'on ait à prendre en considération les modifications sécrétoires et motrices. Les moyens physiques et hygiéniques qui rétablissent l'équilibre du système nerveux ont souvent une influence rapidement décisive, ce qui confirme l'importance du rôle du système nerveux.

DIFFÉRENTS TYPES DE DYSPEPSIES

Quoi qu'il en soit, on peut conserver, pour les dyspepsies primitives, la classification chimique adoptée depuis une trentaine d'années ; car on ne peut contester la réalité de l'existence des dyspepsies à type hyperchlorhydrique ou hypopeptique, même si l'on diffère d'avis sur leur pathogénie, sur le rôle de la gastrite, du système nerveux.

A côté de ces dyspepsies chimiques il y a place pour les dyspepsies nerveuses, avec ou sans modification très notable du chimisme, dyspepsies où le rôle des irritations alimentaires est négligeable, où l'influence nerveuse est prédominante ; il y a place également pour des dyspepsies motrices, représentées par l'ancienne « dilatation » de l'estomac et dues à une insuffisance congénitale ou acquise de la musculature gastrique. Les unes et les autres seront décrites séparément.

CAUSES

Les causes des dyspepsies sont plus aisées à définir que leur pathogénie ; ces causes sont presque toujours complexes. Aux *influences d'ordre alimentaire* qui peuvent d'ailleurs faire défaut, s'associent fréquemment d'autres facteurs étiologiques : des *intoxications* (tabac, alcool, médicaments), une *hygiène générale défectueuse* (surmenage physique, intellectuel), des *influences nerveuses* déprimantes. D'autre part, derrière une dyspepsie en apparence primitive, on peut souvent déceler l'influence d'une maladie générale plus ou moins manifeste (tuberculose, syphilis, diabète, goutte, anémies, artério-sclérose, etc.) ; celle d'une maladie d'un organe (foie, rein, cœur, organes génito-urinaires, etc.) ; l'influence réflexe d'une appendicite chronique, d'une lithiase biliaire.

Il n'est question dans ce chapitre que des dyspepsies primitives en apparence. La recherche des causes doit donc être la première préoccupation du praticien ; celles-ci déterminées, on s'enquiert de leurs *effets* ; c'est alors qu'interviennent utilement les résultats de l'analyse du suc gastrique, des fèces, du sang, ceux surtout de la radioscopie.

Les *modifications du chimisme* ont été ramenées à trois types principaux : l'hyperpepsie, l'hypopepsie et son degré le plus extrême, l'apepsie. De même les *anomalies* de la *motricité* peuvent être ramenées à deux types : le ralentissement ou l'accélération de l'évacuation. A l'hyperpepsie correspond le retard dans l'évacuation et la dilatation ; à l'hypopepsie, l'évacuation hâtive. La dilatation par « troubles évolutifs » guérit rapidement à la suite d'un traitement dirigé contre l'hyperpepsie, ce qui prouve la relation qui les unit.

Il n'existe pas toutefois un rapport invariable entre le type des troubles chimiques et le type des troubles moteurs ; il existe des cas d'hyperpepsie légère sans dilatation ni retard très appréciable de l'évacuation; inversement des cas d'hypopepsie avec dilatation et retard de l'évacuation (cas anciens d'hypopepsie ayant débuté par une phase d'hyperpepsie).

D'ailleurs il existe une dilatation d'origine primitivement musculaire, sans relation avec les troubles chimiques : cette dernière est l'apanage des sujets dystrophiques ou débiles à musculature insuffisante ; ici encore les résultats du traitement dirigé contre l'asthénie et la débilité musculaire confirment l'autonomie de cette variété de dilatation.

LES SYMPTOMES

Les SYMPTÔMES des dyspepsies ne sont pas rigoureusement

superposables aux types morbides établis d'après les déviations du chimisme et de la motricité, l'intervention du système nerveux modifiant souvent la symptomatologie ; quelques symptômes cependant sont assez caractéristiques.

PREMIER TYPE (HYPERPEPSIE)

Le type clinique le plus commun est caractérisé par des modifications de l'appétit, capricieux mais généralement conservé et parfois exagéré ; par une sensation de pesanteur et de tension épigastrique, par du tympanisme et des troubles à distance tels que la congestion du visage, la fatigue après les repas, les troubles du sommeil, un certain degré d'amaigrissement. L'évacuation est ralentie, mais le clapotage est peu marqué ; l'examen chimique révèle l'existence de l'*hyperpepsie*.

DEUXIÈME TYPE (HYPERCHLORHYDRIE)

Un deuxième type, degré plus accentué du premier, moins commun, mais encore très fréquent, est celui de la dyspepsie caractérisée par des douleurs tardives survenant plusieurs heures après les repas avec une ou deux crises par vingt-quatre heures, la première se produisant vers quatre ou cinq heures de l'après-midi. la seconde vers une ou deux heures du matin ; par l'exagération de l'appétit et même des fringales douloureuses, des régurgitations acides, de la sialorrhée. parfois de l'aérophagie ; par des vomissements lors des paroxysme aigus, chez les malades non traités ; par de l'insomnie, un amaigrissement accentué. Le clapotage est très marqué et peut être constaté à jeun ; l'examen chimique montre l'existence d'une sécrétion abondante avec excès d'acide chorhydrique libre, etc., c'est le *type hyperchlorhydrique*. accepté sans contestation, et qui présente des relations très étroites avec l'ulcère. Cette forme s'observe chez les gros mangeurs, les névropathes surmenés.

TROISIÈME TYPE (HYPOPEPSIE)

Un troisième type, encore assez nettement délimité au point de vue clinique, est le type de gastropathie à réactions gastriques peu accusées, se traduisant par une anorexie habituelle, avec langue saburrale, un tympanisme modéré, des diarrhées fréquentes après les repas ; on trouve à l'origine des irritations médicamenteuses, le tabagisme, des maladies infectieuses telles que grippe, fièvre

typhoïde, parfois une dépression nerveuse profonde. Cette variété
de dyspepsie correspond à l'*hypopepsie primitive* ; l'évacuation de
l'estomac est hâtive (d'où la diarrhée).

Un autre type hypopeptique peut être observé chez des dyspeptiques de vieille date qui ont commencé par être hyperpeptiques;
aussi l'estomac est-il dilaté et l'évacuation ralentie ; cette *hypopepsie secondaire* est due à l'atrophie progressive des éléments
glandulaires.

QUATRIÈME TYPE (APEPSIE)

Un dernier type de gastropathie est celui de l'*apepsie* ; il est
surtout caractérisé par des symptômes généraux : amaigrissement
très marqué, anémie, dépression des forces telle que l'on peut croire
à l'existence d'un cancer ; quant aux réactions gastriques, elles se
traduisent par l'anorexie, parfois des douleurs vives, fréquemment
par la diarrhée lientérique. La forme douloureuse prête à confusion
avec l'hyperchlorhydrie. Comme l'hypopepsie, l'apepsie est consécutive à des intoxications telles que le tabac, le plomb, l'alcool
ou à une infection grave, au mal de Bright, aux anémies, au
tabès, à la neurasthénie grave ; l'acide chlorhydrique fait totalement défaut ; il n'existe pas de troubles moteurs.

A côté de ces cas types, il en est d'autres à contours indécis, à
symptômes mal définis. Certains malades qui ne souffrent pas
sont cependant des hyperchlorhydriques ; d'autres que l'on pourrait
croire atteints d'hyperchlorhydrie, en raison de leurs crises douloureuses, ne sont en réalité que des apeptiques... La superposition
dans nombre de cas de troubles nerveux secondaires ajoute encore
à la complexité et à la diversité du tableau morbide : les types
cliniques esquissés précédemment sont alors défigurés ou « camou-
flés », suivant une expression à la mode.

THÉRAPEUTIQUE

En dépit des incertitudes qui règnent encore au sujet du classement des dyspepsies, la THÉRAPEUTIQUE de ces affections tend
à se dégager de plus en plus de l'empirisme et à s'orienter surtout
vers l'emploi des moyens diététiques physiques et hygiéniques,
dont l'importance est justifiée par la nature de leurs causes.

RÉGIME

En tête de toute consultation doit figurer la nomenclature des aliments permis et interdits, c'est-à-dire le *régime*. Il ne faut pas craindre d'en exposer les divers éléments avec méthode ni d'entrer dans des détails minutieux ; il ne suffit pas d'établir une liste d'aliments ; il faut encore en indiquer le mode de préparation, d'assaisonnement ; les malades sauront gré qu'on leur épargne des recherches ou des tâtonnements en matière culinaire.

Si l'on prescrit un régime exclusif, c'est-à-dire le régime lacté soit pur, soit associé aux œufs, à quelques farineux, régime fort utile au début du traitement de la plupart des états dyspeptiques, car il a l'avantage de mettre au repos un estomac souvent irrité par un régime défectueux ou des médications intempestives, — il ne faut pas négliger d'indiquer avec soin les doses de lait, les intervalles auxquels elles doivent être prises et surtout la durée de ce régime initial ; en fixant cette durée, on se ménage la possibilité de revoir le malade à bref délai et d'apprécier plus aisément les modifications survenues dans son état.

Habituellement, c'est un régime mixte que l'on est amené à prescrire, régime mixte, dit d'exclusion, qui convient à la majorité des dyspeptiques, quel que soit le type chimique de leur gastropathie et qui diffère de l'alimentation habituelle par la proscription des sauces, des graisses et fritures, des hors-d'œuvre, des épices, des aliments fermentescibles, des crudités, des aliments indigestes à texture fibreuse comme les truffes, les champignons, les racines ; des pâtisseries, des boissons alcoolisées, la réduction du pain. On n'omettra pas d'insister sur la nécessité de diviser les aliments, de prescrire parfois l'usage du masticateur, recommandations qui ont pour but de diminuer le travail digestif et l'encombrement de l'estomac par des résidus inutilisables.

Il convient encore de donner les indications relatives à la répartition des aliments suivant les repas, indications susceptibles de nombreuses variantes individuelles. Il est souvent utile de prescrire un premier déjeuner relativement copieux chez les dyspeptiques affaiblis par l'insuffisance d'alimentation. Chez les constipés, on incorpore à ce repas des matières grasses (beurre) et sucrées (fruits) utiles pour le fonctionnement intestinal. Chez les dyspeptiques à évacuation ralentie qui constituent la majorité, le goûter est en général nuisible, car il introduit de nouveaux aliments, alors que la digestion du repas précédent n'est pas terminée. Cependant les hyperchlorhydriques, souvent atteints de faim anxieuse au milieu de la journée, se trouvent bien de l'absorption de lait qui calme la fringale et prévient la douleur tardive. En général, le repas du soir ne comprendra qu'un petit nombre d'aliments avec restriction des aliments azotés ou même sera exclusivement végétarien ; le sommeil, si fréquemment lourd et troublé chez les dyspeptiques, sera influencé heureusement par cette mesure.

Les recommandations relatives à la proportion respective des aliments azotés et hydrocarbonés doivent s'inspirer surtout de raisons d'ordre général plutôt que de considérations tirées de l'état du chimisme.

Aux sédentaires, aux goutteux, aux uricémiques, aux gros mangeurs de viande, on conseillera surtout un régime végétarien prédominant ; s'il est vrai que la viande, les œufs calment rapidement les sensations douloureuses des hyperchlorhydriques, c'est au prix d'une excitation sécrétoire consécutive qui entretient l'état dyspeptique.

HYGIÈNE

Après le régime, la seconde place dans l'ordonnance revient aux *prescriptions hygiéniques*, variables pour ainsi dire suivant chaque cas, car elles visent surtout les causes générales de la gastropathie. Elles comportent les indications relatives au repos après les repas, au repos en général tant intellectuel que physique, à l'exercice, à la vie au grand air, à la suppression des toxiques, notamment du tabac ; à la durée du sommeil, à la mise à l'écart des émotions déprimantes, des excès sexuels, etc... Sous forme de l'emploi du temps, il sera facile de coordonner la plupart des prescriptions hygiéniques.

On sait quelle est l'influence heureuse, tant physique que psychique, d'un déplacement. A tout dyspeptique d'ancienne date, en mesure de prendre un repos d'une certaine durée, on ne saurait négliger de recommander un séjour soit à la campagne, soit à la mer, soit à la montagne, sans trop insister sur la question climatérique, en consultant surtout les commodités du sujet. Cependant on n'oubliera pas que les dyspeptiques nerveux, surmenés, anémiés se trouvent particulièrement bien du climat de montagne ; que ceux qui ont besoin d'un « coup de fouet » rapide ont avantage à faire un séjour à la mer.

Le déplacement a parfois une action plus décisive qu'un régime sévère. Aux récalcitrants, on imposera le déplacement, sous prétexte d'une cure hydrothérapique dans l'un des établissements

consacrés à cette cure ou dans l'une des rares « cliniques » réservées
au traitement des dyspeptiques.

AGENTS PHYSIQUES

Les *agents physiques* prennent la troisième place dans l'ordonnance. Un écueil à éviter est de recommander l'emploi simultané
de plusieurs d'entre eux ; il est essentiel, en effet, de ne pas imposer
des fatigues disproportionnées aux forces du malade, ni de l'obliger
à consacrer à se soigner la majeure partie du temps dont il dispose.
Mieux vaut procéder par étapes successives en prescrivant en
premier lieu celui des agents physiques qui paraît s'adapter le
mieux aux indications. Suivant les cas donc on donnera la préférence au massage abdominal, à la culture physique et plus particulièrement à la gymnastique dite « viscérale » ; à l'hydrothérapie,
à l'électricité.

CURES THERMALES

Quant aux *cures thermales*, elles nécessitent de la part du médecin
un grand discernement dans leur emploi ; à ne considérer que
les cures de boisson, celles-ci sont surtout utiles quand l'état
dyspeptique est lié à un fonctionnement défectueux du foie,
à l'uricémie, à l'état arthritique en général ; c'est alors que les
eaux alcalines, dont Vichy est le type, rendent de grands services.
Hormis ces cas, on recommande surtout aux eaux thermales les
moyens externes, c'est-à-dire les bains, les douches. Toutes les
stations thermales présentent un avantage commun, celui de servir
de prétexte à un déplacement ; encore faudra-t-il que les malades
puissent y suivre aisément leur régime et sachent éviter les tenta-
tions qui s'offrent à eux dans les stations importantes, c'est-à-dire
le jeu, les veillées...

MÉDICATIONS

Les *médications* constituent la dernière partie de l'ordonnance ;
en les reléguant au dernier plan, on fait comprendre aux malades
qu'elles prennent dans le traitement une part secondaire.

Le traitement pharmaceutique doit être discret, puisque peu de
médicaments ont une action incontestablement utile.

Les médications comportent en général deux ordres de prescriptions : celles qui visent la modification des troubles moteurs
et sécrétoires de la sensibilité, c'est-à-dire les médications locales ;
celles qui visent la modification de l'état général.

Les médicaments qui agissent directement sur l'estomac sont en nombre restreint : les sels de soude qui diversement associés constituent la médication dialytique, les sels de bismuth, les poudres dites neutralisantes, quelques ferments digestifs dont les indications sont d'ailleurs quelque peu incertaines, les médicaments nervins, en premier lieu la belladone. La strychnine, les amers, n'ont qu'une efficacité relative ; l'usage prolongé de la strychnine est irritant pour l'estomac.

En général on doit se borner à une intervention médicamenteuse discrète par la voie buccale, en laissant aux autres moyens : physiques, hygiéniques, le temps nécessaire pour déclencher l'amélioration.

Ces moyens ont la plus heureuse influence sur les symptômes secondaires : palpitations, insomnie, céphalée, vertiges, etc... qui s'observent si fréquemment chez les vieux dyspeptiques. Quant à la constipation, elle est plutôt justiciable des moyens mécaniques (lavements d'huile, suppositoires) et du régime, que des moyens médicamenteux.

Pour le traitement de l'état général, il convient d'avoir recours autant que possible aux préparations injectables de cacodylate de soude, de glycérophosphate de soude, de sulfate de strychnine, etc..., toujours dans le but de ménager les voies digestives.

Cet aperçu de l'orientation des doctrines et de la thérapeutique permet de poser quelques jalons utiles, mais ne peut donner qu'une idée approximative de la complexité du problème thérapeutique, complexité qui se manifeste lorsqu'on se trouve en présence d'une dyspepsie secondaire, lorsqu'il faut traiter simultanément la maladie causale, les différents facteurs des déterminations gastriques : toxi infection, irritations médicamenteuses, état neurasthénique, etc., d'adapter le régime à la capacité digestive, etc..., c'est pourquoi il est très malaisé, pour ne pas dire impossible, de donner des types de consultation répondant à l'infinité des cas qui se présentent dans la pratique.

Il ne faut pas perdre de vue, en tout cas, que le rôle chimique de l'estomac est relativement restreint : que cet organe a surtout un rôle mécanique et de brassage des aliments, pour leur permettre de subir l'action prépondérante du suc pancréatique et intestinal; que, d'autre part, dans toute dyspepsie, le rôle du système nerveux est prépondérant, d'où l'indication constante de combattre « l'état de souffrance » de l'estomac en agissant sur le système nerveux par tous les moyens dont la thérapeutique dispose.

A cette dernière indication correspondent les agents physiques et hygiéniques précités, sans compter la *psychothérapie* qui ne peut figurer dans une consultation mais dont le rôle n'est pas moins capital.

I. GASTRITE HYPERPEPTIQUE, SANS DILATATION (FORME COMMUNE DE LA DYSPEPSIE)

1º *Régime :*

Potages épais au bouillon de viande dégraissé ou de légumes, ou potages au lait avec légumes écrasés, pâtes, œufs pochés.

Viandes de bœuf, de veau, d'agneau, de mouton (filet de bœuf rôti ; ou aiguillette de bœuf braisé ; escalopes, côtelettes de veau; côtelettes premières de mouton, côtelettes d'agneau etc...) ; maigre de jambon ; poulet rôti ou bouilli. Poissons à chair maigre (sole, merlan, brochet, barbue, turbot, perche, bar, truite, etc...) cuits au court-bouillon ou grillés ou frits (enlever la peau frite) ; les arroser de jus de citron ou les accommoder avec une sauce mousseline. Huîtres. Œufs : à la coque, pochés dans du bouillon ou lait; sur le plat.

Pommes de terre cuites à l'eau ou au four (avec beurre frais, non salé, ajouté sur l'assiette), en purée ; nouilles, macaronis et autres pâtes.

Purées de lentilles, pois, châtaignes (en quantité modérée).

Purées d'épinards, laitue, chicorée, pissenlits, pois frais ; de navets, petites carottes, fonds d'artichauts ; cardons, céleris au jus.

Pêches, raisins, petites fraises.

Compotes de pêches, de pommes, de poires, de cerises, de pruneaux, de mirabelles, de myrtilles, etc. Pommes cuites au four. Figues, bananes. Gelée de fruits non acides.

Fromage à la crème ; petit-Suisse, Gruyère, Port-Salut.

Soufflés, crèmes renversées, œufs à la neige, meringues; puddings de riz, de semoule.

50 à 100 gr. au plus de pain grillé par repas, ou mieux biscottes, longuets.

Saler très modérément les aliments ; s'abstenir de tout condiment.

Eau de source ou eau minérale non gazeuse d'Alet, Evian, Thonon, etc..; extrait de malt. Infusions chaudes de feuilles d'oranger, tilleul, camomille, menthe.

Au 1ᵉʳ déjeuner, thé ou café étendu de lait.

Au milieu de l'après-midi, lait pur (1/3 ou 1/2 litre).

Les restrictions alimentaires doivent porter principalement sur le pain, les farineux, les légumes secs (en raison du tympanisme), les graisses, les crudités, les mets épicés.

Manger lentement ; mastiquer avec soin.

Rester allongé après les repas qui seront pris à heures régulières.

2° Prendre le matin à jeun, pendant 5 à 6 semaines. 250 gr. environ de la solution suivante :

> Phosphate de soude . . 5 gr.
> Sulfate de soude . . . 2 gr.
> Eau distillée . . . . 1 litre

ou le matin à jeun et le soir avant le dîner un verre d'eau de Santenay.

3° Cure thermale à Sᵗ-Nectaire.

II. GASTRITE HYPERPEPTIQUE AVEC DILATATION LÉGÈRE

1° *Régime :*

Semblable au précédent, mais plus sévère : réduire davantage la quantité d'aliments féculents, du pain ; supprimer fréquemment les potages et rationner les boissons prises au cours des repas (un verre d'eau pure ou coupée d'extrait de malt).

2° Hygiène générale : repos après les repas ; éviter les veillées, le surmenage sous toutes ses formes.

3° Hydrothérapie : douches tièdes à 36°, en jet brisé, avec douche baveuse, en pluie, sur la région épigastrique.

Plus tard douches écossaises, si l'eau froide est bien supportée.

Dans ce dernier cas on peut employer les enveloppements dans le drap mouillé imbibé d'eau froide, exprimé et étendu sur une couverture de laine

4° Massage léger de l'estomac : effleurage, vibrations.

5° Maillot humide froid (recouvert de taffetas chiffon) à appliquer pendant la nuit sur la région épigastrique.

6° Prendre le matin, à jeun, un verre d'eau de Vichy (Célestins) tiédie au bain-marie et additionnée de l'un des paquets :

> Sulfate de soude. . 4 gr.

pour un paquet.

ou :

Trois fois par jour, un demi-verre avant chacun des trois repas, un verre à bordeaux, tiédi au bain-marie, de la solution suivante :

Phosphate de soude	.	6 gr.
Bicarbonate de soude	.	4 gr.
Sulfate de soude	. .	3 gr.
Eau distillée.	. . .	1 litre

pendant 20 à 25 jours.

III. GASTRITE HYPERCHLORHYDRIQUE AVEC CRISES DOULOUREUSES TARDIVES ET DILATATION PRONONCÉE

PREMIÈRE ÉTAPE

1° Repos absolu au lit jusqu'à amélioration de l'état local et de l'état général.

2° *Régime :*

Au début régime lacté absolu (deux litres et demi à trois litres de lait), pris à intervalles réguliers, en huit doses, espacées de deux en deux heures. Prendre le lait lentement, par petites gorgées.

Le lait pourra être sucré légèrement et coupé de temps à autre de thé léger, d'eau alcaline d'eau de chaux (2 cuillerées à café par tasse).

3° Appliquer en permanence sur la région épigastrique un maillot humide chaud.

4° Prendre le matin à jeun, à midi et à 6 heures (avant une prise de lait) l'un des paquets :

Carbonate de bismuth . 5 grammes

pour un paquet.

En cas de constipation, lavements de 150 à 250 cgr. d'huile tiédie au bain-marie, pris tous les deux ou trois jours, le soir de préférence.

DEUXIÈME ÉTAPE

1° Continuer à observer le repos pendant quelques heures par jour (si la saison le permet, en plein air).

2° *Régime :*

Lait : un litre et demi environ, dont deux potages, deux ou trois œufs mollets, riz ou pâtes cuites dans l'eau légèrement salée additionnées de beurre à table. Gelées de fruits non acides.

3º Continuer l'usage du sel de bismuth en supprimant l'une des trois doses; se régler pour cette suppression sur l'horaire des douleurs dans le cas où celles-ci persisteraient).

TROISIÈME ÉTAPE

1º Reprendre progressivement la vie active, en évitant toutes les causes de dépression ou d'excitation du système nerveux.

2º *Régime* :

Revenir progressivement à un régime mixte comprenant du lait, des œufs mollets, des poissons bouillis, des viandes braisées ou rôties, du poulet, de la cervelle, des farineux en quantité modérée (pommes de terre au four, riz, pâtes), quelques légumes tamisés, des compotes passées ou des gelées de fruits, des soufflés, des gâteaux de riz ou de semoule ; des biscottes ; de l'eau, des boissons chaudes.

3º Repos horizontal après les repas.

4º Cure thermale à Néris ou Bagnères-de-Bigorre, suivie si possible, d'un séjour prolongé à la montagne.

5º Prendre avant chaque repas V gouttes de :

> Sulfate neutre d'atropine.   1 centigramme
> Eau distillée . . . . .   10 gr.

ou X gouttes de :

> Teinture de belladone . . .   10 gr.

6º Une heure après le repas, prendre délayée dans de l'eau, une cuillerée à café de la poudre suivante :

> Magnésie hydratée. . . . . ⎫
> Craie préparée . . . . . ⎬ ââ P. E.
> Bicarbonate de soude . . . ⎪
> Carbonate de bismuth. . . ⎭

Une seconde, en cas de besoin, une heure après la première.

IV GASTRITE HYPOPEPTIQUE SANS DILATATION

1º *Régime* :

Au début, régime lacté ou képhirique presque absolu, mitigé seulement par l'addition de quelques bouillies, pâtes, gelées de fruits.

Puis régime mixte avec addition de képhir nº 2 (1/2 litre à un litre), pris moitié aux repas, moitié dans leur intervalle.

2° Massage stomacal quotidien.

3° Prendre le matin à jeun un verre et demi (environ 250 gr.) de la solution suivante :

Chlorure de sodium . .	5 gr.
Phosphate de soude. .	3 gr.
Eau distillée	un litre

ou de :

Chlorure de magnésium.)	
Chlorure de sodium . .)	âā 2 gr. 50
Bicarbonate de soude .	3 gr.
Eau distillée	un litre (M. Hayem)

4° Après chaque repas prendre deux pilules kératinisées de pancréatine ou — en cas de diarrhée — un verre de la solution suivante :

Acide chlorhydique officinal	8 grammes
Sirop de limons . . .	200 gr.
Eau	800 gr.

ou deux cuillerées à soupe de gastérine (suc gastrique de chien), de l'eau ou de la citronnade.

V. GASTRITE HYPOPEPTIQUE AVEC DILATATION

1° Repos au lit, au début du traitement.

2° Régime lacté ou képhirique ou régime lacté et képhirique associés, puis, retour progressif au régime mixte.

3° Lavages de l'estomac : série de six à huit lavages quotidiens (un litre d'eau bouillie), puis quelques lavages espacés de deux en deux jours.

4° Hydrothérapie tiède ou écossaise.

5° Massage quotidien de l'estomac.

6° Prendre après chaque repas 3 à 5 pastilles d'ipéca espacées de quart d'heure en quart d'heure.

VI. GASTRITE APEPTIQUE

1° *Régime :*

Cure képhirique exclusive, puis régime mixte composé de viande pulpée, de gelée de viande, de jaunes d'œufs, de farines diastasées, de fruits cuits, de képhir n° 2.

2° Maillot humide froid sur la région épigastrique.

3° Prendre à chaque repas deux cuillerées à café de gastérine ou, dans de l'eau sucrée, une cuillerée à soupe de :

Acide chlorhydrique officinal	2 grammes
Alcoolature d'oranges . .	5 gr.
Eau distillée	200 gr.

4° Séjour prolongé à la mer ou à la montagne.

LES DYSPEPSIES SECONDAIRES

Toutes les maladies aiguës ou chroniques peuvent retentir sur l'estomac ; l'atteinte peut être légère et passagère, parfois au contraire les troubles gastriques sont prédominants, sérieux, rebelles.

Si l'établissement du bilan des troubles moteurs et chimiques n'est pas négligeable dans les dyspepsies secondaires, il est plus important, pour la mise en pratique d'un traitement rationnel, de rechercher les différents facteurs pathogéniques de ces dyspepsies, facteurs variables suivant les cas, parfois complexes.

Les troubles digestifs peuvent être déterminés directement par la maladie causale ; c'est le cas des troubles digestifs qui se manifestent au cours des maladies aiguës, infectieuses. Celles-ci retentissent le plus souvent par le mécanisme de la toxi-infection (grippe, fièvre typhoïde par exemple) à moins que, plus rarement, elles n'entraînent le développement de lésions spécifiques (tuberculose aiguë par exemple).

Le traitement des états gastriques infectieux est donc surtout un traitement indirect, visant la maladie primitive.

Les troubles digestifs s'amendent en général lors de la convalescence ; toutefois il ne s'agit pas là d'une règle absolue : nombre d'infections graves peuvent laisser à leurs suites des séquelles digestives, comme des séquelles cardiaques, nerveuses ; l'atonie gastrique, la gastrite chronique (du type hypopeptique), parfois l'ulcère peuvent succéder à une infection grave.

D'autre part, il ne faut pas négliger dans le traitement des troubles gastriques d'origine infectieuse l'influence surajoutée d'autres causes, dont la principale est l'usage ou l'abus des médications irritantes, parfois la nature des aliments ou des boissons prescrits (intolérance pour le lait, l'alcool par exemple).

INFECTIONS

Dans toutes les *infections* les troubles gastriques se traduisent par des symptômes identiques : anorexie, nausées, parfois vomissements, pesanteur ou douleur. La langue est presque toujours saburrale ; il existe parfois un léger subictère, indiquant que le foie est touché en même temps que l'estomac. Il est rare que l'appétit soit conservé ; cependant celui-ci peut être à peu près normal dans la tuberculose fébrile, dans les paratyphoïdes légères ; au contraire dans les grippes les plus bénignes en apparence il est rare que l'anorexie ne soit pas absolue.

Si le retour de l'appétit est souvent le signal de la convalescence (fièvre typhoïde), par contre l'anorexie peut persister avec tous les signes d'une atonie motrice, d'une insuffisance sécrétoire : sensations de pesanteur, de digestion ralentie, flatulence avec éructations, état saburral permanent, etc.

THÉRAPEUTIQUE

Quelle conduite tenir ?

Pendant la période aiguë la thérapeutique est surtout « négative »; elle consiste à maintenir la diète liquide sous forme d'eau de source non gazeuse (Evian, Thonon, etc.), d'orangeade, de citronnade (les acides faibles sont d'une utilité que l'on peut vérifier chaque jour), de bouillon de légumes, de thé léger, de lait. En ce qui concerne ce dernier, on peut vérifier également que sa tolérance est souvent imparfaite, malgré les artifices employés (coupage avec les eaux alcalines, avec le thé, l'eau de fleur d'oranger) ; l'ingestion du lait est suivie de ballonnement, de flatulence, parfois de vomissements de gros blocs de caséine ; sa suppression met un terme à ces troubles. Le képhir est souvent mieux toléré, mais sa tolérance n'est pas non plus la règle. Même observation en ce qui concerne l'alcool sous ses différentes formes, dont on abuse si souvent au cours des pyrexies ; il faut surtout se garder de l'administrer pur : la dilution du rhum, du cognac, de la fine champagne dans une grande quantité d'eau constitue le meilleur moyen de faire tolérer l'alcool, dont l'utilité d'ailleurs ne peut être mise en question. Le champagne coupé est souvent mieux accepté que les autres vins ou que l'alcool en nature. Chez l'enfant on prescrira uniquement les vins sucrés : Malaga, Porto, Frontignan, Banyuls.

La plus grande discrétion sera apportée dans l'administration

des médicaments susceptibles d'irriter l'estomac ; si l'on croit
devoir employer les antithermiques, on aura recours de préférence
à la voie intestinale (lavements, suppositoires), pour ceux d'entre
eux comme les sels de quinine, l'antipyrine qui sont susceptibles
d'être utilisés ainsi.

INDICATIONS SELON LES CAUSES

Les troubles digestifs peuvent être la conséquence d'une insuffisance rénale passagère que l'on pourra soupçonner si ces troubles
coïncident avec une oligurie très accentuée, avec une céphalée
persistante, s'ils se manifestent par des vomissements répétés.
L'indication essentielle est alors la diète hydrique stricte; d'ailleurs
l'indication des boissons abondantes et aqueuses propres à favoriser la diurèse est formelle dans toutes les infections. Les bains
tièdes, la théobromine à petites doses, parfois une saignée locale
modérée (100-125 gr.) pratiquée au moyen de ventouses scarifiées
contribueront à rétablir la perméabilité rénale, indirectement à
amender les manifestations gastriques de la petite urémie toxi-
infectieuse.

Si l'insuffisance hépatique est en cause, on prescrira les eaux
alcalines (Vichy, Vals, Pougues), les stimulants de la fonction
biliaire, c'est-à-dire les sels de soude, notamment le bicarbonate,
le phosphate, le benzoate ; l'extrait de bile, associé ou non à l'entérokinase, etc. Dans aucun cas on ne doit négliger l'évacuation de
l'intestin par les grands lavages à l'eau salée (une cuillerée à café
de sel par litre). Il ne faut pas négliger non plus les soins de la
bouche ; on sait combien sont actives les fermentations buccales
au cours des pyrexies par suite notamment de la diminution de
l'activité sécrétoire des glandes salivaires. Il est donc essentiel de
nettoyer fréquemment la bouche avec de l'eau alcaline, de débarrasser la langue de son enduit ; d'inviter les malades qui sont
conscients à se gargariser très fréquemment avec une eau légèrement alcaline additionnée de quelques gouttes d'alcool de menthe
(c'est là le topique à la fois le plus simple et le plus efficace) et à se
brosser les dents soigneusement ; chez ceux qui sont gravement
infectés, dont les lèvres, les gencives sont recouvertes de fuliginosités, il faut avoir recours aux nettoyages fréquents avec la glycérine boratée. L'observation attentive de ces soins contribue
notablement à amender les troubles digestifs, à ramener les sensations gustatives.

La thérapeutique gastrique doit être parfois plus active, plus directe. Lorsque l'état nauséeux est continuel, lorsque la langue est recouverte d'une enduit jaunâtre épais, il suffit parfois de la prescription d'un vomitif (pratique démodée de nos jours) pour tout remettre en ordre ; 1 gr. 50 d'ipéca en 2 paquets, pris à vingt minutes d'intervalle. Il n'est pas inutile non plus de chercher à agir sur la circulation, la motricité et l'innervation gastrique par les applications locales du froid ; souvent la compresse de Priessnitz contribue à l'amélioration des fonctions gastriques.

Sans trop s'illusionner sur la valeur des médications d'ordre chimique, s'en référant aux notions acquises sur l'insuffisance sécrétoire, l'hypopepsie habituelle chez les fébricitants, on pourra être conduit à prescrire la limonade chlorhydrique, voire même la pepsine...

Il ne faut pas négliger d'autre part l'emploi des petits moyens contre les vomissements répétés : glace pilée, eau de Seltz, potion de Rivière, eau chloroformée diluée ; contre les phénomènes douloureux : belladone, codéine, eau chloroformée.

Lors de la convalescence les indications essentielles sont encore de donner au malade une alimentation appropriée à ses capacités digestives, de lui épargner les médications nuisibles. On satisfera à la nécessité de prescrire des aliments à la fois substantiels et de digestion facile, en autorisant des poissons à chair maigre arrosés de jus de citron, du poulet, de la cervelle, du maigre de jambon, des œufs mollets, des purées de légumes, des compotes ou des fruits en sirop, des crèmes. La bière est parfois mieux tolérée que le vin.

Pour tonifier le malade on aura recours de préférence aux médicaments susceptibles d'être injectés : tels la strychnine, le cacodylate de soude, le glycéro-phosphate de soude.

Contre l'anorexie on peut prescrire l'usage des amers ; mais ce sont surtout les moyens physiques et hygiéniques, le séjour au grand air, les bains de soleil, le massage de l'estomac que triomphent de l'anorexie, de l'atonie gastrique persistante.

Ces considérations d'ordre général, applicables à toutes les infections à marche aiguë, ne sont plus de mise lorsqu'on est appelé à traiter les troubles digestifs dépendant des maladies chroniques. Chacune de ces maladies imprime une allure particulière aux trouble digestifs, influence l'estomac de façon variable et mérite par conséquent une mention spéciale.

LA TUBERCULOSE

La maladie qui entraîne le plus fréquemment des troubles digestifs est la TUBERCULOSE, bien que nombre de tuberculeux soient indemnes de dyspepsie pendant la plus grande durée de leur maladie.

La dyspepsie des tuberculeux est spontanée ou provoquée par des médications intempestives (abus de l'arsenic, de la créosote, des préparations opiacées dirigées contre la toux, etc.), par la suralimentation intensive ou par une mauvaise hygiène générale séjour à l'air confiné, par l'état neurasthénique. Il importe, lorsqu'on est appelé à traiter un tuberculeux atteint de troubles digestifs, de rechercher de suite si les causes précitées de dyspepsie peuvent être incriminées.

Lorsque la dyspepsie est spontanée, elle fait souvent partie du syndrome tuberculeux initial, que le malade soit fébricitant ou apyrétique ; elle en fait partie au même titre que l'anémie, la dyspnée, les palpitations, l'amaigrissement, etc., qui dépendent comme elle directement de la toxi-infection : anorexie, digestions lentes, laborieuses, renvois gazeux en sont les éléments essentiels. Comme les autres manifestations de la toxi-infection, ces troubles digestifs initiaux sont surtout justiciables des moyens hygiéniques, c'est-à-dire de la cure de repos et d'aération ; d'autre part de l'emploi des moyens qui modifient le milieu sanguin, augmentent la richesse globulaire, en premier lieu l'arsenic introduit sous la peau. Le régime sera le régime mixte, excluant seulement les aliments indigestes (graisses, sauces, etc.).

Ce syndrome gastrique initial est un syndrome du type hypopeptique, l'insuffisance sécrétoire étant liée elle-même aux altérations sanguines. Lorsque le malade présente des douleurs, des sensations de brûlure, un appétit capricieux, avec alternative de fringale et d'anorexie, syndrome du type hyperpeptique, facile à vérifier par l'analyse du suc gastrique, il y a lieu de soupçonner qu'il a été provoqué par certaines des causes indiquées plus haut, c'est-à-dire la suralimentation, les médications irritantes ; auquel cas il est indiqué, après avoir supprimé ces causes, de soumettre le malade pendant un certain temps au régime de repos de l'estomac. Remarquons que certains tuberculeux, loin d'être anorexiques, sont atteints d'une boulimie tenace, ce qui n'empêche pas l'amaigrissement de progresser : toxi-infection d'une part, cause directe ; suralimentation, médications sont les causes habituelles de la dyspepsie, soit initiale, soit même de la période d'état. Il y a lieu parfois d'incriminer encore l'état névropathique du sujet, préoccupé sans cesse de sa maladie dont il connaît la nature ; on reconnaîtra cette influence nerveuse à l'aspect général des malades, aux inquiétudes qu'ils expriment, et l'on s'efforcera d'y remédier par une psychothérapie rationnelle.

A la période d'état de la maladie le fonctionnement de l'estomac est variable. Chez les malades convenablement traités par le repos, l'aération, sans médications, il n'est pas rare de constater, malgré l'existence de lésions souvent très accentuées, un fonctionnement de l'estomac satisfaisant. Le plus souvent la dyspepsie initiale disparaît si les malades ont bénéficié d'un traitement général bien conduit. Elle ne persiste en général que chez ceux qui étaient dyspeptiques avant l'apparition de la tuberculose, chez les nerveux, chez ceux enfin que malgré les enseignements de la pratique on s'obstine à gaver de tanin, de créosote, d'arsenic, etc., par la voie buccale ; enfin chez les tuberculeux dont la maladie présente une évolution fébrile à peu près continue ; encore nombre de tuberculeux fébricitants ont-ils conservé l'appétit et ne présentent que des troubles digestifs insignifiants.

Quoi qu'il en soit, il y a lieu chez les tuberculeux fébricitants de prescrire un régime à la fois réconfortant et adapté aux capacités digestives (voir la consultation), notamment le kéfir, la viande pulpée, etc.

Aux périodes avancées de la maladie les troubles digestifs font rarement défaut ; ils sont liés à la déchéance générale de l'organisme, imprégné de toxines qui exercent leur action sur le foie, sur les glandes à sécrétion interne, notamment sur les surrénales ; modifient les ferments digestifs, etc. Il y a lieu aussi de tenir compte dans certains cas de la déglutition des crachats qui peuvent infecter secondairement l'estomac ; enfin, et toujours de la dépression nerveuse causée par le sentiment qu'a le malade de la gravité et de l'incurabilité de son état. Contre cette dyspepsie terminale le médecin est désarmé.

Il est un dernier trouble digestif que l'on peut observer à toutes les phases de la maladie, c'est le vomissement provoqué par la toux émétisante ; ainsi qu'on l'a répété maintes fois un individu qui tousse après avoir mangé, qui vomit après avoir toussé est à coup sûr un phtisique. L'indication essentielle est de calmer l'excitation gastrique, point de départ du réflexe.

LA SYPHILIS

La syphilis retentit sur l'estomac de différentes façons: elle crée des lésions spécifiques, elle peut déterminer des états dyspeptiques qui eux-mêmes peuvent être l'effet direct de la maladie, ou bien n'en dépendre qu'indirectement, étant subordonnés aux médications prescrites, à l'état nerveux, etc.

Il existe fréquemment au début de la syphilis, comme au début de la tuberculose, un état dyspeptique consistant en anorexie, digestions laborieuses et coïncidant avec l'anémie, la fatigue, l'insomnie, etc., éprouvées par les malades ; cet état dyspeptique est lié manifestement à l'infection par les tréponèmes. Dès que le traitement spécifique est institué les troubles gastriques s'amendent, à condition que le traitement consiste en injections intra-musculaires ou intra-veineuses. Fournier a décrit une forme boulimique qui serait particulièrement fréquente chez la femme (?). Le diagnostic de la dyspepsie médicamenteuse ou de la dyspepsie neurasthénique chez les syphilitiques ne comporte pas de difficulté. Il en est tout autrement de la syphilis gastrique dans ses différentes modalités.

A une période plus avancée de la syphilis on peut observer des troubles digestifs imprécis que l'on est conduit inévitablement à considérer comme des gastropathies primitives, d'autant qu'il est toujours possible de trouver des causes plausibles à ces troubles, c'est-à-dire les causes habituelles de la dyspepsie. Cependant le régime, l'hygiène générale, les médications n'améliorent les malades en aucune façon ; pour peu que l'on connaisse l'existence chez eux d'antécédents spécifiques, on est autorisé à instituer le traitement et souvent on voit ces troubles que rien ne pouvait atténuer, s'amender rapidement ; en l'absence même d'antécédents avoués, il ne faudra pas négliger de rechercher la réaction de Bordet-Wassermann sous le prétexte de numération de globules.

Ces troubles imprécis sont habituellement le prélude de troubles plus graves, car ils correspondent à la période de formation des lésions scléro-gommeuses, ulcéreuses qui constituent la syphilis gastrique proprement dite.

Les tumeurs gastriques ne sont pas toutes de nature cancéreuse ; les affections ulcéreuses de l'estomac ne rentrent pas toutes dans le cadre de l'ulcère simple de Cruveilhier; les sténoses, les biloculations de cet organe ne sont pas toujours la conséquence de l'ulcère susdit. En d'autres termes la syphilis peut, suivant les cas, simuler le cancer, l'ulcère, ou donner lieu à des cicatrices aboutissant à la sténose pylorique, à la biloculation.

On ne doit jamais perdre de vue que la syphilis gastrique est fréquente, de même que la syphilis du cœur ; cependant on y pense rarement, de sorte qu'on est exposé à méconnaître la nature d'affections où la thérapeutique peut cependant donner des résultats inespérés, amener de véritables résurrections.

La conclusion est que chez tout malade accusant des troubles digestifs de nature indéterminée, rebelles au traitement, ou présentant les apparences des affections mentionnées ci-dessus, il faut, quels que soient son âge, sa situation sociale, penser à la syphilis, la rechercher dans les antécédents, la rechercher dans les stigmates qu'elle a pu laisser (sarcocèle, vitiligo, leucoplasie, etc.) et pratiquer la recherche de la réaction de Bordet-Wassermann.

La forme ulcéreuse simule de tout point l'ulcère : douleurs, vomissements, hématémèse, aucun des signes habituels de l'ulcère ne fait défaut ; la seule particularité à retenir, c'est que cet ulcère d'apparence banale est rebelle à la médication usuelle : régime lacté, traitement bismuthé. Vient-on à instituer le traitement spécifique on voit disparaître rapidement les troubles morbides ; l'ulcère gastrique d'origine syphilitique est éminemment curable.

La forme cancéreuse s'accompagne, comme le cancer, de troubles digestifs, de vomissements, d'hématémèses de sang noir, d'amaigrissement progressif, etc. et d'une tumeur. En serrant de près l'étude des symptômes on peut noter certaines particularités : forme régulière de la tumeur, mobilité, indolence à la palpation ; on peut noter aussi la lenteur de l'évolution, l'intégrité relative de l'état général, mais il s'agit là de nuances délicates et ce n'est pas sur ces légères différences que l'on peut faire fond pour reconnaître la syphilis.

Ajoutons que l'on a signalé des cas hybrides où il y a association de cancer et de syphilome, associations dont le diagnostic est impossible.

Parmi les variétés de pseudo-tumeurs syphilitiques, il faut retenir la forme de linite qui transforme l'estomac partiellement ou en totalité en un bloc ratatiné ; on peut parfois constater sous l'écran l'incontinence du pylore.

Les formes sténosantes ne présentent rien de caractéristique ; suivant les cas c'est le tableau de la sténose bénigne qui se déroule ou bien d'une sténose à marche rapide qui évoque inévitablement le cancer. Pylorique, médio-gastrique, voire même cardiaque, telles sont les diverses modalités des sténoses d'origine syphilitique.

En somme, en l'absence de critérium clinique, le praticien doit, d'une part, rechercher la réaction de Bordet-Wassermann dans tous les cas douteux et, d'autre part, tenter l'épreuve thérapeutique.

LA GOUTTE

La dyspepsie est fréquente dans la *goutte*, ce qui ne veut pas dire que toute dyspepsie soit « goutteuse » chez les sujets qui présentent les symptômes de la goutte ; ceux-ci, en effet, sont exposés comme quiconque aux causes habituelles de la dyspepsie, causes qui se retrouvent avec une fréquence particulière chez eux puisque les goutteux sont en général des gens aisés, gros mangeurs, buveurs, prédisposés au nervosisme, etc. Elle est encore due à l'abus du colchique, du salicylate de soude, etc.

La goutte aiguë donne lieu à quelques malaises gastriques qui se dissipent avec l'accès. Au cours de la goutte chronique on peut observer des états gastriques qui se traduisent habituellement par la lenteur des digestions, la flatulence et qui ne sont en rien caractéristiques. Quelques goutteux ont des crises gastriques douloureuses. Sont-elles attribuables à la goutte, ou bien à une gastrite médicamenteuse, à une gastro-névrose ? C'est un point litigieux.

La plupart des auteurs nient la goutte rétrocédée.

Régime, hygiène générale, traitement alcalin, d'autant plus indiqué que le foie participe souvent au syndrome dyspeptique, sont les éléments essentiels du traitement des troubles digestifs chez les goutteux.

LE DIABÈTE

Ainsi que chez les goutteux les troubles gastriques observés au cours du *diabète* sont le plus souvent indépendants de cette maladie. L'état nerveux si fréquent chez les diabétiques, la boulimie qui les voue à la suralimentation, l'abus de la viande, des graisses sont des causes que l'on peut souvent invoquer.

Dans les cas de diabète déjà avancé dans son évolution on peut observer des gastropathies se manifestant par accès, se traduisant par des douleurs gastriques ou même abdominales avec flatulence, tympanisme, avec nausées, vomissements qui se rattachent probablement à une auto-intoxication, à de l'insuffisance hépatique (?)

D'ailleurs les troubles gastriques sont souvent liés directement à la cirrhose diabétique.

LES MALADIES DES GLANDES ENDOCRINES.

Hypothyroïdie, myxœdème, goître exophtalmique, insuffisance surrénale donnent lieu à des troubles digestifs intermittents ; les plus caractéristiques sont les crises gastriques de la maladie d'Addison, surtout justiciables de la médication par l'adrénaline.

CHLOROSE ET ANÉMIE

Dans la *chlorose* et les *anémies* symptomatiques les troubles gastriques dépendent directement de l'altération sanguine et se traduisent par l'insuffisance sécrétoire et motrice, c'est-à-dire par la diminution de l'appétit, les digestions lentes et pénibles, etc. Il y a lieu toutefois de tenir compte de la gastrite médicamenteuse due au traitement ferrugineux, à l'abus du vin de quinquina, de l'alimentation carnée en excès ; alors se manifestent des douleurs, des brûlures. En pareil cas l'indication essentielle est de mettre au repos l'estomac par le régime lacté, puis un régime composé de laitage, d'œufs, de purées, de poissons légers, de viande pulpée. Le traitement martial ne sera repris qu'après disparition des troubles gastriques.

MALADIES DU CŒUR

Les troubles digestifs apparaissent dans les *maladies du cœur*, notamment chez les mitraux, à une période avancée de leur évolution, alors que la stase veineuse se prononce au niveau des différents organes ; les malades éprouvent une sensation de barre épigastrique, de l'anorexie, leurs digestions sont lentes. En les soumettant à la diète lactée, puis à un régime restreint composé de lait, d'œufs, de poissons à chair maigre, de purées, de compotes; en réduisant le volume des boissons en même temps que l'on institue la médication par la digitale, on peut modifier ces troubles gastriques si le malade n'est pas parvenu à la période ultime de la cardiopathie.

ARTÉRIO-SCLÉROSE

Les troubles digestifs de l'*artério-sclérose* s'observent également à une phase avancée de la maladie ; ils dépendent en partie des causes qui ont déterminé la sclérose, en partie de la maladie elle-même. Il peut se produire des lésions scléreuses au niveau de la muqueuse gastrique, d'où la possibilité d'hématémèses.

On peut observer d'autre part des crises douloureuses abdominales où il est difficile de faire la part qui revient à l'estomac. Outre la douleur on constate un ballonnement marqué de la région épigastrique, en même temps que surviennent dyspnée, palpitations coïncidant avec une augmentation considérable de la tension sanguine. Ces crises d'hypertension avec retentissement digestif surviennent à la suite de fatigues, d'émotions, de repas copieux, etc.

Il y a lieu de les distinguer des douleurs dues à l'aortite abdominale. Dans ce cas on perçoit les battements exagérés de l'artère, l'hyperesthésie à la pression due à l'excitation des plexus périortiques.

MAL DE BRIGHT

Dans le *mal de Bright* les troubles gastriques (négligeons les vomissements, les douleurs qui font partie du cortège de l'urémie aiguë) ne font jamais défaut dans l'insufisance rénale chronique.

Souvent même ils sont révélateurs ; il faut se méfier des embarras gastriques à répétition, qui surviennent parfois sans causes bien appréciables, chez des sujets ayant atteint l'âge moyen, qui se plaignent d'éprouver assez fréquemment de la fatigue, de l'insomnie et surtout de la céphalalgie.

Il faut également se méfier des troubles digestifs permanents : anorexie, état nauséeux, des vomissements pituiteux « de bouillon tourné » ou alimentaires espacés, chez des sujets présentant les mêmes symptômes et chez qui une pâleur caractéristique devra appeler l'attention. Alors même que l'examen rapide des urines ne révélerait que des traces d'albumine, il faut poursuivre les investigations, faire doser l'urée urinaire et surtout l'urée sanguine. C'est ainsi que l'on peut dépister des azotémies latentes.

Le diagnostic de la nature des troubles gastriques est évident lorsqu'ils surviennent chez des malades présentant des œdèmes, de l'albumine en quantité abondante, etc. ; il s'agit alors de la forme chlorurémique du mal de Bright.

Le traitement de ces troubles se confond avec celui de la maladie causale : régime déchloruré dans la forme chlorurémique, lacto-végétarien strict dans la forme azotémique. Le lavage de l'estomac est parfois indiqué dans le cas des vomissements incoercibles de l'urémie et les inhalations d'oxygène contribuent au soulagement des malades.

TROUBLES URINAIRES

Des troubles digestifs des brightiques on peut rapprocher ceux des *urinaires*. Lorsque chez un sujet ayant atteint ou dépassé la cinquantaine on constate des troubles digestifs caractérisés par une anorexie absolue avec état nauséeux, une sécheresse habituelle de la bouche avec langue uniformément rouge, et qu'après un examen préliminaire on est en droit d'éliminer une affection gastrique primitive, il est indiqué de s'enquérir de l'état des voies urinaires, de rechercher si la vessie se vide complètement, si les urines ne sont pas troubles, n'ont pas une odeur ammoniacale et ne laissent pas déposer un sédiment abondant ; s'il n'existe pas enfin des frissons intermittents. Le plus souvent on pourra reconnaître soit une hypertrophie prostatique, soit un rétrécissement de l'urèthre, mettant obstacle à l'évacuation et ayant déterminé de l'infection.

AFFECTIONS UTÉRO-OVARIENNES

Quant aux troubles digestifs liés aux *affections utéro-ovariennes*, troubles si fréquents que Mauriceau a pu les définir de façon imagée en écrivant qu' « il y a commerce entre la matrice et l'estomac », ils dépendent tantôt de l'infection (salpingite), tantôt paraissent dus à une influence nerveuse réflexe (déviations utérines par exemple).

AFFECTIONS DU FOIE

Toutes les maladies du *foie* peuvent retentir sur l'estomac ; l'anorexie, le dégoût pour les graisses, les vomissements sont des troubles qui prennent toute leur signification quand on peut constater, ce qui est habituellement aisé, les signes d'une affection hépatique telle qu'une cirrhose.

Beaucoup plus difficile est le diagnostic des troubles gastriques déterminés par la lithiase biliaire fruste, ne s'étant pas encore révélée par des accès francs de colique hépatique. Ces troubles se manifestent habituellement sous forme de douleurs tardives, parfois de nausées ou même de vomissements ; la palpation de la région de l'épigastre révèle souvent une hyperesthésie marquée (plexus solaire). Considérés isolément ces troubles ne sont pas caractéristiques ; c'est après des tâtonnements plus ou moins longs, après avoir exclu les affections gastriques primitives, après

avoir dépisté à certains moments la présence de pigments biliaires
dans l'urine que l'on parvient à en déterminer la cause; souvent
celle-ci n'est révélée que par un accès tardif de colique hépatique.

APPENDICITE CHRONIQUE

Il est inutile d'insister sur les troubles digestifs liés à l'*appendicite chronique*, puisque ces troubles sont rebelles à tout traitement autre que l'ablation de l'appendice. Le point essentiel est d'en
reconnaître la nature. Ces troubles n'ont pas de symptomatologie
spéciale : les caprices de l'appétit, la sensation de barre épigastrique, les douleurs véritables, les nausées ne sont pas particulièrement significatifs.

Trois points devront cependant attirer l'attention, à supposer
que le malade interrogé, ainsi qu'on doit toujours le faire, n'indique pas nettement qu'il souffre du ventre d'une façon intermittente ; ce sont l'absence des causes habituelles de la dyspepsie,
l'évolution déconcertante des troubles digestifs. (Tel malade
digérant de façon parfaite un repas indigeste ou manifestant une
intolérance absolue pour des aliments de préparation et de composition irréprochables) ; enfin l'échec de tout régime et de tout traitement antidyspeptique.

Il faut encore tenir compte de l'aspect général : l'amaigrissement
est pour ainsi dire constant, les traits sont souvent tirés, les yeux
cernés de bistre, le teint jaunâtre. Ces diverses particularités
doivent conduire le médecin à explorer avec le plus grand soin la
fosse iliaque, au besoin à pratiquer la radioscopie de l'intestin.
Il parviendra ainsi à dépister les appendicites chroniques « camouflées », celles où le malade n'accuse pas de douleurs abdominales.

CONSTIPATION CHRONIQUE

Une question difficile à résoudre est celle de la relation de certains
troubles digestifs avec la *constipation chronique*. Un certain nombre
de constipés d'ancienne date accusent de l'anorexie, de la flatulence, éprouvent des nausées intermittentes ; ils présentent souvent un teint jaunâtre, différents symptômes d'auto-intoxication
de telle sorte que les troubles digestifs ont pu être rattachés avec
vraisemblance à l'auto-intoxication. Toutefois ces troubles n'existent
pas, tant s'en faut, dans tous les cas de constipation chronique.
D'autre part, troubles gastriques et intestinaux peuvent souvent

être subordonnés à une cause commune, telle que l'atonie ou la ptose.

Quoi qu'il en soit, l'évacuation régulière de l'intestin, étant une indication banale à remplir, il y aura lieu de s'y conformer dans tous les cas.

TABES

Les troubles gastriques liés au *tabes* se présentent sous l'aspect de crises douloureuses d'une violente intensité, qui naissent soudainement et disparaissent de même après une durée variable. Pendant la crise l'intolérance gastrique est absolue ; une fois celle-ci passée, la tolérance pour les aliments redevient parfaite.

Ces crises sont manifestement liées à la maladie ; on admet cependant que souvent la localisation gastrique est favorisée par une gastropathie antérieure ou par l'usage de certains médicaments.

Le diagnostic est aisé quand les crises surviennent au cours d'un tabes confirmé. On peut commettre une méprise quand elles sont précoces et révélatrices d'un tabes ignoré ; on peut les confondre avec l'ulcère de l'estomac, avec des crises de lithiase biliaire, néphrétique, etc. Cependant leur caractère de soudaineté, leur évolution retiendront l'attention, et l'examen du malade en révélant les signes oculaires (myosis ou inégalité pupillaire, signe d'Argyll Robertson), l'abolition des réflexes patellaires, etc., renseignera sur leur véritable nature. La morphine seule peut calmer les souffrances des patients.

CONSULTATION

I. DYSPEPSIE INITIALE DE LA TUBERCULOSE

1º Régime mixte avec exclusion des graisses, des sauces, aliments vinaigrés et épicés, hors-d'œuvre, choux, pâtisseries, etc.

2º Repos au lit, fenêtre ouverte, ou en plein air suivant la saison.

3º Prendre au début de chaque repas dans un verre d'eau de Pougues, une cuillerée à café de .

Elexir stomatique de Stoughton.

4º Injection sous-cutanée quotidienne de l'une des ampoules :

Solution de cacodylate de soude à 5 p. 100. . un cent. cube.

pour une ampoule ; faire une série de 12 injections.

II. DYSPEPSIE CHEZ LES TUBERCULEUX FÉBRICITANTS

1º Régime composé de bouillies ou potages aux œufs pochés ; œufs, maigre de jambon, viande crue de cheval pulpée (100-150 gr.) ou gelée de viande, poissons légers comme la sole, le merlan ; riz, pâtes, purée de légumes verts, compotes.

Bière légère ou vin vieux pendant les repas qui pourront être multipliés (4 par jour) — képhir nº 2 (deux flacons) dans l'intervalle.

2º Prendre un quart d'heure avant chaque repas un verre à bordeaux de la macération suivante :

> Ecorce de quinquina calisaya . . 10 gr.
> Eau distillée . . . . un litre

y ajouter deux fois par jour X gouttes de :

> Teinture de badiane. . . . . 10 gr.
> Teinture de fèves de Saint-Ignace. 2 gr.

3º Inhalations d'oxygène immédiatement avant le repas.
4º Aération continue.

III. VOMISSEMENTS PAR TOUX ÉMÉTISANTE

1º Prendre au début de chaque repas X gouttes de :

> Chlorhydrate de morphine . cinq centigrammes
> Eau de laurier cerise . . 10 grammes

2º Et après le repas une cuillerée à soupe de :

> Eau chloroformée . . 50 gr
> Eau distillée de menthe . 100 gr.

dans un quart de verre d'eau.

IV. DYSPEPSIE CHEZ UN GOUTTEUX

1º *Régime.*

Potages maigres, viandes braisées, rôties, bien cuites ; poissons à chair maigre (sole, merlan, brochet, truite, barbue, turbot, perche, etc.) accommodés avec une sauce mousseline ou quelques gouttes de jus de citron ; œufs (en quantité modérée), riz, pommes de terre, pâtes. Peu de légumes secs ; légumes verts (sauf asperges, aubergines, épinards, tomates, choux, oseille, céleri), fromages

frais ; fruits (sauf nèfles, dattes, groseilles, noix, noisettes, amandes).
Pain grillé ou biscottes. Eau d'Evian ou de Pougues.

2º Prendre chaque matin dans un verre d'eau chaude, pendant
quelques jours une cuillerée à café de la poudre composée suivante :

> Citrate de soude . . . }
> Phosphate de soude . . } ãã P. E.
> Sulfate de soude . . . }

3º Massage de l'estomac.

4º Cure thermale à Vichy, Pougues, Royat.

V. CRISES GASTRIQUES CHEZ UN DIABÉTIQUE

1º Diète hydrique, puis lait écrémé, bouillies d'avoine, d'orge ;
pommes de terre à l'eau, légumes verts, pommes cuites. Revenir
progressivement à l'alimentation normale en supprimant les graisses.

2º Prendre en deux fois, à vingt minutes de distance, dans un
demi-litre d'eau tiédie.

> Sulfate de soude . . 30 gr.

3º Les jours suivants prendre après chaque repas l'un des paquets :

> Bicarbonate de soude . 2 gr.
> Magnésie hydratée . . 1 gr.

pour un paquet.

4º Le matin avec un verre d'eau de Vichy tiédie au bain-marie
l'un des cachets :

> Théobromine . . . }
> Phosphate de soude. } ãã 0 gr. 50

VI. DYSPEPSIE CHEZ UNE CHLOROTIQUE

1º Repos absolu au lit.

2º Régime composé de lait ou képhir nº 2 ; œufs peu cuits ;
viande pulpée, légumes, compotes de fruits.

3º Prendre le matin à jeun un verre de la solution suivante :

> Phosphate de soude . 5 grammes
> Chlorure de sodium . 2 gr.
> Eau distillée . . . un litre

pendant 20 jours.

4° Appliquer sur la région épigastrique un maillot humide, froid.

5° Inhalation d'oxygène avant les repas.

6° Injection quotidienne d'une ampoule de solution de cacodylate de fer dosée à o gr. 03 par ampoule.

7° Au bout de quinze jours, supprimer les injections et prendre à chaque repas l'un des cachets :

> Protoxalate de fer. . o gr. 15
> Phosphate de soude . o gr. 50

pour un cachet.

VII. CRISES GASTRIQUES CHEZ LES ARTÉRIO-SCLÉREUX

1° Repos absolu.

2° Suppression de toutes les causes provocatrices : alcool, tabac, émotions.

3° Régime lacté, absolu, jusqu'à amélioration.

4° Application en permanence sur la région épigastrique d'un maillot humide chaud, recouvert de taffetas chiffon.

5° Injecter dans le tissu cellulaire sous-cutané un centimètre cube de :

> Chlorhydrate de diacétyl-morphine . cinq centigrammes.
> Eau distillée. . . . . 10 grammes.

6° Prendre trois fois par jour, dans une cuillerée d'eau, X gouttes de :

> Teinture d'aubépine (crategus oxyacantha)

ATONIE GASTRIQUE
(DILATATION MYASTHÉNIQUE)

Après la faillite de la théorie émise par Bouchard qui avait élevé la dilatation au rang d'entité morbide; qui, de plus, avait considéré cette « maladie » comme une affection grave retentissant sur l'organisme tout entier, tous les travaux relatifs à la dilatation eurent pour effet de la démembrer. On distingua surtout : *a)* la dilatation due à un obstacle pylorique, c'est-à-dire la sténose ; c'est la seule où l'estomac ne parvient pas à se vider de son contenu, c'est-à-dire qui s'accompagne de stase permanente, l'évacuation étant simplement ralentie dans les autres variétés ; — *b)* les dilatations dues à des troubles évolutifs de la digestion, c'est-à-dire à une déviation particulière du processus chimique de la digestion, impliquant la prolongation de cette dernière, par conséquent le séjour prolongé des aliments dans l'estomac et le retard de l'évacuation ; — *c)* la dilatation myasthénique, c'est-à-dire d'origine primitivement motrice, due à un affaiblissement de la musculature gastrique.

Sur la fréquence des sténoses, il est inutile d'insister ; c'est à la sténose que sont dus la plupart des cas étiquetés autrefois : dilatation.

L'existence des dilatations par troubles évolutifs ne peut pas être mise en discussion ; il suffit en effet de combattre ces troubles pour voir disparaître en peu de temps le clapotage : régime lacté, bismuth, solutions alcalines et sulfatées viennent à bout de l'hyperpepsie qui entraîne soit par spasme pylorique, soit par tout autre mécanisme la prolongation des digestions et la dilatation qui en est la conséquence.

Tout aussi peu contestable est l'existence de la troisième variété de dilatation, celle que l'on attribue à un affaiblissement primitif de la musculature gastrique ; elle reconnaît pour causes toutes les influences congénitales ou acquises qui diminuent la vitalité des tissus ; elle guérit si l'on met en œuvre les moyens qui combattent la faiblesse musculaire, c'est-à-dire l'alimentation substantielle, les moyens physiques tels que l'hydrothérapie, la gymnastique, le massage, les toniques généraux. Mais il faut ajouter qu'elle se confond en partie avec les ptoses qui étaient souvent méconnues autrefois, avec le syndrome digestif observé chez les neurasthéniques; ptose et neurasthénie reconnaissant des causes communes à la dilatation myasthénique. Même démembrée d'une partie des cas qui sont imputables aux ptoses et à la neurasthénie, la dilatation myasthénique n'en demeure pas moins, car elle a des causes qui lui sont particulières et il est des cas où on peut la distinguer de la ptose et de la neurasthénie.

CAUSES

Les *causes* de la dilatation myasthénique sont bien connues : elle peut être d'origine congénitale, due à une prédisposition native à la faiblesse des tissus ; on la constate chez des sujets malingres à thorax étroit et allongé ; fils de vieux ou de sujets tarés (tuberculeux, hérédo-syphilitiques, hypothyroïdiens, etc.) et l'on note sa coïncidence avec d'autres stigmates de faiblesse des tissus, tels que hernies, varices, hémorroïdes. Elle peut être acquise et, dans ce cas, survient chez des sujets convalescents d'une maladie grave comme la fièvre typhoïde par exemple ; chez les chlorotiques, les tuberculeux, à la suite de privations prolongées, bref, dans tous les cas où il existe une cause d'affaibilssement de l'organisme ; parfois enfin à la suite d'un traumatisme grave.

TROUBLES DIGESTIFS

Si la connaissance des causes permet déjà de soupçonner l'origine myasthénique de la dilatation, les *troubles digestifs* qui la révèlent n'ont rien de très caractéristique ; ce sont le ballonnement épigastrique, les sensations de pesanteur, les éructations, les caprices de l'appétit que l'on observe dans tous les cas où la digestion est ralentie et l'évacuation laborieuse ; chez nombre de malades au moment de la respiration, on entend des bruits dus au passage de l'air de la poche supérieure à la poche inférieure, quand l'estomac par suite de sa distension passive présente une fausse biloculation. La constipation est habituelle. Quelques aigreurs ou douleurs indiquent l'intervention de l'hyperchlorhydrie tardive. A l'examen on constate l'aspect général, l'amaigrissement, l'étroitesse et l'allongement thoracique déjà signalés, l'insuffisance du développement musculaire, l'aspect terreux, parfois subictérique dû aux troubles de l'assimilation, au retentissement sur le foie. La paroi épigastrique est déprimée; par contre il existe une voussure sous-ombilicale. En percutant la paroi épigastrique on ne peut déterminer de contractions de l'estomac. Le clapotage existe dans la plupart des cas et peut exister le matin à jeun ; on peut le provoquer, en tout cas, en faisant absorber une très petite quantité d'eau. Il peut manquer d'autre part dans les cas de fausse biloculation, la poche inférieure ne contenant pas d'air.

Le tubage révèle parfois la présence d'une petite quantité de liquide dans l'estomac à jeun. Sous l'écran on constate que l'estomac est allongé sans que la grosse tubérosité ait quitté le contact avec la coupole diaphragmatique ; qu'il se laisse distendre passivement par la bouillie bismuthée au lieu d'adapter sa cavité à son contenu ; qu'il forme à sa partie déclive un bas-fond où la bouillie bismuthée donne une ombre opaque en croissant ou demi-lune ; que souvent il présente une fausse biloculation réductible quand on remonte le bas-fond ; que ses contractions sont lentes, peu actives ;

qu'enfin l'évacuation est retardée, ainsi que le montrent les examens en série, et les tubages répétés. L'estomac contient souvent des débris alimentaires neuf ou dix heures après le repas.

Le tubage démontre encore l'hyperchlorhydrie tardive, secondaire au séjour prolongé des aliments.

ÉTAT GÉNÉRAL

L'*état général* est toujours modifié ; l'amaigrissement et la fatigue, en partie causés par l'insomnie qui dépend elle-même du retard de l'évacuation, en partie par l'insuffisance alimentaire, par l'assimilation défectueuse sont habituels ; il en résulte un état neurasthénique secondaire. Souvent ce sont ces troubles généraux qui dominent la scène ; la dilatation est en quelque sorte latente.

DIAGNOSTIC

En présence d'un malade accusant les troubles qui viennent d'être rappelés, le *diagnostic* ne comporte guère de difficultés. On ne confondra pas la dilatation myasthénique avec le syndrome digestif des neurasthéniques, bien que les deux syndromes aient de nombreux traits communs ; c'est par l'appréciation des circonstances étiologiques que s'établira la distinction. On ne la confondra pas non plus avec la ptose, dont les causes sont différentes : grossesse, intervention chirurgicale; qui s'accompagne de phénomènes douloureux et qui peut être soulagée instantanément par le port d'une ceinture. On la distinguera de la dilatation par troubles évolutifs par ce fait que celle-ci est habituellement due à des causes alimentaires, et que l'état général, l'aspect des malades sont peu modifiés ; surtout par ce fait qu'un traitement purement local, le régime lacté par exemple, suffit à réduire la dilatation. Enfin il conviendra de distinguer la dilatation myasthénique d'avec les sténoses, diagnostic facile à faire dans les sténoses serrées, avec vomissements, dénutrition rapide ; plus délicat dans les sténoses peu serrées, où le vomissement est exceptionnel, les douleurs peu marquées, l'état général peu modifié; mais dans ces cas il existe des antécédents d'ulcère, la radioscopie montre l'obstacle à l'évacuation pylorique.

TRAITEMENT

A la maladie purement et primitivement motrice, il faut un *traitement* exclusivement excito-moteur. Les principes de ce traitement sont les suivants : alimenter suffisamment le malade et même le réalimenter, lorsqu'on a réduit à l'excès son alimentation, en lui prescrivant les aliments divisés, sous un petit volume, en éliminant du régime les graisses, les crudités, les aliments à texture fibreuse, tous ceux qui laissent dans l'estomac des résidus inutilisables ; employer tous les moyens propres à réveiller la tonicité de l'estomac et à renforcer la résistance de l'organisme, qui stimulent les fonctions de la peau et du système nerveux, la circulation, c'est-à-dire l'hydrothérapie, les frictions, le massage, l'exercice, le séjour au grand air, en les combinant suivant les cas ; en utilisant la strychnine, l'arsenic, par voie sous-cutanée ; le phosphate de soude, le chlorure de sodium en solution.

Les médicaments excito-moteurs administrés par voie buccale sont d'efficacité douteuse.

CONSULTATION

ATONIE GASTRIQUE

1º Alimentation substantielle :

Bouillies, potages aux œufs pochés.

Viandes, poissons (sans sauces), œufs ; farineux sous forme de purée de pommes de terre, de riz ; pâtes ; purées de légumes secs. Légumes verts passés au tamis ; fromages blancs. Compotes, gelées de fruits.

Gâteaux de riz, de semoule, crèmes au four. Pain grillé (50-60 gr. par repas) ou biscottes, longuets, etc.

Boire peu au cours des repas ; un verre d'eau au plus ; prendre un verre à bordeaux de vin vieux à la fin du repas, ou boire, au cours du repas, un grand verre d'eau chaude additionnée de deux cuillerées à café de cognac.

Compléter la quantité de boisson utile par des infusions chaudes prises trois ou quatre heures après les repas, à la dose de deux tasses chaque fois.

Faire un premier déjeuner copieux : bouillie et œuf ou tranche de jambon ; pain grillé et beurre, ou chocolat, œuf, compote et pain grillé avec beurre.

Manger lentement ; mastiquer avec soin (au besoin se servir d'un masticateur).

2º Conserver le repos horizontal après chaque repas pendant une heure environ.

3° Eviter toutes les causes de fatigue : les marches forcées, les sports, les veillées. Se coucher de bonne heure, se lever tard.

Eviter le travail intellectuel après le repas.

4° Chaque matin, lotion froide avec l'éponge, suivie, après essuyage, d'une friction au gant de crin imbibé d'alcoolat de lavande.

Se remettre ensuite au lit, y faire le premier déjeuner et se reposer encore une demi-heure après ce repas.

5° Massage quotidien : général et local (massage de l'estomac). Ultérieurement gymnastique suédoise.

6° Pratiquer chaque jour une injection sous-cutanée du contenu de l'une des ampoules :

Sulfate neutre de strychnine. .	1 milligramme
Cacodylate de soude	o gr. 05
Glycéro-phosphate de soude. .	o gr. 10
Eau distillée et stérilisée q. s. p.	1 cent. cube

Faire une série de 12 injections ; puis recommencer après quinze jours de repos.

7° Prendre le matin à jeun pendant 15 à 20 jours un verre de la solution suivante :

Phosphate de soude. .	5 grammes
Chlolure de sodium. .	3 gr.
Eau distillée	1 litre

8° Trois ou quatre heures après le repas, prendre l'un des paquets :

Craie préparée . . .	1 gramme
Magnésie hydratée . .	o gr. 50
Carbonate de bismuth .	o gr. 25

pour un paquet.

ULCÈRE DE L'ESTOMAC

L'ulcère de l'estomac n'est plus envisagé sous le même jour que par le passé : on réservait pour ainsi dire exclusivement le nom d'ulcère à des accidents caractérisés par l'hématémèse ou le melœna, des vomissements, des douleurs paroxystiques intenses. Ce syndrome ne constitue en réalité qu'un épisode aigu au cours de la maladie essentiellement chronique qu'est l'ulcère, épisode comparable à la crise aiguë d'appendicite survenant au cours d'une appendicite chronique.

L'ulcère est donc une affection chronique dont le début remonte souvent à la prime jeunesse et qui peut se prolonger jusqu'à un âge avancé, à moins qu'il ne guérisse complètement et définitivement, ce qui, fort heureusement, n'est pas très rare ; qu'une complication grave comme l'hémorragie ou la perforation ne vienne en abréger le terme, ou bien encore, ce qui est fréquent, que la transformation cancéreuse ne soit le dernier terme de son évolution ou encore et surtout, qu'une fois cicatrisé il ne donne lieu à des accidents graves dus à la sténose.

Cette maladie, à cours chronique, présente d'ailleurs de très nombreuses variétés dans son évolution et son expression symptomatique, d'où la difficulté d'en présenter une description précise. Ces variétés tiennent en partie au siège de l'ulcère (l'ulcère voisin du pylore n'est jamais silencieux et se traduit par des signes particuliers) ; aux réactions fonctionnelles du sujet (chez les névropathes les phénomènes douloureux sont particulièrement accusés) ; enfin à l'évolution même de l'ulcère qui, suivant les cas, peut demeurer à l'état d'ulcération superficielle, ou bien au contraire présenter une marche progressivement envahissante, avec tendance à gagner la profondeur, à ulcérer même les organes voisins, à créer des adhérences (par l'intermédiaire de la périgastrite) qui sont la cause de troubles fonctionnels graves et permanents.

Enfin, même guéri, l'ulcère peut déterminer, du fait de sa cicatrice, des troubles graves, quel que soit son siège : biloculation, quand la cicatrice siège sur les bords, sténose quand elle est juxtapylorique, etc.

FORMES

a) Dans sa forme habituelle l'évolution si capricieuse de l'ulcère est faite d'alternatives de paroxysmes et de périodes silencieuses souvent de très longue durée ; ces alternatives peuvent se perpétuer pendant de longues années ; les paroxysmes sont d'autant plus rapprochés et plus intenses que le malade observe moins scrupuleusement son régime. Pendant les périodes de calme la symptomatologie est celle d'une gastropathie banale : pesanteur, flatulence, parfois quelques sensations de brûlure, rarement des douleurs tardives ; l'appétit est conservé, parfois exagéré.

Lors des paroxysmes les douleurs s'accusent et revêtent habituellement le caractère de douleurs tardives survenant de trois à cinq heures après le repas (spasme du pylore); des vomissements surviennent (vomissements d'un liquide hyperacide, parfois teinté de sang ou vomissements alimentaires) ; enfin l'épisode le plus dramatique, l'hématémèse, peut se manifester ; du sang rouge est rejeté en quantité plus ou moins grande. Habituellement l'hémorragie cède au traitement, laissant le malade anémié, mais préludant aussi à une amélioration qui peut persister plus ou moins longtemps, due sans doute au traitement imposé par l'hémorragie.

b) L'ulcère juxtapylorique est celui dont la symptomatologie se rapproche le plus de la description classique; en effet, l'ulcération par suite de son siège donne lieu à des troubles permanents, notamment aux douleurs tardives ; ces douleurs revêtent parfois le caractère de la douleur transfixive, en broche; souvent elles s'irradient vers le mamelon gauche ou même le droit. Le lait, les alcalins la calment momentanément ; mais il existe de plus une douleur objective que la radioscopie permet de localiser en dehors de l'estomac, au niveau du plexus solaire. Les vomissements sont également fréquents dans cette forme qui affecte une marche continue.

La douleur tardive est remplacée parfois par des crises de sialorrhée ou d'aérophagie tardive qui en sont les équivalents atténués.

c) Dans certains cas les paroxysmes douloureux sont absents ; l'ulcère revêt d'une façon uniforme l'aspect d'une dyspepsie banale : ballonnement après les repas, bouffées de chaleur, dyspnée, sialorrhée, aérophagie ; on croit à l'existence d'une atonie simple, cependant une perforation ou une hématémèse peuvent venir révéler le caractère véritable de l'affection. Il s'agit dans ces cas d'ulcères des faces.

d) Il existe encore des formes frustes d'ulcère où les troubles digestifs font pour ainsi dire totalement défaut, mais où deux symptômes éloignés peuvent mettre sur la voie du diagnostic : l'anémie et les hémorragies occultes ; les malades présentent les symptômes d'une anémie que rien n'explique et leurs selles contiennent, mélangé intimement aux matières, du sang en très petite quantité et que seule l'analyse chimique peut déceler.

e) L'ulcère chronique, térébrant, se traduit par un ensemble de symptômes graves et permanents qui ne laissent aucun doute sur la nature de la maladie : douleurs atroces, continues ; vomissements répétés, souvent colorés par le sang dissous ; amaigrissement considérable : anémie intense. Il existe une cachexie ulcéreuse déterminée par la dénutrition, l'insomnie, les douleurs, l'état nerveux : on constate souvent au niveau de la région épigastrique un empâtement dû à la périgastrite.

f) Guéri, l'ulcère peut donner lieu aux accidents de la sténose ou de la biloculation (voir le chapitre des sténoses).

g) Enfin l'ulcère peut se cancériser dans 20 p. 100 des cas environ. Si la cancérisation survient au cours d'un ulcère en activité, le diagnostic reste en suspens plus ou moins longtemps ; puis la perte de l'appétit, l'amaigrissement rapide attirent l'attention.

DIAGNOSTIC

Si le *diagnostic* dans le cas d'ulcère juxta-pylorique ou lors des épisodes aigus, dans le cas d'ulcère chronique térébrant ne comporte aucune difficulté, il n'en est pas de même dans les phases chroniques, dans les cas d'ulcère latent ou fruste, éloigné du pylore.

Quels sont donc les éléments du diagnostic ? Il faut prendre en considération certains troubles fonctionnels ainsi que les résultats de l'examen physique, et, d'autre part, les renseignements donnés par les diverses recherches de laboratoire.

On doit toujours penser à l'ulcère en présence de *troubles digestifs rebelles*, sujets à récidives, dont le début remonte à l'enfance, chez les pseudo-chlorotiques, chez les hystériques qui souffrent de l'estomac. Il faut tenir un grand compte des *vomissements*, même très espacés (qu'ils soient alimentaires ou muqueux) ; de *l'amaigrissement* et de la perte des forces, de *l'apparence anémique*. Le vomissement est exceptionnel dans les dyspepsies simples.

La *douleur* provoquée, si on la considère isolément, n'a pas grande valeur pour le diagnostic ; elle n'est intense que lors des paroxysmes. Quant à la dilatation elle est inconstante.

La radioscopie donne des renseignements d'une réelle valeur, qu'il convient cependant de ne pas exagérer, car ils sont inconstants. Très significative est la constatation de la *tache opaque* due à l'imprégnation par le bismuth de la perte de substance, mais cette tache n'existe que quand la perte de substance est profonde et étendue, c'est-à-dire dans les ulcères anciens, térébrants. Il en est de même du *sillon de contracture*, c'est-à-dire de la déformation de l'estomac produite par le spasme ; de la *superposition de la douleur provoquée par la pression à la tache constatée*. Est encore utile pour le diagnostic la constatation du *retard de l'évacuation, celle des contractions antipéristaltiques*, dans le cas d'ulcère juxta-pylorique ; celle enfin d'une *sténose médiogastrique* dans le cas d'estomac biloculaire.

Quand il est possible de retirer de l'estomac du malade à jeun une certaine quantité de liquide, pauvre en débris alimentaires, riche en acide chlorhydrique libre, la constatation de cette *stase* acquiert une grande importance, plus grande que celle de l'*hyperchlorhydrie* et de l'*hypersécrétion*, après repas d'épreuve, car l'hyperchlorhydrie fait défaut plus souvent qu'on ne l'admet communément ; elle manque dans près de la moitié des cas.

La *recherche du sang dans les selles* par les réactions de Meyer et de Weber donne des résultats positifs dans tout ulcère en activité ; elle doit être corroborée par la recherche du sang dans le suc gastrique et prend la même valeur, si le malade a été privé de viande pendant les jours qui précèdent l'examen.

Enfin l'on ne doit pas négliger l'*examen cytologique* du culot de centrifugation du liquide ramené par le lavage à l'eau salée. On y trouve des globules rouges, dont un grand nombre sont altérés, moins colorés qu'à l'état normal; des cellules épithélialesdont beaucoup sont granuleuses et un grand nombre de leucocytes, tant polynucléaires que lymphocytes.

En somme le diagnostic repose sur l'appréciation d'un certain nombre de troubles fonctionnels et de résultats de recherches de laboratoire, dont aucun n'est absolument pathognomonique, dont les plus importants sont les douleurs tardives, les vomissements, l'amaigrissement, l'anémie, la constatation du sang dans les selles et le liquide gastrique, les renseignements cytologiques.

Les indications succinctes qui viennent d'être données au sujet des moyens actuels de diagnostic de l'ulcère dans les cas frustes, douteux, dispensent de faire le diagnostic différentiel avec les différentes affections qui peuvent prêter à confusion ; s'il est relativement facile d'éliminer la dilatation myasthénique, la ptose, il est plus malaisé dans certains cas de reconnaître l'ulcère dissimulé derrière une dyspepsie d'apparence banale ; de le distinguer des troubles gastriques dus à la lithiase biliaire ou à une appendicite chronique (recherche du point douloureux), à la colique hépatique de forme gastralgique (urines ictériques, etc.), à la cholécystite

chronique (douleurs à type irrégulier, non calmées par les aliments
ni par les alcalins, siège de la douleur à droite, vérifié sous l'écran),
à la colique pancréatique, aux crises gastriques du tabes (il existe
une forme d'ulcère à crises pseudo-tabétiques), au cancer de l'estomac dans les cas d'ulcère tardif, etc.

*Chez un malade présentant les symptômes classiques de l'ulcère, on
ne doit porter définitivement le diagnostic d'ulcère simple qu'après
s'être assuré qu'il n'est pas syphilitique,* auquel cas l'épreuve thérapeutique s'impose immédiatement.

TRAITEMENT

Le *traitement* de l'ulcère doit rester exclusivement médical, dans
la grande majorité des cas. Il varie suivant que l'on est appelé à
traiter l'ulcère juxtapylorique ou un paroxysme aigu avec ou sans
hémorragie ; un ulcère chronique, à symptômes de dyspepsie
banale ; un ulcère avec petites hémorragies répétées et anémie
consécutive ; un ulcère chronique térébrant avec douleurs continues, intolérables, vomissements et dénutrition ; un ulcère cicatrisé, suivi de sténose, ou un ulcère qui se cancérise.

En voici les grandes lignes :

a) Dans le premier cas le traitement comporte plusieurs étapes
successives : *diète buccale absolue* d'abord, puis *diète hydro-lactée ;*
ultérieurement régime mixte composé de lait, potages farineux,
œufs, pâtes, gelées de fruits.

S'il y a hémorragie il faut parer aux effets de l'anémie aiguë par
les moyens habituels : *injections de sérum glucosé, etc. ; prescrire
le chlorure de calcium par la bouche ou en lavement.*

S'il existe seulement des douleurs et des vomissements, donner le
carbonate de bismuth à hautes doses : 20-30 gr., la *belladone.*

b) Dans le second cas on institue la *diète lactée exclusive,* comme
régime préparatoire, puis, par étapes successives, un *régime mixte,*
comprenant, comme précédemment, le lait, les bouillies, les œufs,
les pâtes, la purée de pommes de terre, les gelées, les fromages
blancs, et, en dernier lieu, les poissons cuits au court bouillon,
la volaille bouillie, etc.; comme boisson exclusive eau, infusions
chaudes, Rationnement du pain remplacé par quelques biscottes ;
exclusion de la charcuterie, des graisses, des hors-d'œuvre, cru-

dités, truffes, champignons, choux, glaces, pâtisseries, de l'alcool sous toutes ses formes ; saler très modérément les aliments et éliminer ceux qui contiennent dans leur texture une grande quantité de sel. Prescrire le *traitement bismuthé* comme précédemment ; puis instituer la cure *alcalino-sulfatée*.

c) En présence d'un ulcère qui saigne continuellement et s'accompagne d'une anémie intense il y a lieu d'*intervenir chirurgicalement*, car cette forme est rebelle au traitement médical.

d) Même indication dans les cas d'ulcère chronique térébrant, avec ou sans périgastrite, de sténose pylorique et médio-gastrique, d'ulcère cancérisé ; à plus forte raison dans le cas de perforation. Le traitement chirurgical est donc indiqué dans l'ulcère hémorragique chronique, dans l'ulcère térébrant, la sténose et le cancer ; à cet égard l'accord est fait. Mais doit-on opérer l'ulcère récidivant, en l'absence de toute complication ? Et, dans ce cas, à quelle opération doit-on avoir recours ?

La *gastro-entérostomie* n'est qu'une opération palliative puisqu'elle laisse subsister l'ulcère et met seulement un terme à la stase, aux douleurs, aux vomissements, aux hémorragies ; il est vrai qu'en assurant le repos de l'ulcère elle en favorise la cicatrisation, mais elle ne met pas à l'abri de récidives, de nouvelles complications, de la cancérisation. Elle-même peut entraîner des accidents dus au mauvais fonctionnement de la bouche, quand elle est trop étroite, mal placée, s'obture, devient le siège d'un ulcère peptique ; quand un circulus vitiosus se forme, etc. ; au mauvais fonctionnement de l'estomac qui se vide trop rapidement d'où tympanisme, diarrhée, insuffisance de digestion intestinale.

La *résection* supprime l'ulcère, au prix d'une intervention autrement grave que la gastro-entérostomie ; mais elle ne constitue pas un traitement radical, car il peut exister plusieurs ulcères (une fois sur cinq, d'après Brinton, presque toujours d'après Riedel). Cette notion implique, en tout cas, la nécessité de résections larges, ce qui réduit les risques de récidives. La résection est donc préférable à la gastro-entérostomie, par les garanties plus grandes qu'elle offre pour l'avenir, mais comporte d'autre part un pronostic opératoire plus sérieux. De toutes façons, après la résection comme après la gastro-entérostomie, il faut poursuivre longtemps le traitement médical et le régime.

CONSULTATION

I. ULCÈRE AVEC GASTRORRAGIE

a) PREMIÈRE ÉTAPE

1º Repos absolu au lit.

2º Suppression de toute alimentation buccale, solide ou liquide, le premier jour.

3º Appliquer sur la région épigastrique une vessie à demi remplie de glace concassée.

4º Prendre chaque jour, à trois reprises, le lavement suivant :

a) Phosphate de soude .   2 grammes
Dextrine . . . . ââ 20 gr.
Peptone soluble . .   10 gr.
Cognac (ad libitum).   100 gr.
Eau. . . . . .   250 gr.

(faire tiédir au bain-marie (M. Mathieu) ou simplement) :

b) Phosphate de soude .   2 grammes
Eau . . . . . . 250 gr.

5º Pratiquer chaque jour une injection sous-cutanée de 250 cmc. de sérum glucosé à 47 p. 1.000.

6º Au bout de vingt-quatre heures prendre un demi-litre d'eau d'Evian, dans les vingt-quatre heures, par demi-verres ou, par cuillerées à soupe, la solution suivante :

Chlorure de calcium .   2 grammes
Gélatine . . . .   3 gr.
Sucre . . . . .   50 gr.
Eau . . . . . 250 gr.

b) DEUXIÈME ÉTAPE

1º Prendre du lait par petites doses élevées progressivement :

Le troisième, le quatrième et le cinquième jour un tiers de litre de lait coupé de partie égale d'eau.

Les trois jours suivants un demi-litre de lait coupé de partie égale d'eau

Pendant deux jours (neuvième et dixième jour) un litre de lait coupé d'un demi-litre d'eau; pendant deux jours (onzième et douzième) un litre et demi de lait coupé d'un demi-litre d'eau.

A partir du douzième jour, deux à trois litres de lait pur, pris en huit doses espacées de deux en deux heures (chaque dose devant être prise lentement, au besoin à l'aide d'un chalumeau).

2° Prendre chaque jour, de quatre en quatre heures, délayé dans un demi-verre de lait, l'un des paquets :

Carbonate de bismuth.   5 grammes

pour un paquet.

c) TROISIÈME ÉTAPE

1° Deux litres de lait pur en six doses. Deux potages au lait avec tapioca, semoule, vermicelle, pâtes, crème d'orge ; un œuf mollet.

Puis un litre à un litre et demi de lait par jour ; trois potages et trois œufs.

2° Continuer le bismuth.

d) QUATRIÈME ÉTAPE

1° Petits repas composés de potages au lait ou à l'eau et aux pommes de terre ; sole, merlan cuits au court bouillon ou frits dans la pâte (enlever la peau frite) ; œufs, gelée de viande ; purée de pommes de terre, riz, pâtes ; gelées de fruits ; bananes.

Ultérieurement ajouter de la viande braisée ou rôtie (bœuf à la mode, roast-beef), des côtelettes de veau, d'agneau ; de l'épaule de mouton ; du poulet ; quelques huîtres, du fromage blanc ; des purées de légumes secs ou verts ; des gâteaux de riz, de semoule, des crèmes cuites ; de la marmelade ou des compotes passées. Biscottes.

2° Remplacer le bismuth par la poudre suivante prise à la dose d'une cuillère à café après chaque repas :

Hydro-carbonate de magnésie   40 gr.
Craie préparée . . . .   30 gr.
Bicarbonate de soude . .   20 gr.
Carbonate de bismuth . .   10 gr.

3° Prendre trois fois par jour, une demi-heure avant chaque repas tiédi au bain-marie un verre à bordeaux de la solution suivante :

Phosphate de soude . .   5 grammes
Sulfate de soude . . .   3 gr.
Eau distillée . . . .   un litre

II. ULCÈRE JUXTAPYLORIQUE AVEC DOULEURS TARDIVES PERMANENTES, VOMISSEMENTS FRÉQUENTS, SPASME PYLORIQUE OU STÉNOSE INCOMPLÈTE

1º Lait, potages au lait ; œufs mollets ; poudre de viande (40-60 gr.) délayée dans du lait.

2º Matin et soir prendre délayé dans du lait ou de l'eau l'un des paquets :

> Carbonate de bismuth .   10 grammes

pour un paquet.

(ajouter 2 gr. de magnésie si la constipation est opiniâtre).

3º Prendre trois fois par jour V gouttes de :

> Teinture de belladone

Augmenter chaque jour d'une goutte chaque prise jusqu'à ce que la dose totale journalière atteigne L gouttes (à moins d'intolérance) ; diminuer de la même façon jusqu'à la dose initiale.

ou :

Injecter matin et soir dans le tissu cellulaire sous-cutané un centimètre cube de la solution suivante :

> Sulfate neutre d'atropine.   1 centigramme
> Eau distillée et stérilisée.   40 grammes

III. ULCÈRE CHRONIQUE AVEC GASTRORRAGIES A RÉPÉTITION

1º Repos absolu au lit.

2º Diète hydrique, puis hydro-lactée.

3º Matin et soir prendre un lavement d'un demi-litre d'eau à 48º additionnée de l'un des paquets :

> Chlorure de calcium .   3 gr.

pour un paquet.

4º Injection sous-cutanée quotidienne de 50 à 100 gr. de sérum gélatiné, à 5 p. 100 ou de 250 gr. de sérum glucosé à 47 p. 1.000 ; ou bien encore injection quotidienne intra-rectale du même sérum au moyen du styli-goutte (procédé de Murphy).

5º En dernier ressort, gastro-entérostomie.

IV. ULCÈRE CHRONIQUE TÉRÉBRANT AVEC ADHÉRENCES, PÉRIGASTRITE, DOULEURS CONTINUES, ETC.

1° Repos absolu au lit.

2° Lait ; potages ; œufs mollets ; poudre de viande ou gelée de viande.

3° Application permanente de compresses humides chaudes sur la région épigastrique.

4° Prendre dans la journée quatre à cinq cuillerées à café de la solution suivante :

> Dionine . . . . vingt centigrammes
> Eau distillée de laurier-cerise   25 gr.
> Eau distillée . . . . . . 75 gr.

5° En dernier ressort, gastro-entérostomie.

V. ULCÈRE CHRONIQUE AVEC STÉNOSE PYLORIQUE INCOMPLÈTE

1° Introduire la sonde dans l'estomac et en évacuer le contenu (en amorçant la sonde au moyen d'une très petite quantité d'eau) ; puis faire pénétrer par la sonde un demi-litre de lait dans lequel auront été délayés 50 à 60 gr. de poudre de viande.

Continuer le tubo-gavage pendant quelques jours.

2° Prendre du carbonate de bismuth (ainsi qu'il a été indiqué précédemment).

CANCER DE L'ESTOMAC

Le diagnostic du cancer de l'estomac ne comporte guère de difficultés, dans ses formes classiques et dans les phases de son évolution suffisamment avancées. Il n'en est pas de même lorsqu'il est à son début ou lorsqu'il présente une forme fruste, larvée. D'autre part le cancer des faces n'a pas la même symptomatologie que le cancer des orifices ; l'obstacle à l'entrée des aliments, dans le cas de cancer du cardia, à leur sortie dans le cas de cancer pylorique imprime à la maladie une physionomie spéciale. C'est dire que l'on ne peut résumer en quelques mots la symptomatologie du

cancer de l'estomac, si variable dans son expression clinique ;
c'est dire qu'il faut avoir recours à tous les procédés d'investiga-
tion, pour réduire à leur minimum les chances d'erreur.

I. FORME CLASSIQUE (CANCER DES FACES)

Il existe une forme clinique de cancer de l'estomac qui sert de
type à la description classique, schématique, des auteurs, c'est
celle du *cancer siégeant sur l'une des faces*, loin des orifices et se
développant chez un sujet exempt de tout passé dyspeptique, car
l'existence dans les antécédents de troubles digestifs anciens,
notamment d'un ulcère, peut induire en erreur, retarder en tout
cas le diagnostic.

Lorsque chez un sujet ayant dépassé la quarantaine, n'ayant
jamais éprouvé de troubles digestifs sérieux, se manifestent certains désordres gastriques, *en même temps que se produit une déchéance
de l'état général*, on peut dire que le diagnostic de cancer de l'estomac s'impose à l'attention. Les *troubles digestifs* sont essentiellement caractérisés par la diminution progressive de l'appétit pouvant aboutir à l'anorexie absolue, avec dégoût électif pour certains
aliments et notamment pour la viande (on a noté chez les fumeurs
le dégoût du tabac) ; par la flatulence, les renvois et surtout la
sensation de pesanteur, de digestion lente et difficile, plus rarement par des douleurs véritables, celles-ci étant, en tout cas,
espacées.

Ces troubles, déjà inquiétants par eux-mêmes, mais que l'on peut
noter dans d'autres affections gastriques ou maladies générales, que
l'on peut observer notamment dans la dyspepsie nerveuse grave,
ou l'apepsie ; chez les sujets profondément anémiés, chez les artério-scléreux ou les brightiques atteints de néphrite azotémique
par exemple, acquièrent toute leur signification lorsque le malade
en même temps que ces troubles locaux, accuse la perte des
forces, un *amaigrissement* souvent rapide, alors même que l'appétit
est relativement conservé, et permet une alimentation suffisante;
lorsqu'il présente un *teint anémique* ou une *coloration jaune paille*
(ce qui est plus rare), lorsque, d'autre part, surviennent, à intervalles d'ailleurs espacés, des vomissements, en général peu abondants, *vomissements* pituiteux (eaux du cancer) ou contenant
quelques débris alimentaires, présentant souvent la coloration
classique du marc de café ou tout au moins marron, ce qui indique

la présence du sang. Le vomissement, lorsqu'il n'est pas manifestement provoqué par une vulgaire indigestion, à la suite d'un repas copieux ou indigeste, est un signe éminemment suspect, alors même qu'il se reproduit très rarement. L'exploration de l'estomac par le *palper* ne donne que des résultats inconstants, soit parce que la tumeur est trop peu volumineuse pour être perçue (cancer au début), soit parce qu'elle est inaccessible au palper, en raison de son siège.

Lorsque l'on constate une tumeur assez nettement délimitée ou une induration en nappe au niveau de la région épigastrique, il reste à en préciser le siège et la nature : le siège, car une accumulation de matières dans le côlon transverse chez les constipés d'ancienne date ou bien un cancer de ce segment de l'intestin peuvent en imposer pour un cancer de l'estomac ; parce que, chez un vieillard, une vésicule biliaire remplie de calculs peut être prise aisément pour un cancer de la région pylorique, etc., ; la nature, parce que toute tumeur siégeant dans les parois de l'estomac n'est pas nécessairement de nature cancéreuse. Il faut toujours penser au syphilome en nappe, à la linite syphilitique, qui peut donner lieu à un ensemble symptomatique identique à celui du cancer, soit chez un ancien syphilitique avéré, soit même chez les sujets indemnes en apparence de toute contamination spécifique.

EXAMEN CHIMIQUE ET CYTOLOGIQUE

L'examen clinique, même dans cette forme classique, doit être complété par l'examen du chimisme stomacal et l'examen cytologique du suc gastrique, par l'examen des selles, du sang, par la radioscopie.

La *formule chimique* du cancer est l'absence d'acide chlorhydrique libre avec acide lactique en abondance ; mais l'anachlorhydrie peut ne pas être totale et d'autre part elle peut exister dans l apepsie ou des syndromes neurasthéniques graves. Rapprochée des autres signes l'anachlorhydrie n'en a pas moins une grande valeur pour le diagnostic. Il en est de même, a fortiori, de la présence de cellules néoplasiques constatée dans le contenu stomacal, à la suite de l'*examen cytologique*. Non moins significatives est l'existence des hémorragies intestinales occultes, révélées par la *recherche du sang dans les selles* au moyen de l'épreuve de Weber (Gaïac) ou de Meyer (Phénolphtaléine), cette dernière plus sensible ; une épreuve positive n'a d'ailleurs de valeur qu'autant que le sujet a été privé de viande pendant les jours qui précèdent l'examen. L'élimination

du sang est intermittente dans l'ulcère, continue dans le cancer.
Quant à *l'analyse du sang*, elle est utile en ce sens que même dans
les phases de début, elle peut révéler une anémie très accentuée
(le nombre des globules tombe parfois à un million), avec diminution corrélative de la valeur globulaire, avec présence d'hématies
déformées, en raquette ; avec leucocytose modérée.

Il est indispensable de compléter l'analyse du sang par la
recherche de la réaction de Bordet-Wasserman. Une réaction positive n'implique pas nécessairement le diagnostic de syphilome,
car le cancer est fréquent chez les syphilitiques, mais, en tout cas,
la nécessité d'un traitement intensif d'épreuve.

EXAMEN RADIOSCOPIQUE

L'examen radioscopique, montre des modifications dans la des-
cente de la bouillie de bismuth ou de baryte ; des contractions amoin
dries, des images claires (lacunes) correspondant au siège des masses
cancéreuses. La lacune est périphérique, siégeant sur les bords qui
sont déchiquetés, ou centrale, comme un trou clair dans une feuille
de papier noir. Parfois elle donne l'aspect d'un estomac biloculaire,
facile à distinguer de la fausse biloculation ou des biloculations
par spasme, parce qu'elle donne une image irrégulière et déchi-
quetée.

Très souvent l'examen montre un « petit estomac » (microgastrie),
c'est-à-dire une diminution plus ou moins grande de l'aire opaque,
en même temps qu'une rigidité des contours qui sont particulièrement visibles, en raison de leur épaisseur et l'absence de contractions ; cette image radioscopique correspond à la forme de cancer
dite linite plastique ; ajoutons que dans ce cas on peut constater
l'incontinence du pylore ; la bouillie traverse l'estomac « en trombe » ;
cette incontinence est aisée à distinguer de celle que l'on constate
dans l'ulcère du duodénum. La microgastrie est donc l'indice de
la linite comme la lacune celui d'une tumeur. Est-il besoin d'ajouter
encore que l'on ne pourra confondre l'image radioscopique du
petit estomac de la linite avec celle de l'estomac hypertonique
dont les contractions sont exagérées.

II. FORMES ANORMALES

A côté des formes classiques prennent place les *formes anormales*
qui se distinguent soit par l'absence de certains symptômes, soit

par l'adjonction de symptômes anormaux. Dans tous les cas la physionomie de la maladie se trouve modifiée et les difficultés du diagnostic sont accrues.

La *conservation de l'appétit*, assez fréquente dans certains cancers limités, rend le médecin hésitant ; il en est de même de l'*absence de douleurs*, car le cancer évolue alors sous la forme d'une dyspepsie banale avec digestions pénibles et lentes, etc. Par contre il existe une forme particulièrement douloureuse, c'est l'*ulcéro-cancer* déjà mentionné; si le cancer succède, sans interruption, à l'ulcère, il est difficile de reconnaître au début la transformation cancéreuse : la diminution de l'appétit, la continuité des douleurs, la plus grande fréquence des vomissements, l'apparition d'hématémèses de sang noir, le changement de teint, la déchéance de l'organisme devront attirer l'attention. Quant à l'examen du suc gastrique, il n'est d'aucun secours, l'hyperchlorhydrie étant la règle dans l'ulcéro-cancer.

La *forme ictérique* (due à la compression du cholédoque par la tumeur ou des ganglions cancéreux) peut détourner l'attention sur le foie.

Quelques cancéreux présentent uniquement des signes d'*anémie pernicieuse progressive* avec œdèmes ou une *anasarque* persistante. En cas d'anémie de cause inconnue on doit toujours penser à un cancer des voies digestives et on doit y penser également en cas d'anasarque, lorsque le diagnostic de néphrite chlorurémique peut être éliminé. En cas d'*ascite*, on peut être conduit au diagnostic erroné de cirrhose ou de péritonite bacillaire. Certaines circonstances contribuent à favoriser les erreurs de diagnostic. Chez un sujet jeune présentant des vomissements, on est aiguillé d'abord vers le diagnostic d'ulcère; le cancer est souvent méconnu chez les femmes enceintes, en raison de la méprise inévitable avec les vomissements de la grossesse.

Par contre certains signes comme la phlébite précoce attirent l'attention sur le cancer ; l'exemple de Trousseau est classique.

Dans le cas de *linite*, sans participation des orifices, le pylore pouvant encore se contracter, les aliments remontent dans l'œsophage et sont rejetés immédiatement, d'où les apparences d'un rétrécissement de l'œsophage ou du cardia, d'autant qu'il existe de la dysphagie ; c'est le syndrome de pseudo-sténose œsophagienne ou syndrome de Soupault. Il est facile de constater que la sonde passe facilement à travers le cardia ; si celui-ci participe à l'infiltration néoplasique la sonde est arrêtée, mais l'examen radioscopique, en donnant l'image du petit estomac, évite l'erreur.

Si, d'autre part, le pylore est intéressé, il devient rigide, inextensible et l'incontinence du pylore se produit, ce que démontre l'examen radioscopique.

III. CANCER DU PYLORE

La symptomatologie du *cancer du pylore* est dominée par un signe capital : la dilatation de l'estomac, avec stase, et par un symptôme qui en dépend : le vomissement espacé, se produisant tous les trois ou quatre jours ou même à de plus longs intervalles (l'estomac vide son trop-plein), et très abondant. Le malade rejette plusieurs litres d'un liquide nauséabond de coloration marron foncé ou noirâtre, contenant du mucus, des particules noirâtres de sang extravasé et des débris d'aliments ingérés plusieurs jours auparavant (enveloppes de pruneaux, carottes, haricots, légumes verts).

Il existe encore des douleurs à horaire irrégulier, mais souvent tardif (spasme du pylore).

On constate un clapotage considérable de l'estomac examiné à jeun; on en retire le matin, après 12 à 14 heures de jeûne, un liquide contenant des débris alimentaires. De plus on constate des contractions péristaltiques (ondes de Kussmaul) ou la contraction en masse de l'estomac (tension intermittente de l'épigastre de Bouveret). Enfin on perçoit habituellement une tumeur cylindrique et dirigée transversalement un peu à droite de la ligne médiane. Il est facile de vérifier l'existence de stase sous l'écran en faisant absorber du bismuth lycopodé qui forme une ligne de niveau noirâtre à la surface du liquide.

Après l'ingestion d'une bouillie bismuthée, on constate l'aspect spécial du pylore déchiqueté par des lacunes, le bismuth y filtrant très aminci..., ou la disparition totale de son ombre (amputation du pylore).

IV. CANCER DU CARDIA

Le *cancer du cardia* est un cancer œsophagien. Il n'existe pas de signes gastriques, mais une gêne progressive de la déglutition.

Puis surviennent les vomissements œsophagiens constitués par de la salive, des débris alimentaires, des stries sanguinolentes.

Après ingestion d'un cachet de bismuth, il est facile de voir sous l'écran que l'arrêt a lieu au niveau du cardia. On constate de plus la déformation de la poche d'air.

CONSULTATION

I. CANCER SANS STÉNOSE

1º *Régime.*

Au réveil bouillie au lait.

A 10 heures jaune d'œuf délayé dans de l'eau chaude, additionnée de sucre et d'eau de fleurs d'oranger. Lait ou kéfir nº 2 (un tiers de litre).

A midi gelée de viande ou jus de viande ou viande crue râpée (50-60 gr.), ou poisson bouilli, arrosé de jus de citron, pommes de terre au four, pâtes, riz ou purée de légumineuses.

Banane ou gelée de fruits ou fromage blanc. Eau, bière légère ou infusion chaude.

A 4 heures lait pur ou cacao au lait, ou gelée de fruits avec biscuits à la cuiller.

A 7 heures, potage avec un ou deux jaunes d'œufs ; pâtes ou salade cuite passée, ou soufflé, crème au four, gâteau de riz.

2º Prendre avant chaque repas, dans une cuillerée à soupe d'eau, une cuillerée à café de la mixture suivante :

> Teinture de colombo . . . . . .)
>   »   de gentiane . . . . . } āā 20 grammes
>   »   d'écorces d'oranges amères.)

ou XXX gouttes de :

> Extrait fluide de condurango

3º Après chaque repas une cuillerée à dessert de la mixture suivante :

> Pepsine fluide à titre 100., ... 10 grammes
> Glycérine pure. . . . . 80 gr.
> Eau distillée de menthe qs. p. . . 150 gr.

4º Pratiquer chaque jour pendant 12 jours, une injection sous-cutanée de cinq centigrammes de cacodylate de soude.

En cas de douleurs ou d'intolérance gastrique passagère :

1º Repos.

2º Régime lacté ou kéfirique (kéfir nº 2).

3º Prendre trois fois par jour une cuillerée à soupe de la potion suivante :

> Chlorhydrate de cocaïne. . . 10 centigrammes
> Eau chloroformée . . . . . . }
> Eau distillée de fleurs d'oranger. } ââ 60 gr.
> Sirop de belladone . . . . . . 30 gr.

ou introduire l'un des suppositoires :

> Extrait de belladone . . . . . . 0 gr. 01
> Extrait thébaïque . . . . 0 gr. 03
> Beurre de cacao . . . . . . qs.

pour un suppositoire.

II. CANCER AVEC STÉNOSE PYLORIQUE

1º Repos.

2º Régime : lait pur, en potages, jaunes d'œufs, gelée de viande, poudre de viande délayée dans du lait, pâtes, gelée de fruits.

3º Laver l'estomac tous les trois jours en moyenne, à l'aide de deux ou trois litres d'eau bouillie, en évitant l'évacuation totale. Après chaque lavage introduire au moyen du tube de la poudre de viande délayée dans du lait (40 à 60 gr.).

4º Injection sous-cutanée tous les jours ou tous les deux jours de 250 cmc. de sérum glucosé à 47 p. 1.000.

5º Lavements de 250 cmc. d'eau bouillie tiède, à garder ; les répéter deux ou trois fois par jour.

6º Gastro-entérostomie, si l'âge, l'affaiblissement extrême du malade, l'existence d'une tumeur volumineuse, de signes de généralisation (notamment du côté du foie) ne constituent pas des contre-indications.

STÉNOSES PYLORIQUES ET MÉDIO-GASTRIQUES

I. STÉNOSES PYLORIQUES CHEZ L'ADULTE

Les sténoses pyloriques et médio-gastriques, les premières étant plus fréquentes que les secondes, sont du ressort exclusif de la chirurgie, exception faite pour certaines sténoses pyloriques légères que l'on peut traiter médicalement, parce qu'elles sont dues à des ulcères en activité susceptibles de guérir par le traitement habituel.

Etant du domaine chirurgical, ne comportant pour la consultation médicale que des indications restreintes, les sténoses ne peuvent occuper dans cet ouvrage qu'une place limitée.

SYMPTOMES

a) STÉNOSES SERRÉES.

Dans l'immense majorité des cas correspondant aux sténoses moyennement serrées ou très serrées le diagnostic ne comporte aucune difficulté. En général le malade a un passé digestif ; il a souffert pendant de longues années, avec intermittence, de douleurs vives, de brûlures, a été atteint de vomissements, voire même d'hématémèses, puis les symptômes s'étaient amendés, lorsque sont survenus ceux qui signalent la sténose, — c'est le cas de sténose cicatricielle consécutive à l'ulcère ; ou bien il s'agit d'un malade qui depuis un temps relativement court, quelques mois ou quelques semaines, présentait des troubles digestifs tels qu'anorexie, dégoût pour la viande, sensations douloureuses ou simplement gênantes de barre après les repas, renvois gazeux, régurgitations de liquide gastrique, etc., en même temps qu'une déchéance manifeste de l'état général : perte des forces, amaigrissement notable, altération du teint, c'est-à-dire des signes pour ainsi dire non douteux de néoplasie gastrique, — c'est le cas de la sténose cancéreuse.

A ces symptômes précurseurs s'ajoutent à un moment donné ceux qui caractérisent la sténose : douleurs, vomissements, dénutrition.

Les *douleurs* sont plus ou moins marquées suivant les cas, surviennent tardivement après les repas, au moment où l'estomac cherche à se vider.

Plus caractéristiques sont les *vomissements ;* d'abord très espacés, ils se rapprochent ultérieurement, sans cependant devenir quotidiens, sauf dans les cas de sténose très serrée, à marche rapide qui dépendent toujours d'un cancer pylorique. Ces vomissements ne se produisent en général que tous les deux ou trois jours ou même à intervalles plus espacés ; deux particularités les caractérisent : la grande abondance du liquide vomi (une cuvette ou même davantage) ; la présence de débris d'aliments ingérés soi la veille, soit plusieurs jours auparavant (débris de pruneaux, de carottes, pépins de raisin, etc.). Le liquide ainsi vomi en abondance contient une bouillie alimentaire copieuse ; il exhale une odeur aigrelette (ulcère), parfois fétide (cancer). *L'amaigrissement* et la *perte des forces*, dus à la dénutrition, s'accusent plus ou moins rapidement, particulièrement vite chez les cancéreux, car la toxémie cancéreuse ajoute ses effets à ceux de la sténose.

En présence de ce tableau symptomatique on ne peut que chercher à vérifier un diagnostic qui s'impose : tout d'abord l'inspection abdominale, le palper révèlent des *contractions péristaltiques ou ondulations* au niveau de l'épigastre, d'autant plus visibles que le sujet est plus amaigri, souvent aussi des *contractions en masse de l'estomac* qui devient dur sous la main, comme le globe utérin sous la main de l'accoucheur; dans tous les cas un *clapotage* qui se perçoit bien au-dessous de l'ombilic et parfois une tumeur. D'autre part, il suffit d'introduire la sonde dans l'estomac, le matin à jeun, c'est-à-dire 12 à 14 heures après le repas du soir, pour en retirer un liquide abondant, contenant des débris alimentaires, c'est-à-dire pour déceler la *stase*, moyen d'épreuve auquel il est presque superflu de joindre l'examen radioscopique. Quant à l'examen chimique du liquide vomi, il décèle tantôt l'hyperchlorhydrie (ulcère), tantôt l'hypochlorhydrie avec des acides de fermentation en abondance (cancer). L'examen radioscopique montre *l'accumulation du bismuth dans le bas-fond de l'estomac* ; *l'exagération des contractions* (tout au moins dans les sténoses récentes), le *retard de l'évacuation*, *l'amputation du pylore* dans le cas de cancer.

b) STÉNOSES LÉGÈRES.

Bien moins significatifs sont les symptômes des sténoses légères qui dépendent exclusivement d'un ulcère juxtapylorique ou duodénal en activité. Les malades éprouvent des douleurs tardives, ont des régurgitations de liquide acide contenant parfois des débris du repas précédent ou des vomissements, mais ceux-ci n'ont pas l'abondance, l'aspect de ceux qui se produisent dans les grandes sténoses ; y font notamment défaut les débris d'aliments ingérés plusieurs jours auparavant. D'autre part la déchéance de l'état général est peu accusée. Enfin la marche des accidents est intermittente : sous l'influence d'un régime sévère, du repos ils peuvent s'amender, disparaître pendant un temps plus ou moins long.

En somme ces symptômes appellent l'attention sur l'existence d'un ulcère que l'analyse du suc gastrique, des fèces (hémorragies occultes), permet de vérifier, mais n'indiquent pas nettement la sténose. Si l'on introduit la sonde on ne retire de l'estomac qu'une petite quantité de liquide hyperacide avec des résidus alimentaires peu abondants ; l'examen radioscopique pratiqué à jeun, après absorption d'un cachet de bismuth ou de bismuth lycopodé montre également la présence dans l'estomac d'une certaine quantité de liquide résiduel.

Tel est le tableau de la sténose pylorique légère par ulcère, avec stase modérée, qui s'identifie avec l'ancienne maladie de Reichmann, sténose où le rôle du spasme paraît au moins égal à celui de la stricture, ainsi qu'en témoignent les effets favorables du traitement médical.

II. STÉNOSES MÉDIO-GASTRIQUES

La sténose médio-gastrique reconnaît pour origine unique la cicatrice d'un ulcère, cicatrice qui détermine la division de l'estomac en deux poches. Ses symptômes se confondent avec ceux de la sténose pylorique ; c'est par le lavage de l'estomac, l'insufflation et surtout par l'examen radioscopique que l'on met en évidence la biloculation. Vient-on à vider l'estomac, on obtient encore le bruit de clapotage, alors que l'estomac paraît vide (*ectasie paradoxale de Jaworski*) : vient-on à le laver, le liquide, après être devenu progressivement plus clair, devient de nouveau sale et chargé de résidus alimentaires quand la poche inférieure se vide sous l'influence de contractions déterminées par la sonde ; toutefois ce *signe du lavage*, comme l'a fait remarquer Bouveret, n'a pas de valeur absolue ; on peut le constater dans les estomacs très dilatés. Procède-t-on à l'insufflation, celle-ci dessine nettement la *biloculation*, tout au moins chez les malades amaigris, et il est possible, par expression, de faire refluer l'air d'une poche dans l'autre, manœuvre qui s'accompagne d'un bruit de gargouillement ; parfois l'insufflation se fait en deux temps, l'air ne distendant d'abord que la poche supérieure. Ces deux procédés sont remplacés avantageusement par la radioscopie qui permet de constater l'existence des deux poches avec le rétrécissement qui les sépare. On ne confondra pas la biloculation vraie par sténose avec la fausse biloculation qui se produit sous l'influence du corset ou dans les estomacs allongés et ptosés, biloculation qui disparaît sous l'écran, quand on relève l'estomac avec la main. Sténoses pyloriques et médio-gastriques sont les unes et les autres justiciables de la gastro-entérostomie ; seules les sténoses légères peuvent être traitées médicalement.

III. STÉNOSES CHEZ LE NOUVEAU-NÉ

Les sténoses existent chez le nouveau-né ; mais sous cette dénomination on a réuni des affections dissemblables.

La sténose vraie est congénitale, due soit à des brides comprimant le pylore ; soit, le plus souvent, à une hypertrophie de l'anneau musculaire. Les vomissements se produisent, avec force, en fusée, dès la naissance, ou bien au bout de quelques jours. Ils surviennent plusieurs heures après la tétée et comprennent parfois le lait de plusieurs tétées, ce qui indique la stase, et exhalent, pour la même cause, une forte odeur butyrique. D'ailleurs l'estomac est considérablement dilaté et on constate qu'il est animé de contractions péristaltiques. Par le lavage on retire un liquide abondant, contenant des résidus de lait. L'état général décline rapidement et la mort est la conclusion inévitable de ces sténoses organiques.

Avec elles on a confondu les cas de spasme du pylore qui survient chez des enfants élevés au biberon et gavés. Ici encore les vomissements répétés constituent le symptôme principal ; mais ils se produisent peu de temps après le repas et n'exhalent pas d'odeur. D'autre part la perte de poids en est une conséquence inévitable ; l'état général est moins grave que dans les sténoses organiques. Il suffit de régler les tétées pour amener la guérison. Il est possible que dans les cas étiquetés : pylorospasme, il existe un ulcère (on a cité quelques exemples d'ulcère de l'estomac chez le nourrisson, avec stase).

IV. TROUBLES DIGESTIFS
CONSÉCUTIFS A LA GASTRO-ENTÉROSTOMIE

A la suite de la gastro-entérostomie on peut observer des troubles digestifs, soit immédiats, soit plus ou moins éloignés, inhérents les uns à la nature de la maladie qui a nécessité l'intervention, les autres à l'intervention elle-même.

ACCIDENTS IMMÉDIATS

Les *accidents immédiats* sont toujours dus à l'intervention, soit qu'il s'agisse de paralysie aiguë de l'estomac, soit d'une couture intestinale empêchant le fonctionnement de la bouche anastomotique, d'un circulus vitiosus. Ils se traduisent par des vomissements, du ballonnement abdominal, des douleurs intenses. On doit commencer par imposer aux malades la position ventrale (position de Schnitzler), puis pratiquer le lavage de l'estomac ; si les accidents persistent, la laparotomie s'impose.

ACCIDENTS ÉLOIGNÉS

Les *accidents éloignés* peuvent être dus à la maladie causale : le cancer, après une rémission plus ou moins longue, continue à évoluer et les troubles que l'on observe sont ceux du cancer poursuivant son évolution, c'est-à-dire les vomissements espacés, l'anorexie invincible, les éructations, la douleur sourde et intermittente, etc.

Si l'intervention a été nécessitée par un ulcère, l'amélioration est franche et peut se maintenir fort longtemps ou même indéfiniment ; mais dans d'autres circonstances, se produisent de nouveau des brûlures, des aigreurs, des douleurs tardives, des vomissements, tous signes de la reprise d'activité de l'ulcère ou de la formation d'un ulcère nouveau.

D'autre part les accidents éloignés peuvent être dus au mauvais fonctionnement de la bouche, soit que le cancer en envahisse les bords et finisse par l'obstruer ; soit que les aliments passent par le pylore entrainant la production du spasme et des douleurs (ce passage des aliments par l'ancien pylore en même temps que par la bouche anastomotique est d'ailleurs la règle), soit encore qu'il se forme un ulcère sur l'orifice anastomotique ou la partie voisine du jejunum (ulcère jejuno-peptique), soit enfin que les aliments passent trop rapidement dans l'intestin. Les malades accusent dans ce cas une sensation de pesanteur épigastrique, de gonflement, parfois même de véritables douleurs tardives. On peut croire à une atonie gastrique, à un fonctionnement insuffisant de la bouche ; or l'examen radioscopique montre un estomac hypertonique qui se vide en un quart d'heure ou une demi-heure.

Les troubles digestifs ne restent pas localisés à l'estomac ; on peut observer de la diarrhée simple ou lientérique, du tympanisme abdominal (par suite du passage rapide dans l'intestin d'aliments n'ayant subi qu'un brassage et une digestion insuffisants).

On conçoit la difficulté de démêler les différentes causes des troubles éloignés ; l'examen radioscopique ne peut renseigner que sur le fonctionnement de la bouche anastomotique et sur le degré de perméabilité de l'ancien pylore : il montre encore que la gastro-entérostomie n'a pas supprimé complètement la stase.

Quoi qu'il en soit, si la bouche est obstruée ou fonctionne mal, il y a lieu de pratiquer une nouvelle laparotomie, si toutefois il n'existe aucune contre-indication d'ordre général. Si les aliments ont repris principalement le chemin de l'ancien pylore, il y a lieu de pratiquer l'exclusion de celui-ci, intervention qui peut supprimer les accidents.

A défaut de causes nettement imputables au fonctionnement de la bouche, il y a lieu de prescrire un traitement purement symptomatique, c'est-à-dire d'instituer le régime et le traitement applicables à l'ulcère ou au cancer ; — d'autre part, dans le cas de troubles digestifs simples dus à l'élaboration imparfaite des aliments dans l'estomac et des troubles subséquents de la digestion intestinale, de prescrire le repos horizontal après les repas, le port d'une ceinture, des aliments très divisés et répartis entre plusieurs petits repas; enfin la craie et l'opium contre la diarrhée simple; les ferments digestifs : gastérine, pancréatine, le képhir, etc.

CONSULTATION

I. STÉNOSES LÉGÈRES

1º Repos au lit pendant quelques jours.

2º Régime lacté absolu : deux litres et demi à trois litres de lait, à prendre en 8 doses espacées de deux en deux heures.

3º Prendre deux ou trois fois par jour l'un des paquets :

> Carbonate de bismuth . . . : 10 gr.

pour un paquet.

4º Appliquer en permanence sur l'estomac un maillot humide, chaud.

5º Si la stase persiste, laver l'estomac deux fois par semaine avec un litre d'eau bouillie additionnée d'une cuillerée à soupe de bicarbonate de soude.

Ou bien évacuer l'estomac chaque jour par le simple tubage, sans lavage, et introduire par la sonde, après évacuation du liquide résiduel, 60 à 100 gr. de poudre de viande délayée dans 300 à 500 gr. de lait.

II. PYLOROSPASME CHEZ LE NOURRISSON

1° Régler les tétées, tant en ce qui concerne les intervalles que la quantité de lait à faire absorber à chaque tétée. Cette quantité sera réduite pendant les premiers jours du traitement.

Au besoin, donner une nourrice à l'enfant.

2° Lui faire prendre avant chaque tétée une cuillerée à café de :

> Citrate de soude . .   5 grammes
> Eau distillée . . . .   300 gr.

4° Ou une goutte de la solution suivante :

> Chlorhydrate de cocaïne .   0 gr. 50
> Eau distillée . . . .   15 gr

5° Appliquer sur l'estomac une compresse humide, chaude.

PTOSE

La ptose constitue l'un des chapitres les plus importants de la pathologie digestive ; plus facile à déceler actuellement, grâce à l'appoint fourni par la notion précise des troubles fonctionnels qu'elle détermine et par les résultats de l'examen radioscopique qui permet de reconnaître des ptoses peu accentuées « non extériorisées », chez des sujets dont la paroi est relativement résistante, la ptose est une affection très répandue ; elle englobe une grande partie des syndromes considérés autrefois comme des dyspepsies banales, des « dilatations » de l'estomac ou des gastro-névroses. Il est d'un intérêt majeur de la diagnostiquer, puisque, grâce à un traitement bien réglé aujourd'hui, on peut guérir rapidement des malades considérés pendant de longues années comme des « infirmes incurables du ventre ».

CAUSES

On ne peut envisager isolément la ptose gastrique ; les causes qui la déterminent agissent en même temps sur l'intestin, sur les reins, souvent sur l'utérus, sur tous les organes contenus dans la cavité abdominale ; en réalité, dans la majeure partie des cas, ce n'est pas de ptose gastrique qu'il s'agit, mais de panoptose.

On est aiguillé de suite dans la voie du diagnostic par les commémoratifs, car les ptoses ont des *causes* nettement différenciées. La plus fréquente est la *grossesse*, surtout quand les grossesses ont été multiples et rapprochées; cependant on peut observer la ptose à la suite d'une grossesse unique, si les tissus étaient prédisposés au relâchement. A défaut de l'influence de la grossesse on a le plus souvent à incriminer les *interventions abdominales* pratiquées pour fibrome, kyste de l'ovaire, grossesse extra-utérine, annexite, etc., etc.

Sont encore vouées à la ptose les *jeunes filles à thorax étroit et allongé* qui se refuse à « loger » l'estomac; celles qui pour avoir taille fine exercent avec leur *corset* une constriction excessive, ainsi qu'en témoigne la déformation en bateau de la base du thorax.

On peut encore observer la ptose à la suite de maladies graves, comme la fièvre typhoïde, par exemple, suivies d'un *amaigrissement considérable*; chez des sujets atteints de *faiblesse congénitale des tissus* fibreux et musculaires lisses, porteurs de varices, de varicocèle, de hernie; plus rarement chez ceux qui présentent une *déformation thoracique par rachitisme ou déviation de la colonne vertébrale*.

TROUBLES FONCTIONNELS

Les ptoses s'installent insidieusement. Les *troubles fonctionnels* sérieux ne se manifestent souvent qu'au bout de plusieurs années, au cours desquelles les malades accusent seulement quelques troubles digestifs intermittents, de la fatigue facile. Puis surviennent les douleurs, les phénomènes dyspeptiques permanents, l'amaigrissement, l'asthénie qui obligent le malade à demander assistance.

Parmi les symptômes de la ptose, il en est qui ne sont nullement significatifs; d'autres au contraire qui forcent l'attention.

Les *troubles gastriques* et *intestinaux* considérés isolément ne sont pas pathognomoniques; les crampes d'estomac, les douleurs qui se produisent en général plusieurs heures après le repas, la flatulence, le pyrosis, les régurgitations acides indiquent simplement un retard de l'évacuation et l'hyperchlorhydrie tardive; ils sont communs à tous les états gastriques qui s'accompagnent de digestion ralentie. La *constipation* n'a de spécial que son opiniâtreté.

Les troubles généraux ont une certaine valeur séméiologique, mais cette valeur est loin d'être absolue: la *fatigue* permanente, qui s'accuse dès la station debout, les *palpitations*, la *tachycardie*,

L'*insomnie*, la *céphalée*, etc., peuvent s'observer dans tous les états neurasthéniques quelle qu'en soit l'origine. L'*amaigrissement* lui-même, bien qu'assez significatif par le degré extrême qu'il atteint dans certains cas, degré plus marqué que dans les autres syndromes digestifs, ne constitue cependant pour le diagnostic qu'un appoint relatif.

Par contre est particulièrement suggestif l'*état douloureux abdominal permanent*. Les sensations de tiraillement que décrivent tous les malades ; les douleurs lombaires qui leur font croire parfois à l'existence d'une affection utérine attirent l'attention sur le déplacement des organes. Mieux encore que cet état douloureux est pathognomonique *la disparition de la douleur sous l'influence des altitudes ou des moyens de contention*. Dès que la malade est allongée horizontalement, la douleur s'apaise comme par enchantement ; la malade note de plus que ses troubles digestifs sont moins accusés, qu'elle « digère » mieux quand elle s'allonge. Vient-on à relever extemporanément la masse des viscères abdominaux par le moyen des mains entre-croisées sur le bas-ventre, le médecin étant placé derrière le sujet, celui-ci accuse un soulagement immédiat qui cesse dès que « l'épreuve de la sangle » a pris fin. Le soulagement est définitivement acquis quand le ventre est relevé de façon permanente par une ceinture ou une sangle appropriée.

Notons comme symptôme paradoxal la conservation habituelle de l'appétit ; si les malades réduisent leur alimentation, c'est parce que leurs digestions sont pénibles. « Je mangerais bien, mais je n'ose pas », est une phrase que l'on entend souvent répéter. L'appétit ne fait défaut que dans les cas où la gastrite chronique due à la rétention alimentaire ou l'abus de certains médicaments vient compliquer la scène.

EXAMEN

L'examen donne dans la grande majorité des cas des résultats probants ; il est relativement rare qu'il y ait uniquement « ptose interne », sans relâchement de la paroi abdominale ; dans ces cas exceptionnels l'examen radiocopique seul donne la clef des accidents.

En général donc l'*inspection* montre une paroi abdominale étalée, flasque, lorsque le sujet est allongé ; tombant en besace lorsqu'il se trouve dans la station debout ; un ventre dépressible « en caoutchouc », à la surface duquel les intestins apparaissent bosselés, saillants. On peut parfois « entrer dans le ventre » en enfonçant les doigts entre les muscles droits.

La *palpation* révèle d'autre part les battements de l'artère abdominale, l'existence de points douloureux sur le trajet du plexus solaire. On peut encore constater la corde colique fermée par le côlon transverse rétracté et abaissé, le boudin formé par le cœcum dilaté et les gargouillements dont il est le siège ; le déplacement des reins, l'abaissement du foie, etc.

Par la *succussion* on constate le clapotage gastrique perçu très bas.

A *l'auscultation* on entend des bruits de glouglou rythmés par la respiration, bruits produits dans l'estomac et dus au conflit des gaz et des liquides au niveau de la fausse biloculation ; ces bruits cessent quand le malade est étendu horizontalement, quand on relève l'estomac, ce qui fait disparaître la biloculation.

L'insufflation était employée autrefois pour dessiner la forme et la situation de l'estomac ; elle est remplacée aujourd'hui par *l'examen radioscopique.*

Celui-ci permet de surprendre la ptose sur le vif. Il montre l'abaissement plus ou moins considérable de l'estomac, l'abaissement de la petite courbure et l'angle aigu qu'elle forme au lieu de la courbe arrondie habituelle (cette coudure constitue un obstacle mécanique à l'évacuation); il montre encore la fausse biloculation qui disparaît quand on relève l'estomac, la difficulté et la lenteur de l'évacuation, l'abaissement du côlon transverse, etc. Ces signes radioscopiques ne diffèrent pas sensiblement de ceux qu'on observe dans le cas de dilatation myasthénique ; toutefois dans le cas de ptose l'allongement de l'estomac est beaucoup plus marqué.

L'examen doit être complété par le *toucher vaginal* qui révèle fréquemment le prolapsus utérin, la rétroversion...

DIAGNOSTIC

Muni de ces divers renseignements on est suffisamment documenté pour le *diagnostic* de la ptose, pour la distinguer d'avec les *diverses affections douloureuses de l'abdomen.* On évitera les erreurs de diagnostic grossières consistant par exemple à attribuer à une *tuberculose* au début l'amaigrissement des malades, à mettre les troubles observés sur le compte d'une *gastro-nécrose,* d'un *ulcère gastrique,* de la *neurasthénie* pure et simple, etc.

L'erreur la plus aisée à commettre est de confondre la ptose avec la *dilatation myasthénique* ; en fait, elle a été souvent commise anciennement, car l'une et l'autre affection ont des points communs; mais la ptose se distingue par son étiologie spéciale, par les phénomènes douloureux qui sont la note dominante et sont soulagés par le repos horizontal ou le port d'une ceinture.

Si les commémoratifs et l'ensemble des troubles fonctionnels conduisent au diagnostic de ptose, mais que la malade ne présente pas de relâchement de la paroi abdominale, on ne manquera pas d'avoir recours à l'examen radioscopique qui seul, en l'espèce, assure le diagnostic. Un écueil à éviter est de faire un diagnostic « partiel », c'est-à-dire de n'envisager par exemple que la mobilité du rein, alors que tous les viscères abdominaux sont abaissés. Cette erreur conduit à un traitement insuffisant ; l'application d'une pelote sur un rein déplacé ne peut guérir la panoptose.

TRAITEMENT

De même qu'à la dilatation myasthénique correspond un traitement excito-moteur, à la ptose, maladie statique, convient un *traitement statique*. Sans l'emploi des *moyens de contention* on ne peut escompter un résultat ; mais la ceinture n'est qu'un moyen passif qui ne guérit pas plus la ptose que le bandage herniaire ne guérit la hernie ; elle soulage le malade, lui permet de vaquer à ses occupations et d'attendre les effets du traitement réellement efficace, celui qui se propose la réfection d'une paroi résistante.

Il existe plusieurs variétés de moyens de relèvement des viscères prolabés : la sangle, les ceintures munies de pelotes pleines ou pneumatiques appliquées sur l'estomac, sur le rein ; les ceintures maillots qui relèvent l'ensemble des organes abdominaux. Bien que de nombreux médecins soient partisans soit de la sangle, soit des ceintures avec pelote pneumatique, dont l'efficacité serait démontrée par l'examen radioscopique, mes préférences, basées sur une longue expérience, vont aux ceintures-maillots, d'une seule pièce, en tissu caoutchouté et non lacées, qui remplissent pleinement le but qu'on se propose d'atteindre et sont d'un emploi pratique.

Avant de procéder au traitement qui vise la réfection de la paroi, il faut un traitement préliminaire, rendu indispensable par l'état douloureux, par l'asthénie, par la difficulté d'alimentation que l'on rencontre dans les cas graves et anciens de ptose, chez les névropathes dont le système nerveux abdominal et central a été mis à l'épreuve. Ce traitement préparatoire consiste dans le *repos au lit,* plus ou moins prolongé, dont l'avantage est de supprimer rapidement les douleurs, de permettre la réalimentation, de diminuer et de supprimer les réactions nerveuses.

La *réalimentation* est d'une importance capitale, la plupart des ptosiques ayant réduit progressivement leur alimentation; le repos au lit permet de la mettre en pratique presque immédiatement. On la facilite en traitant l'hyperchlorhydrie secondaire par l'emploi des solutions alcalino-phosphatés, la suppression des médicaments, etc. On le règle en prescrivant les aliments de haute valeur nutritive, sous le plus petit volume, c'est-à-dire à l'état de division ; en multipliant les repas, etc.

Le traitement actif, essentiel, consiste dans l'*emploi méthodique et prolongé de la gymnastique dite viscérale*, dès que les malades ont repris quelques forces ; grâce à cette gymnastique les muscles de la paroi abdominale, du périnée reprennent peu à peu de la résistance et la sangle « naturelle » se trouve reconstituée dans la majeure partie des cas. Le *massage* n'est qu'un adjuvant de ce traitement.

On ne doit pas négliger entre temps d'utiliser, par la voie sous-cutanée exclusivement, les *toniques et modificateurs de la nutrition* : cacodylate de soude, strychnine, etc.

Il convient encore de traiter les différents symptômes : hyperchlorhydrie par rétention alimentaire, constipation. En ce qui concerne cette dernière, souvent atténuée par le port de la ceinture qui modifie les coudures, il faut se borner à l'emploi des lavements d'huile, de l'huile de ricin.

Grâce à ces divers moyens qui exigent de la persévérence de la part du malade comme du médecin, on obtient des améliorations remarquables. Les sujets restent ptosiques, mais ne sont plus malades au sens fonctionnel du mot.

CONSULTATION

PTOSE CHEZ LA FEMME A LA SUITE DE GROSSESSES

a) PREMIÈRE ÉTAPE

1° Repos au lit, à prolonger un temps variable suivant le degré de déchéance de l'état général, l'intensité et l'ancienneté des phénomènes douloureux et des troubles digestifs (parfois un mois et plus).

2° Régime lacté absolu pendant quelques jours : trois litres de lait pris en huit doses espacées de deux en deux heures ; ensuite régime de réalimentation (voir plus loin).

3° Chaque matin massage abdominal (pétrissage, vibrations).

4° Pratiquer chaque jour une injection sous-cutanée du contenu de l'une des ampoules :

Cacodylate de soude . . .	o gr. o5.
Glycero-phosphate de soude .	o gr. 10.
Sulfate neutre de strychnine .	o gr. oo1 milligr.
Eau distillée et stérilisée . q. s.	pour un cent. cube.

pour une ampoule.

Série de 12 injections.

5° Lavement d'huile tiédie au bain-marie (150-200 cmc.) tous les deux jours.

b) DEUXIÈME ÉTAPE

1° Reprendre progressivement la station debout et la vie normale ; mais observer toujours le décubitus horizontal après les repas (pendant une heure) et faire le premier déjeuner au lit.

Pendant la première partie du repos horizontal rester allongé sur le dos, ensuite s'incliner sur le côté droit (bassin relevé par des coussins).

2° Pendant le jour porter une ceinture-maillot qui sera mise en place avant le lever et enlevée au moment du coucher.

3° Régime.

Potages épais aux farines, aux légumes ; aux œufs pochés.

Viandes bien cuites, bien divisées (au besoin, se servir d'un masticateur). Poulet, cervelles. Poissons bouillis, grillés, frits (sans sauces.

Œufs : deux ou trois par jour, à la coque, pochés, en crèmes, incorporés à des gâteaux de riz, de semoule, etc. Pommes de terre au four (avec beurre sur l'assiette) ; riz ; pâtes. Purées de légumes secs et frais. Fromages blancs.

Compotes, confitures, gelées. Bananes, gâteaux de riz, de semoule, de tapioca, crèmes au four.

Pain grillé ou biscottes.

Boire peu au cours des repas ; un verre d'eau au maximum ; prendre un verre à bordeaux de vin pur, à la fin du repas (quand les troubles digestifs auront pris fin). Boissons abondantes (infusions, eau), prises à longue distance des repas : au réveil, à 4 heures. en se couchant.

Premier déjeuner copieux : bouillie ou cacao, chocolat ; un œuf, une tranche de jambon ; biscottes et beurre ou miel, ou confitures ou compotes.

4° En se levant séance de gymnastique : *a)* mouvements dans la station debout :

Flexion du corps en avant.

Flexion du corps en arrière.

Flexion alternative latérale, à droite et à gauche (mouvement de pompe aspirante et foulante).

Mouvement de rotation du tronc, les membres inférieurs restant fixes.

Abaissement du corps dans la position accroupie, les bras étant étendus, puis redressement (mouvement s'adressant aux muscles du périnée).

b) Mouvements dans la position couchée :

Redressement du tronc, les pieds étant accrochés à un membre résistant.

Elever lentement les membres inférieurs étendus jusqu'à ce qu'ils fassent un angle droit avec le tronc, puis les ramener de même sur le plancher (mouvement d'équerre).

Les bras étant étendus en arrière, les porter en avant en même temps que l'on redresse le tronc verticalement, puis abaisser les bras jusqu'aux pieds (mouvement de sangle).

Fléchir les jambes sur les cuisses, ramener celles-ci vers le bassin, puis défléchir les jambes et écarter les membres inférieurs le plus possible (mouvement de natation).

Faire alternativement avec l'une et l'autre jambe des mouvements de pédalage (mouvement de bicyclette).

c) Intercaler entre les mouvements exécutés dans la station debout des exercices respiratoires :

Inspirer lentement et profondément par le nez, la bouche restant fermée, puis expirer de même par la bouche.

Pratiquer d'abord ces mouvements, les bras restant étendus le long du corps, puis élever verticalement les bras au moment de l'inspiration et les abaisser lors de l'expiration.

Aspirer le ventre en apnée en contractant les muscles de la paroi abdominale, puis les relâcher en respirant (manœuvre de Chilaïtidi).

d) Attitudes à prendre pendant le repos qui suit le repas et le matin dans le lit : après le repas élever le siège par des coussins de façon à « remonter » l'estomac.

Se placer sur un tabouret bas de façon que la partie inférieure du corps seule repose sur le siège et incliner vers le sol la partie supérieure du corps.

Le matin se coucher sur le ventre, puis relever le siège et placer la tête sur le lit, entre les bras étendus (position du mahométan en prière).

Après la séance de gymnastique, lotion à l'éponge imbibée d'eau froide, puis, après essuyage, friction énergique avec gant de crin imbibé de :

Alcoolat de Fioraventi

Après la gymnastique, la lotion et la friction, se remettre au lit, déjeuner, et se reposer ensuite au lit pendant une heure.

5° Prendre trois fois par jour, pendant 15 à 20 jours, une demi-heure avant chacun des trois repas, tiédi au bain-marie, un verre à bordeaux de la solution suivante :

Phosphate de soude . 5 gr.
Bicarbonate de soude . 4 gr.
Sulfate de soude . . 3 gr.
Eau distillée. . . . un litre

6° Combattre la constipation, s'il y a lieu, par les lavements d'huile alternant avec l'huile de ricin à la dose de deux cuillerées à café, prise dans du jus d'orange, de la bière mousseuse ou du café noir.

GASTRO-NÉVROSES

LE « PROBLÈME » DE LA GASTRO-NÉVROSE

Deux opinions sont en présence :

Les uns admettent qu'un trouble du système nerveux central provoqué par des causes acquises diverses, telles que le surmenage intellectuel, les émotions déprimantes ; qu'une tare nerveuse congénitale, sans cause provocatrice appréciable, peuvent déterminer des troubles gastriques purement fonctionnels et susceptibles de guérir par les moyens seuls qui agissent sur le psychisme. Dans le premier cas d'ailleurs la prédisposition du système nerveux est démontrée par l'existence d'antécédents nerveux héréditaires ou personnels. Les autres allèguent qu'il existe habituellement chez les malades considérés comme atteints de gastro-névrose des modifications du chimisme, de la motricité, des lésions de gastrite ; voire même, dans certains cas, des lésions plus graves, comme l'ulcère : que l'on peut invoquer le plus souvent, en même temps que l'hérédité nerveuse et les causes morales, les causes habituelles de la dyspepsie, et considèrent les prétendues gastro-névroses comme des gastropathies banales revêtant les caractères d'une névrose, en raison des aptitudes spéciales du sujet.

Il ne s'agit pas ici d'une question de doctrine d'un intérêt purement théorique. Il est évident que suivant l'interprétation adoptée, on sera conduit tantôt à traiter le malade comme un névropathe, tantôt comme un dyspeptique et que le succès du traitement dépendra de l'exactitude de l'interprétation.

La solution du problème est délicate. D'une part les organicistes invoquent des arguments impressionnants en faveur de l'unité des gastropathies, c'est-à-dire des résultats d'analyse chimique, d'examens radioscopiques ; l'intervention des causes habituelles de la dyspepsie ; les autres s'inspirant surtout de considérations d'ordre clinique et thérapeutique, nient l'intervention constante des causes précitées et s'appuient principalement sur les résultats saisissants que donne le traitement exclusivement moral des gastro-névroses chez des malades qui avaient été traités inutilement comme dyspeptiques, pendant un temps souvent fort long.

LA GASTRO-NÉVROSE PURE

J'estime, après avoir observé, sans parti pris, un grand nombre de dyspeptiques, que l'on ne peut se refuser à admettre l'existence fréquente de gastro-névroses pures, sans prendre à mon compte l'opinion de Dubois (de Berne) suivant lequel 90 p. 100 des dyspeptiques sont des psycho-névrosés ; ma conviction est devenue absolue lorsque j'ai vu guérir sous l'unique influence de la suralimentation, de la psychothérapie ou de l'isolement, quelles que fussent les variations du chimisme et de la motricité, nombr 'e malades qui avaient été soumis antérieurement par d'autres médecins aux régimes les plus divers et les plus sévères, aux médications stomacales les plus variées. J'ai vu guérir par le gavage des malades qui s'alimentaient en quelque sorte au compte-gouttes, par la suppression de médications ceux qui étaient drogués à outrance...

régime et médications dont le moindre défaut était d'entretenir les malades dans l'idée qu'ils étaient atteints d'une affection de l'estomac. Or la condition essentielle du succès est d'éloigner cette pensée de leur esprit.

Rien ne prouve plus l'influence exclusive de l'état nerveux que l'amélioration ou l'aggravation alternative des malades suivant que les causes morales qui interviennent cessent d'agir ou exercent à nouveau leur action. En raccourci on peut assimiler ces oscillations à ce qui se passe lorsqu'on attend anxieusement une nouvelle importante : l'estomac « serré », se refusait à toute alimentation dans l'angoisse de l'attente ; la bonne nouvelle survient et celui qui un instant auparavant ne pouvait rien absorber, fait immédiatement honneur à un bon repas, sans qu'aucun incident ne trouble la digestion.

Pourquoi nier la gastro-névrose alors que l'on admet sans discussion l'existence des palpitations et de la tachycardie émotives, de la polyurie nerveuse, de la céphalée, etc. ?

LES FORMES MIXTES

Il est non moins incontestable qu'il existe, à côté des psycho-névroses pures, des formes mixtes de gastropathies avec troubles nerveux qui déforment et compliquent le tableau symptomatique; ainsi, derrière les manifestations de l'hystérie gastrique on peut parfois déceler une dyspepsie banale, un ulcère. Ces formes mixtes sont plus rares dans la neurasthénie gastrique ; elles font défaut dans les états psychopathiques.

DIAGNOSTIC

La dyspepsie nerveuse n'a pas d'expression clinique uniforme ; autant de malades, autant pour ainsi dire de formes différentes. Cependant, dans leur diversité, les gastro-névroses présentent de façon constante certaines particularités :

a) L'absence fréquente des causes habituelles des gastropathies.

b) *L'existence habituelle de causes morales déprimantes* ou bien du facteur : *fatigue.*

c) Celle d'une *hérédité nerveuse* plus ou moins chargée ; parfois de stigmates physiques de dégénérescence.

d) La *bizarrerie des troubles digestifs ;* leur indépendance relative de la nature de l'alimentation, leur dépendance au contraire de

l'état psychique du moment ; leur disparition brusque à la suite
d'un événement heureux, d'une psychothérapie bien conduite ; la
fréquence de l'anorexie rebelle, de l'aérophagie.

e) *L'inconstance des variations du chimisme, des troubles moteurs,*
car l'on peut observer indifféremment l'hyperchlorhydrie, l'hypochlorhydrie, l'atonie gastrique ou au contraire l'hypertonie.

f) *L'existence constante de modifications psychiques* qui vont de la
simple émotivité, de la dépression aux phobies, aux angoisses,
aux manifestations hystériques, à de véritables troubles mentaux;
l'existence fréquente des symptômes traduisant l'excitation du
sympathique.

g) En dernier ressort, *l'épreuve décisive du traitement* ; échec
des médications s'adressant uniquement aux modifications incons-
tantes et variables du chimisme, de la motricité, succès du traitement psychique.

Le diagnostic ne peut être considéré comme définitif qu'après
exploration méthodique de l'estomac, bien que Dubois la considère comme inutile ou même nuisible, en ce sens qu'elle est susceptible d'entretenir dans l'esprit du malade qu'il est réellement
atteint d'une affection de l'estomac. Seule cette exploration permet
d'éliminer les affections susceptibles d'avoir pris le masque de la
psycho-névrose, notamment l'*ulcère de l'estomac.* Il faut d'ailleurs
procéder à un examen complet du malade : grâce à cet examen
on pourra parfois découvrir une *ptose* ignorée ; une *appendicite
chronique,* une *lithiase biliaire,* c'est-à-dire des affections pouvant
prêter à confusion. En ce qui concerne ces dernières on note en
effet les mêmes bizarreries d'appétit, les mêmes douleurs indépendantes de l'alimentation que l'on peut observer dans les gastro-
névroses.

Les psycho-névroses peuvent être classées en trois catégories :
la dyspepsie des neurasthéniques, celle des psychopathes dégénérés, les troubles digestifs de l'hystérie.

I. DYSPEPSIE DES NEURASTHÉNIQUES

FORMES CLINIQUES

C'est la plus fréquente, la plus facile à diagnostiquer des psycho-
névroses. Elle s'installe et se développe progressivement sous l'influence des causes de la neurasthénie, c'est-à-dire du surmenage
sous toutes ses formes, des émotions déprimantes et guérit avec la

suppression de ces causes et l'action adjuvante de différents moyens physiques. Sa description détaillée dépasserait les bornes de cet ouvrage où doivent être surtout indiqués les éléments essentiels du diagnostic. Il suffira de rappeler que la *sensation de pesanteur*, de *digestion interminable*, la *flatulence* en sont les symptômes les plus saillants ; que parfois il s'y joint des *phénomènes douloureux*, une véritable gastralgie neurasthénique due à l'hyperesthésie du sympathique abdominal ; que les troubles intestinaux vont de pair avec les troubles gastriques et se traduisent soit par la *constipation* simple, atonique, soit par la constipation avec douleurs, spasme, c'est-à-dire le syndrome de l'*entéro-névrose muco-membraneuse*.

Atonie gastrique (décelée par la recherche du clapotage et l'examen radioscopique), atonie intestinale sont des signes de « fatigue » des organes digestifs et constituent des éléments de l'asthénie dont sont frappés les muscles et les organes. Le travail digestif est laborieux, pénible comme le travail intellectuel et l'effort physique chez des sujets dont l'épuisement est la note dominante.

La *fatigue* physique ou intellectuelle est le stigmate essentiel de l'état neurasthénique ; dès le réveil, le sujet se sent brisé ; se lever est pour lui un véritable supplice ; il ne retrouvera quelques forces qu'après les repas sous l'influence de l'excitation alimentaire, à supposer qu'il s'alimente suffisamment.

En plus de la fatigue un autre trait de la neurasthénie est la faculté peu enviable qu'ont les malades de percevoir le fonctionnement de leurs organes ; ils ont la *perception anormale et douloureuse de toutes leurs fonctions*, sentent leur cœur battre et leur estomac digérer. Un dernier et troisième caractère de l'état neurasthénique est l'*inquiétude perpétuelle des malades :* l'attention qu'ils portent au moindre malaise, la prolixité de leurs récits, le soin qu'ils apportent à rédiger à l'adresse du médecin le long mémoire où est inscrit le récit de leurs malaises. Charcot a tracé un tableau saisissant de « l'homme au petit papier ».

Le neurasthénique est avide d'encouragement, mais la parole du médecin n'apporte qu'un réconfort passager, si elle n'est pas le prélude d'une psychothérapie poursuivie et méthodique, de la mise en pratique des traitements utiles, avec surveillance étroite du malade. Aussi ne faut-il pas s'étonner de voir les neurasthéniques courir de médecin en médecin, s'essayer aux traitements les plus divers jusqu'au jour où un dernier médecin ayant pu capter leur confiance parvient à les mettre dans la bonne voie.

Pour en revenir au syndrome digestif, il convient de noter que la gravité de certains cas tient à l'inanition des malades qui, spontanément ou sous l'influence de mauvais conseillers, ont réduit peu à peu leur alimentation. Ils croient pouvoir soulager leurs malaises, leurs douleurs, guérir leur « dilatation » en s'alimentant insuffisamment, alors qu'en réalité il suffit de les réalimenter pour faire disparaître ce fameux clapotage, objet de leurs soucis !

Il est inutile d'insister sur le diagnostic de la dyspepsie neurasthénique : l'étiologie, l'asthénie, l'état psychique des malades, leurs algies multiples (céphalée, rachialgie, etc.), l'insomnie, etc., suffisent à la spécifier.

Elle est aisée à distinguer de la *dilatation atonique* qui survient à la suite de maladies aiguës graves et prolongées, d'une maladie chronique, cac'ectisante, d'insuffisance alimentaire. Si les symptômes locaux prêtent à confusion, car ils ne diffèrent guère, dans les cas de dilatation atonique font défaut les attributs de la neurasthénie. D'autre part, celle-ci ne peut être confondue avec la *ptose* qui a son étiologie spéciale, ses douleurs caractéristiques, qui est modifiée parfois instantanément par le port d'une ceinture, etc.

Le traitement du syndrome digestif des neurasthéniques s'inspire de règles précises : dès que l'on supprime la fatigue par l'alitement et le repos prolongé ; que l'on relève les forces par une alimentation réparatrice, par les moyens toniques, les troubles digestifs s'amendent, surtout si un traitement psychothérapique bien conduit chasse de l'esprit du malade la conception erronée qu'il pouvait avoir de la nature de ces troubles et l'encourage à suivre docilement un traitement qui le déconcerte. Plus de régime pour celui qui les avait tous essayés ! Plus de médicaments pour celui qui avait emprunté à la pharmacopée toutes ses ressources !

TRAITEMENT

Le traitement présente des difficultés particulières chez les neurasthéniques parvenus par l'inanition à un amaigrissement considérable, et rebelles à la réalimentation, surtout quand ils ne trouvent pas dans leur entourage les encouragements nécessaires ; c'est dans ces cas que l'isolement est nécessaire. Cet isolement s'impose encore quand le milieu où vit le malade évoque sans cesse dans son esprit les préoccupations qui ont engendré la neurasthénie.

Comment diriger le traitement ?

Au début, sauf dans les formes légères, il est nécessaire de prescrire l'*alitement*. Comme dans les cas de ptose, cet alitement qui supprime les sensations de fatigue a l'avantage de faciliter la réalimentation ou plutôt la *suralimentation*. Dubois prescrit un régime préparatoire de quelques jours comportant l'emploi exclusif du lait à doses d'abord réduites, puis progressivement croissantes ; mais au bout de six jours il passe brusquement au régime mixte...et copieux. Alors que pour les dyspeptiques proprement dits il faut se préoccuper de la qualité des aliments, chez les neurasthéniques, il faut se préoccuper de la quantité, c'est-à-dire leur prescrire le plus d'aliments possible, répartis en trois repas. Cependant dans les cas où il existe un hyperesthésie marquée, une gastralgie pénible, il est indiqué pendant les premiers temps, tout en prescrivant une alimentation copieuse, de s'en tenir aux aliments qui assurent le mieux le repos de l'estomac : lait, œufs, bouillies, riz au lait, pâtes, purées de légumes secs, jambons maigre, poissons légers, poulet, cervelles bouillies, crèmes.

Il faut d'ailleurs calmer l'hyperesthésie par le *maillot humide chaud ou froid*, appliqué sur l'estomac; par le *massage calmant de l'estomac (effleurage, vibrations)*.

S'il est impossible de mettre en œuvre ce traitement dans le milieu familial, ou si l'on craint que certaines influences morales persistantes viennent en neutraliser les bons effets, il ne faut pas hésiter à prescrire l'*isolement* dans une maison de santé.

L'isolement facilite également la *psychothérapie*, c'est-à-dire les entretiens journaliers du médecin avec le malade, pour l'encourager dans l'observation du traitement, lui démontrer qu'il peut guérir et comment il peut guérir, lui apprendre à surmonter les malaises passagers dus au changement de nourriture, etc.

Elément indispensable du traitement, la psychothérapie n'en est pas le seul. Il ne faut pas perdre de vue que les agents physiques jouent un rôle considérable dans le traitement de la neurasthénie; la stimulation de l'organisme par toutes les ressources empruntées à ces agents facilite et accélère la guérison ; l'écueil à éviter est l'emploi simultané de plusieurs de ces agents, ce qui entretiendrait la fatigue que l'on s'efforce de dissiper.

Il faut donc avoir recours au *massage général* ; à l'*hydrothérapie* sous forme d'enveloppements dans le drap mouillé froid, suivi de frictions, de douches froides (souvent mal supportées), de douches chaudes à 37°, en jet brisé, avec douche en pluie (sédative) sur la région épigastrique ; parfois à l'*électricité* sous forme de courants galvaniques dirigés contre l'hyperesthésie du plexus solaire, de bain statique.

Le traitement médicamenteux n'a qu'une influence secondaire dans le traitement. On ne peut nier cependant l'utilité de l'*arsenic* et surtout de la *strychnine* employées en injections sous-cutanées, quand on les associe aux moyens précités.

On se gardera de diriger des médications contre les symptômes multiples de la neurasthénie, médications toujours inutiles, souvent nuisibles pour l'estomac La constipation, si rebelle au début, s'améliore progressivement sous l'influence du repos au lit, de la réalimentation, des lavements d'huile, des laxatifs mécaniques.

II. DYSPEPSIE DES PSYCHASTHÉNIQUES

FORMES CLINIQUES

Beaucoup plus vague dans son expression clinique que la dyspepsie des neurasthéniques, apparaît la *dyspepsie des psychasthéniques* qui constitue la dyspepsie nerveuse type, car si l'on retrouve parfois chez les neurasthéniques et souvent chez les hystériques des causes de dyspepsie antérieures à l'état nerveux, ces causes font habituellement défaut chez cette catégorie de malades qui présentent par contre, de façon constante, une hérédité nerveuse des plus chargées et un *état mental spécial*. Ce sont des demi-fous raisonneurs qu'il est impossible de raisonner, qui sont à peu près inaccessibles à la psychothérapie comme les neurasthéniques, à la suggestion comme les hystériques ; ils se rapprochent des neurasthéniques en ce sens qu'ils sont auto-observateurs et enclins à s'étendre avec une complaisance inépuisable sur leurs malaises.

Il s'agit de malades qui, dès l'enfance, à l'occasion d'un trouble digestif banal et passager, concentrent leur attention sur leurs fonctions digestives lesquelles deviennent pour eux un centre constant de préoccupations morbides ; chez eux les *phobies*, les *angoisses* constituent la note dominante ; ils ne cessent d'entretenir le médecin d'un malaise digestif que pour s'en découvrir un autre. Tandis que le neurasthénique, convenablement traité et préservé des causes qui entretenaient son état, s'achemine vers la guérison, tandis que l'hystérique guérit sous l'influence de moyens fort simples s'adressant uniquement à son psychisme, parfois instantanément, le psychasténique demeure un perpétuel malade chez qui les rémissions sont incomplètes et de courte durée.

Les troubles digestifs de cette catégorie de malades échappent à toute description ; chacun d'eux façonne à sa guise sa « fausse dyspepsie » ; beaucoup éprouvent des sensations bizarres, se croient atteints de ver solitaire, etc.

TRAITEMENT

Le traitement consiste surtout dans la *mise au repos* du malade, *l'éloignement de toutes les causes d'excitabilité nerveuse, l'isolement momentané, l'hydrothérapie*, etc. La *psychothérapie* ne donne que des résultats précaires ; les malades sont des « étrangers » rebelles à toute démonstration (Laségue) ; néanmoins elle n'est pas sans influence, lorsqu'elle est poursuivie avec persévérance. D'ailleurs si les malades guérissent momentanément de leurs préoccupations digestives, c'est pour reporter leur attention sur leur cœur, leur vessie, etc.

III. TROUBLES DIGESTIFS DE L'HYSTÉRIE

Contrairement à ce que l'on observe chez les neurasthéniques et les psychasthéniques, chez qui les troubles digestifs sont multiples, les *troubles digestifs de l'hystérie* sont habituellement isolés : tantôt ce sont des vomissements incoercibles, tantôt des douleurs d'une violence anormale, tantôt une anorexie rebelle qui occupent exclusivement la scène.

Il est à remarquer que si ces troubles peuvent survenir brusquement sous l'influence d'une cause morale, souvent aussi ils sont conditionnés par une gastropathie antérieure : dyspepsie banale, ulcère..., *derrière les troubles hystériques, il faut toujours rechercher un état gastrique latent.*

La note hystérique des accidents observés est donnée par la forme clinique de ces accidents (trouble monosymptomatique), par *l'intensité* des accidents, l'adjonction de *cris, pleurs, spasmes*, de *phénomènes convulsifs* ; *l'évolution bizarre* (début brusque, guérison parfois instantanée) ; par l'existence de certains stigmates physiques et l'état mental spécial.

En ce qui concerne les stigmates physiques il faut retenir comme caractéristique l'existence à peu près constante d'une *zone hystérogène au niveau du plexus solaire*; une compression légère mais prolongée détermine au niveau du creux épigastrique une douleur plus ou moins intense avec sensation d'étouffement au niveau du cou ; la respiration devient suspirieuse, la tête se renverse, les yeux se convulsent, une crise d'hystérie s'ébauche.

On peut constater des *zones variables d'anesthésie* ou d'*hyperesthésie à la surface de l'abdomen ;* ces zones que l'on peut faire appara'tre à volonté sont créées par le médecin qui procède à l'examen.

L'état mental est particulièrement caractéristique ; la *suggestibilité* constitue le caractère essentiel de l'hystérie, comme la fatigue celui de la neurasthénie ; l'idée de vomissement provoque des vomissements, etc.

Il en est de même dé la *docilité extrême* des malades hystériques « cire molle » que le médecin modèle à son gré ; ainsi que l'a écrit M. Charles Richet, ces malades « ne peuvent plus, ne veulent plus vouloir ». La docilité des malades à la suggestion à l'état de veille ainsi qu'à la suggestion en état d'hypnose met entre les mains du médecin une arme puissante. Toutefois tous les hystériques ne sont pas accessibles d'emblée à la suggestion exercée par un tiers ; ils sont défiants à l'égard des influences extérieures et restent seulement auto-suggestibles ; chez eux l'isolement seul, en leur démontrant l'inutilité de la résistance, parvient à vaincre l'obstacle.

VOMISSEMENT

Le *vomissement* est l'accident digestif de nature hystérique, le plus fréquent. Il survient à la suite d'une cause morale quelconque ou au cours d'une dyspepsie banale ou bien au courant d'une grossesse.

Ses traits distinctifs sont la *répétition quotidienne,* la *facilité,* car il se produit sans nausées ni effort et le malade se remet à table immédiatement après ; *l'apparition immédiatement après le repas ou même pendant le repas ;* la *persistance ;* la *guérison brusque* sous l'influence de la suggestion, de l'isolement, etc. ; enfin la *conservation habituelle d'un bon état général,* sauf dans certains cas exceptionnels.

Cet état paradoxal est dû à ce que *le vomissement est habituellement partiel* et à ce que les malades peuvent s'alimenter de nouveau après avoir vomi. Le vomissement devient grave quand il est total.

Citons comme variétés du vomissement hystérique le *vomissement lié à l'aérophagie ;* le vomissement, se produisant sous forme de *régurgitations dues au mérycisme.*

SIALORRHÉE

Là *sialorrhée* est à rapprocher du vomissement dont elle présente les mêmes modalités caractéristiques.

GASTRALGIE

La *gastralgie* trahit son origine par l'intensité de la douleur, l'agitation, parfois la crise convulsive ou l'état syncopal qui la termine, ou par les *éructations aérophagiques* bruyantes.

Elle est souvent provoquée, ainsi qu'il a été dit, par un état gastrique antérieur, parfois par un ulcère. L'existence d'une gastralgie hystérique primitive est discutable.

ANOREXIE

L'*anorexie* est l'accident hystérique le plus grave. Elle prend naissance sous l'influence d'une dyspepsie antérieure, chez les femmes qui réduisent leur alimentation pour se faire maigrir, etc.

Elle est d'ailleurs l'*apanage exclusif des jeunes filles ou des jeunes femmes.*

Une fois la cause première écartée, l'anorexie n'en persiste pas moins. *La malade résiste à toutes les supplications*, se borne à goûter les plats pour faire montre de bonne volonté ; l'insistance que l'on apporte n'a d'autre effet que d'exagérer sa résistance ; en effet plus on s'occupe de l'hystérique anorexique, plus elle s'obstine dans son refus d'alimentation, manifestant une satisfaction morbide d'être un sujet de préoccupation pour son entourage.

L'*anorexie est bien tolérée pendant longtemps* ; autant la famille s'inquiète, autant la malade fait montre de quiétude : son « contentement pathologique », comme l'a écrit Lasègue, est un caractère pathognomonique.

Toutefois l'*optimisme et le bon état général ne durent pas éternellement* ; tôt ou tard un *amaigrissement* considérable se produit, le pouls devient rapide et l'état général devient rapidement inquiétant ; la mort peut survenir, alors même que la malade, laissant de côté toute résistance, cherche à s'alimenter.

L'isolement seul, employé à temps, peut triompher de l'anorexie hystérique.

TRAITEMENT

Le traitement des troubles digestifs de nature hystérique ne diffère pas, quelle que soit leur modalité ; c'est là un point essentiel qu'il convient de ne pas perdre de vue. D'autre part, un écueil à éviter est l'administration de médicaments ; tous, pour le moins sont inutiles, à moins que l'on n'emploie, à titre purement suggestif, des remèdes dépourvus de toute efficacité, comme les pilules classiques de taraxacum dens leonis ; celles de bleu de méthylène qui donne aux urines une coloration propre à frapper l'imagination des malades et leur suggère qu'il s'agit d'une médication d'une efficacité exceptionnelle.

Il ne faut pas négliger toutefois de *traiter par les moyens appropriés les troubles digestifs* qui avaient précédé l'apparition des manifestations hystériques ; mais ce traitement resterait impuissant si l'on ne combattait en même temps le trouble nerveux surajouté.

Le traitement de l'hystérie diffère complètement de celui des états neurasthéniques où la psychothérapie ne suffit pas, où il faut lui adjoindre les traitements physiques aptes à combattre l'asthénie.

D'ailleurs la psychothérapie, telle qu'on la met en pratique chez le neurasthénique, reste inefficace chez l'hystérique. Le neurasthénique obéit à la persuasion ; l'hystérique y demeure réfractaire. Chez lui c'est la *suggestion impérative* qui est nécessaire, suggestion par la parole, avec accompagnement des moyens d'ordre banal, mais encadrés d'une mise en scène destinée à impressionner le patient. Cette suggestion, ainsi qu'il a été dit, peut cependant rester inefficace, auquel cas il faut avoir recours à l'*isolement* avec l'affirmation réitérée au malade que s'il veut recouvrer sa liberté, il doit au préalable se mettre à l'entière discrétion du médecin ; pénétré dès ce moment de l'idée qu'il est dominé par une force supérieure, le malade abandonne son aboulie ou sa résistance ; alors les vomissements cessent comme par enchantement, l'anorexie prend fin, etc. Ainsi qu'on l'a dit, les malades qui pleurent en entrant dans la maison de santé, guérissent.

Le traitement d'une gastro-névrose étant essentiellement différent de celui des gastropathies banales, il est d'un intérêt capital avant de l'instituer d'être assuré du diagnostic ; celui-ci présente de réelles difficultés dans les cas « mixtes » où une gastropathie se double de troubles nerveux ; un interrogatoire minutieux, l'analyse attentive des symptômes, l'exploration méthodique de l'estomac mettront à l'abri des erreurs.

Il convient de se rappeler que certaines affections présentent des caractères symptomatiques communs à ceux des gastro-névroses proprement dites ; il a été indiqué précédemment que la ptose, que les dyspepsies réflexes pouvaient être confondues.

CONSULTATION

I. DYSPEPSIE CHEZ LES NEURASTHÉNIQUES

a) PREMIÈRE ÉTAPE.

1º Repos absolu au lit pendant un temps variable suivant l'état d'amaigrissement, d'asthénie avec ou sans isolement suivant le cas.

2º Régime lacté absolu pendant quelques jours : le premier jour un litre ; le deuxième jour un litre et quart ; le troisième un litre et demi ; le quatrième, deux litres ; même dose les jours suivants.

Au bout de sept à huit jours sans transition, trois repas, avec prises de lait dans l'intervalle (à moins de surcharge excessive de l'estomac).

3º Massage quotidien de l'estomac, sous forme d'effleurage et de vibrations, puis de pétrissage léger. .

4º Application permanente d'un maillot humide, chaud ou froid, sur la région épigastrique.

5º Enveloppement quotidien dans un drap mouillé, imbibé d'eau tiède, exprimé et étendu sur une couverture de laine.

6º Injection quotidienne du contenu de l'une des ampoules :

Sulfate neutre de strychnine . .	1 milligramme
Cacodylate de soude	0 gr. 05
Glycéro-phosphate de soude . .	0 gr. 20
Eau distillée et stérilisée . qs. p.	1 cent. cube

7º Assurer le sommeil, à titre exceptionnel, dans les premiers jours seulement, en prenant chaque soir un lavement ainsi composé :

Bromure de potassium	1 gr. 50
Laudanum	X gouttes
Eau . . qs. p. une poire de .	100 cc.

8º Assurer l'évacuation de l'intestin par des lavements d'huile (150-200 cc.), d'abord quotidiens, puis espacés ; au besoin y associer l'huile de ricin à petites doses.

9º Entretien psychothérapique quotidien.

b) DEUXIÈME ÉTAPE.

1º Reprendre progressivement la vie active, tout en gardant le repos au lit pendant dix à douze heures, et le repos horizontal une heure environ après chaque repas.

Alimentation mixte comprenant les aliments usuels, à l'exclusion des sauces, des graisses, des hors-d'œuvre, des épices, des truffes et champignons, etc.; en veillant à la parfaite mastication et division des aliments.

Restriction des boissons au cours du repas ; boissons chaudes en abondance, trois ou quatre heures après. Au début boire exclusivement de l'eau ; après amélioration des fonctions digestives y associer un verre à bordeaux de vieux vin pris à la fin du repas.

Premier déjeuner copieux, composé soit d'une bouillie, soit de chocolat ; d'un œuf, d'une tranche de jambon, de pain et beurre ou compote.

2º Chaque matin séance de gymnastique suédoise, de très courte durée au début, suivie d'une lotion froide et d'une friction avec le gant de crin imbibé de :

Alcoolat de Fioraventi

et douche écossaise quotidienne, avec douche chaude en pluie sur la région épigastrique.

3º Continuer le massage de l'estomac, sous forme de pétrissage et y associer le massage général.

4º Compléter le traitement par un séjour prolongé à la montagne ou à la mer en été ; sous un climat chaud et ensoleillé, en hiver.

5º Prendre le matin, au réveil, pendant 12 à 15 jours par mois, un verre de la solution suivante :

Phosphate de soude.	5 grammes
Chlorure de sodium	3 gr.
Eau distillée	1 litre

6º Dix minutes avant chaque repas prendre dans un demi-verre d'eau de Pougues (St-Léger), dix gouttes de la mixture suivante :

Teinture de badiane	8 gr.
Teinture de fèves de Saint-Ignace.	2 gr.

7º Supprimer cette médication après une dizaine de jours et prendre au début de chaque repas l'un des cachets :

Strychnine	0 gr. 50

pour un cachet.

8º Entretenir la régularité du fonctionnement intestinal en prenant le soir dans un demi-verre d'eau sucrée une cuillerée à café de :

Extrait fluide de bourdaine

ou au milieu du repas une cuillerée à café de :

Agar-agar en paillettes

ou à chaque repas l'un des cachets :

Agar-agar pulvérisé	o gr. 75
Écorce de bourdaine pulvérisée.	o gr. 25
Poudre de racines de belladone.	ı centigramme

pour un cachet.

Espacer le plus vite possible ces différents médicaments ; se présenter régulièrement à la selle, après le premier déjeuner.

II. GASTRO-NÉVROSE CHEZ UN PSYCHOPATHE

1º Séjour prolongé dans une clinique spéciale.

2º Alimentation mixte.

3º Hydrothérapie quotidienne sous forme de douches tièdes à 36º, en jet brisé.

4º Prendre pendant quelques jours au début de chaque repas une cuillerée à soupe de la potion suivante :

Chlorhydrate de cocaïne . . .	dix centigrammes
Eau chloroformée.	
Eau distillée de fleurs d'oranger.	} ãã 60 gr.
Sirop de belladone.	30 gr.

5º Prendre le soir, en se couchant, en lavement avec une poire, le paquet suivant :

Bromure de potassium . . . . . ı gr. 50

pour un paquet ; ajouter une cuillerée à café de :

Extrait fluide de valériane

6º En cas d'angoisses répétées, prendre deux ou trois fois par jour X gouttes de la solution suivante :

Phosphate de codéine	o gr. 50
Eau distillée de laurier-cerise. . .	25 gr.

III. VOMISSEMENTS HYSTÉRIQUES

1º Repos au lit.

2º Régime de repos : lait, bouillies épaisses ; œufs, puis régime mixte.

3º Maillot humide froid sur la région épigastrique.

4º Prendre avant chaque repas V à X gouttes de :

Teinture de belladone

5º Inhalation d'oxygène.

6º En dernier lieu, isolement.

IV. ANOREXIE HYSTÉRIQUE

1º Repos au lit et isolement immédiat.

2º Si l'isolement ne produit pas d'effet rapide, gavage à la sonde : introduire deux fois par jour dans l'estomac 30 gr. de poudre de viande délayée dans 300 gr. de lait, des œufs battus...

3º Injections sous-cutanées, dans les cas très graves, de sérum glucosé.

TROUBLES DIGESTIFS DE L'ENFANCE

Les troubles gastriques et les troubles intestinaux sont toujours associés dans la première enfance, où la solidarité fonctionnelle des divers segments du tube digestif s'affirme plus nettement encore que chez l'adulte ; il n'y a donc pas lieu de les dissocier.

CAUSES

Par contre il est nécessaire, tout au moins au point de vue du pronostic, d'établir une distinction entre les troubles digestifs des enfants nourris au sein, de ceux élevés au biberon, enfin des enfants sevrés. Chez les enfants élevés au biberon comme chez ceux allaités par la mère ou la nourrice, les *causes* sont cependant, en grande partie, communes : ou bien il s'agit de *causes générales, congénitales*, prédisposant l'appareil digestif à son mauvais fonctionnement ; — c'est le cas des hérédo-syphilitiques, des hérédo-tuberculeux, des enfants nés de parents malingres ou âgés, etc., — ou bien de causes alimentaires, surtout de la *suralimentation*, du réglage défectueux de l'allaitement, ces causes étant de beaucoup les plus fréquentes. Mais, chez l'enfant élevé au biberon, il faut tenir compte d'un autre facteur, qui peut intervenir, indépendamment de la suralimentation. Il s'agit de la *composition du lait de vache* offert aux enfants; ce lait, qui n'est pas adapté aux capacités digestives de leur estomac, détermine des digestions laborieuses, des viciations profondes des actes digestifs ; d'autre part, il ouvre la porte à l'*infection*, en apportant avec lui des germes pathogènes. Il en résulte que la dyspepsie et l'infection gastro-intestinale sont plus graves, plus rebelles chez l'enfant élevé au biberon que chez l'enfant élevé au sein. Chez celui-ci *les modifications du lait de la mère ou de la nourrice*, sous l'influence d'une maladie aiguë ou chronique, de la grossesse, de la menstruation, d'émotions, d'écarts alimentaires, etc., peuvent, il est vrai, déterminer également des troubles digestifs, mais ces troubles sont relativement rares et cèdent en général aisément.

Chez l'enfant sevré les causes générales : une *maladie aiguë* par exemple, ou l'*adénoïdite* peuvent déterminer des troubles digestifs; mais, comme chez le nourrisson, les causes les plus fréquentes de beaucoup sont la suralimentation, notamment la *suralimentation par le lait* donné trop libéralement en supplément des autres aliments et, d'autre part, l'*alimentation précoce par la viande*, l'usage des fruits crus, l'ingestion d'œufs de fraîcheur douteuse.

SYMPTOMES

Les *symptômes* des gastro-entérites infantiles se présentent, en clinique, sous des aspects variés : tantôt ce sont les troubles gastriques qui dominent : vomissements, éructations, douleurs ; tantôt ce sont les troubles intestinaux : diarrhée simple, lientérique, cholériforme ou dysentériforme; mais toujours les uns et les autres sont associés entre eux. Chez l'enfant sevré les troubles présentent une certaine tendance à se différencier ; si l'on observe fréquemment des estomacs dilatés, des vomissements espacés, le plus souvent c'est la note intestinale qui occupe la scène : colite sèche avec constipation, muco-membranes ; colite dysentériforme.

Les aspects cliniques varient surtout, suivant que la note infectieuse est prédominante ou non; c'est presque uniquement chez les enfants nourris au biberon que s'observent les accidents de toxi-infection très graves ou mortels avec complication de broncho-pneumonie, de méningite, etc. Bien que le classement précis des différentes gastro-entérites de l'enfance soit aussi malaisé que celui des dyspepsies de l'adulte, on peut distinguer, au point de vue de la nature, de l'intensité et de la marche des accidents, les formes suivantes :

a) La dyspepsie simple ou la diarrhée simple qui guérissent aisément chez l'enfant élevé au sein, moins vite chez celui élevé au biberon ; qui, chez ce dernier, lorsqu'elles sont négligées, peuvent aboutir à une infection aiguë ou revêtir la forme chronique à rechute.

b) Les gastro-entérites fébriles, à marche aiguë, plus particulièrement fréquentes chez l'enfant au biberon ; qui, chez ce dernier exclusivement, revêtent la forme de choléra infantile, mais sont susceptibles de guérison dans la grande majorité des cas, à condition d'être traitées à temps et énergiquement.

c) Les gastro-entérites chroniques, qui succèdent aux formes précédentes ou s'installent d'emblée.

d) Chez l'enfant sevré, l'embarras gastrique fébrile ; l'entérite simple ou dysentériforme ; les formes chroniques avec dilatation gastrique ou prédominance de colite avec constipation... qui peut être interrompue par des crises de colite aiguë...

a) FORMES APYRÉTIQUES, PASSAGÈRES ET BÉNIGNES

Le nourrisson perd du poids au lieu de présenter une courbe normale ; son appétit devient irrégulier ; tantôt il se jette voracement sur le sein ou le biberon, tantôt refuse l'un ou l'autre, après avoir avalé quelques gorgées ; les éructations sont fréquentes, ainsi que les régurgitations dont l'odeur devient forte. Les selles sont mal digérées, contiennent de nombreux grumeaux, blancs, ou bien deviennent fréquentes, molles ou liquides, de coloration blanchâtre ou verdâtre, le plus souvent panachées. L'affection est apyrétique ou bien il existe une fièvre légère.

b) FORMES AIGUES DE GASTRO-ENTÉRITE

Il existe une forme bénigne ou de moyenne intensité, avec fièvre élevée ; une forme grave, souvent mortelle où la fièvre du début fait rapidement place au collapsus algide, où l'intoxication est profonde ; c'est le choléra infantile, particulier aux enfants élevés au biberon.

Vomissements, diarrhée (selles liquides et glaireuses, fièvre élevée (39°-40°), sont les trois symptômes cardinaux de la *forme fébrile* ; l'enfant est agité ou somnolent ; le ventre est tendu, des gaz s'échappent fréquemment.

En général avec la diète hydrique, la fièvre tombe en deux ou trois jours et l'on peut recommencer l'alimentation, mais il est prudent d'établir une transition entre la diète hydrique et la reprise de l'allaitement par une diète féculente de quelques jours ; le bouillon de légumes a l'avantage d'apporter à l'organisme du sel qui empêche la déshydratation.

Dans la *forme algide*, la fièvre du début tombe rapidement ; les vomissements sont inconstants, parfois très abondants ; la diarrhée est profuse. L'enfant expulse d'abord des selles présentant l'aspect du bouillon d'herbe, puis des selles séreuses, incolores, cholériformes. L'algidité se prononce de plus en plus ; la déshydratation des tissus amène l'anurie.

Une troisième forme d'infection gastro-intestinale aiguë est la *colite dysentériforme* spéciale aux enfants élevés au lait stérilisé et suralimentés ; elle sera mentionnée plus loin, car elle survient le plus souvent après un an.

c) FORMES CHRONIQUES DE GASTRO-ENTÉRITE

Ces formes succèdent à un état aigu ou s'installent d'emblée. Elles s'observent indifféremment chez l'enfant élevé au sein et chez l'enfant élevé au biberon, mais sont plus rebelles, plus difficiles à traiter chez ce dernier.

La suralimentation, d'autre part la quanté du lait chez l'enfant soumis à l'allaitement par le lait de vache en sont, comme dans les cas précédents, les causes habituelles ; souvent aussi et conjointement interviennent des causes générales, c'est-à-dire l'hérédité, a faiblesse de constitution, l'hérédo-syphilis, que l'on ne peut toujours modifier. La dyspepsie du lait de vache s'observe surtout chez les enfants auxquels on donne du lait non coupé dans les premiers mois.

Chez l'enfant nourri au biberon le lait caillé est vomi une heure ou deux après la tétée, mélangé de mucus ; les selles, au nombre de quatre à six en moyenne, sont grumeleuses, blanchâtres ou verdâtres, panachées de vert, d'odeur aigrelette, de réaction acide. Il existe du météorisme, de l'érythème fessier, etc. ; le poids se maintient stationnaire ou diminue ; cet état peut aboutir à l'athrepsie enfants de moins de quatre mois), à l'atrophie (enfants plus âgés).

Dans certains cas la constipation est la note dominante ; les selles sont rares et obtenues avec effort, décolorées, comparables à du mastic à l'argile des potiers (diminution des pigments biliaires, grande quantité de savons alcalino-terreur). Leur réaction est neutre ou alcaline, leur odeur putride (putréfaction de la caséine non digérée, excès d'ammoniaque et d'indol). De temps à autre la constipation est interrompue par des crises diarrhéiques.

La pâleur, la mollesse des chairs dénotent le retentissement sur l'organisme ; d'ailleurs le rachitisme est l'aboutissant fréquent de ces troubles digestifs.

Le tableau, chez l'enfant nourri au sein, ne diffère guère que par la rareté des vomissements, par l'aspect des selles plus franchement verdâtres. L'enfant prend le sein assez régulièrement, mais les coliques, le météorisme, l'émission abondante de gaz indiquent que la digestion est laborieuse. La courbe de poids peut ne pas être modifiée sensiblement.

Le pronostic de ces troubles digestifs chroniques est habituellement bénin, à la condition qu'un traitement méthodique soit institué.

d) *TROUBLES DIGESTIFS CHEZ L'ENFANT SEVRÉ*

On peut observer des troubles digestifs à marche aiguë ou à marche chronique. Les premiers comprennent l'*embarras gastrique simple*, habituellement fébrile et de courte durée ; des *infections fébriles*, plus ou moins prolongées, pouvant simuler la fièvre typhoïde, avec vomissements rares, alternatives de constipation ou de diarrhée, haleine fétide, langue saburrale, anorexie, etc. ; des *colites muqueuses* ou *dysentériformes* ; les secondes plus graves, en tout cas plus rebelles que les premières, enfin les *entérites cholériformes* déjà mentionnées.

Parmi les formes chroniques on peut distinguer celle où prédominent les troubles gastriques avec *dilatation de l'estomac* : les *formes diarrhéiques*, enfin la forme avec *constipation* : selles blanchâtres, d'odeur putride, de réaction neutre ou alcaline...

En dépit des nombreuses variétés cliniques que l'on peut observer et dont la description, surtout à cette place, est forcément schématique, le *traitement* des troubles digestifs de l'enfance repose sur des principes essentiels, les variantes à lui apporter suivant les cas n'ont qu'une importance relative.

Il sera question des vomissements chez l'enfant et de la sténose pylorique dans les chapitres consacrés à ces affections.

TRAITEMENT

Puisque la suralimentation lactée et plus tard l'alimentation précoce par les aliments toxiques sont les causes habituelles des troubles digestifs de l'enfance, la première indication est d'enrayer la cause de ces troubles par la *suppression temporaire du lait*, soit de façon absolue, soit partiellement, suivant les indications ; la *diète féculente* est le premier stade du régime ou l'étape intermédiaire entre la diète hydrique et la reprise progressive de l'alimentation lactée.

Lorsqu'on reprend l'alimentation lactée il peut être nécessaire de *changer le lait de la mère ou de la nourrice*, si l'insuffisance de qualité ou de quantité de ce lait peut être incriminée ; dans ce dernier cas, on peut adopter un moyen terme, c'est-à-dire prescrire l'*alimentation mixte* par le lait maternel ou de la nourrice et le biberon.

Lorsque l'enfant est élevé au biberon la réglementation des tétées peut ne pas être suffisante ; il faut procéder à un *coupage* convenable ; parfois remplacer le lait ordinaire par du lait *humanisé* (diminution du beurre, modification de la caséine, augmentation des hydrates de carbone), par du *lait écrémé*, du *lait condensé écrémé et sucré ;* en dernier ressort substituer au lait de vache le lait de la mère ou de la nourrice.

Lorsque l'enfant est âgé de plus de six ou sept mois on peut *réduire la quantité de lait pur*, en remplaçant deux ou trois biberons de lait pur par de la farine lactée, des bouillies maltées.

Chez l'enfant sevré il faut *réduire la quantité de lait*, souvent donné en excès, en même temps que les autres aliments ; *supprimer les aliments azotés fermentescibles* (œufs, viande), prescrire en somme le *régime végétarien* qui désintoxique.

La diététique supprime l'apport des aliments toxiques ; leur évacuation constitue une deuxième indication. Le plus souvent l'évacuation intestinale suffit, par les *lavages* d'abord, par les purgatifs ensuite parmi lesquels l'*huile de ricin* est le mieux toléré ; le *sulfate de soude* est surtout utile dans les colites de l'enfant sevré. Quant au *calomel*, il est utile en tant que purgatif ou désinfectant intestinal, à doses réfractées, mais contre-indiqué dans les colites.

. Le *lavage de l'estomac* n'est utile que dans les vomissements rebelles dus à une stagnation prolongée des produits de la digestion lactée dans un estomac atone et dilaté.

Comme chez l'adulte, alcalins et acides sont utilisés : les *alcalins* dans les dyspepsies et les diarrhées simples avec selles acides ; les *acides* (lactique, chlorhydrique) dans les diarrhées lientériques ou les diarrhées septiques avec selles neutres ou alcalines.

L'emploi des *ferments digestifs* : ferment lab, pepsine, suc gastrique de chien, extrait de bile, légitime théoriquement, n'est pas toujours suivi de résultats nettement appréciables ; d'ailleurs ses indications sont difficiles à préciser ; les ferments peuvent être surtout employés dans les troubles digestifs avec acholie, selles décolorées, etc.

Le *sous-nitrate de bismuth*, le tanin sous forme de *tannate de gélatine* constituent des médications accessoires utiles dans les diarrhées persistantes, sans toxi-infection caractérisée. Les moyens généraux utiles pour combattre les effets de la toxi-infection, de la déshydratation complètent les médications à employer : ce sont les *bains*, les *injections de sérum salé ou sucré ;* les *injections d'huile camphrée*, etc.

Il ne faut pas négliger, dans les cas chroniques, l'*aération*, l'*exposition au soleil* qui, mieux parfois que toute médication, contribuent à l'amélioration.

Il est difficile de codifier en quelques ordonnances schématiques le traitement si variable des gastro-entéropathies infantiles, traitement auquel l'observation quotidienne du malade suggère des variantes infinies. Les consultations ci-jointes ne peuvent donc prétendre qu'à donner quelques indications générales du traitement.

CONSULTATION

I. DYSPEPSIE SIMPLE OU GASTRO-ENTÉRITE LÉGÈRE CHEZ L'ENFANT NOURRI AU SEIN

1° Espacer les tétées de quatre en quatre heures et en réduire l'abondance. En cas de persistance des troubles digestifs, remplacer une tétée sur deux par un biberon d'eau bouillie en quantité équivalente à celle d'une tétée, ou, chez un enfant âgé de six mois au moins, par un biberon de bouillon de légumes ou de décoction de riz (2 cuillerées à soupe de riz à faire bouillir pendant une demi-heure dans un litre d'eau, après avoir fait gonfler le riz dans une petite quantité d'eau froide ; puis passer sur un linge et sucrer).

Après amélioration reprendre, sans transition, l'allaitement, en respectant les intervalles habituels des tétées (toutes les trois heures) et en faisant peser les tétées pendant quelque temps.

2° Faire prendre avant chaque tétée une cuillerée à café d'eau de Vals ou de Vichy (Célestins) ou une cuillerée à sel de carbonate de magnésie.

II. DYSPEPSIE OU GASTRO-ENTÉRITE LÉGÈRE CHEZ L'ENFANT NOURRI AU BIBERON

1° Remplacer un biberon sur deux par un biberon d'eau en quantité équivalente, ou donner des biberons contenant un tiers de lait, deux tiers d'eau bouillie sucrée; avoir recours à la diète hydrique absolue si les accidents persistent, puis reprendre progressivement l'alimentation lactée.

Si l'enfant a plus de six mois, remplacer un ou deux biberons par une ou deux bouillies maltées ou un ou deux biberons de farine lactée :

Bouillie maltée :

Eau	100 gr.
Lait	50 gr
Crème de riz	une cuillerée à dessert
Sel	une pincée

Faire cuire pendant 20 minutes ; puis retirer du feu et, au bout de trois minutes, ajouter une cuillerée à café d'extrait de malt sec et sucrer avec une cuillerée à café de sucre en poudre ; agiter jusqu'à ce que la bouillie soit redevenue liquide et porter de nouveau au feu jusqu'à ébullition (à défaut d'extrait de malt, on peut utiliser une macération de malt préparée en laissant macérer pendant une demi-heure 20 gr. d'orge concassée dans de l'eau à la température d'environ 60°).

2° Laver l'intestin avec 250 gr. de décoction de racines de guimauve (se servir d'un petit récipient cylindrique en verre, gradué, muni d'un tuyau de caoutchouc et relié par un ajutage à une sonde de Nélaton n° 16 ou 18).

3° Si les selles restent fétides donner, à vingt minutes d'intervalle, les 2 paquets suivants :

Calomel	0 gr. 05
Lactose	2 gr.

pour 2 paquets.

4° Si après avoir repris de la consistance elles restent grumeleuses, prescrire l'eau de Vichy à raison d'une cuillerée à café avant chaque repas ou l'un des paquets :

> Citrate de soude.   .
> Craie préparée .   . } àà o gr. 10
> Phosphate de chaux.

pour 1 paquet ; 3 par jour (délayés dans du lait ou de l'eau sucrée), ou ajouter au biberon de la pegnine (ferment lab et lactose).

III. GASTRO-ENTÉRITE AIGUE A FORME FÉBRILE

a) PREMIÈRE ÉTAPE

1° Diète hydrique absolue : un biberon d'eau bouillie toutes les trois heures, ou donner l'eau à intervalles plus rapprochés, par cuillerées à soupe.

Au bout de 24 heures, si les vomissements ont cessé, si les selles sont moins fréquentes et la température moins élevée, remplacer l'eau par de l'eau de riz, du bouillon de légumes :

Bouillon de légumes :

> Cinq carottes
> Cinq pommes de terre
> Cinq petits poireaux
> Un navet
> Une poignée de lentilles ou de haricots secs
> Eau . . . . cinq litres

Faire cuire à feu doux pendant 4 à 5 heures ; puis décanter et saler à raison de 5 gr. de sel par litre de résidu (il reste environ un litre et demi).

2° Si les vomissements persistent, pratiquer un lavage de l'estomac avec 100 gr. d'eau de Vichy tiède introduite dans l'estomac au moyen d'une sonde de Nélaton n° 30 (filière Charrière) reliée à un petit entonnoir.

3° En tout cas faire un lavage intestinal avec 250 gr. d'une solution de chlorure de sodium à 10 p. 1.000.

4° Faire prendre le lendemain matin 2 à 5 gr. d'huile de ricin ou 5 gr. de sulfate de soude dans deux cuillerées à soupe d'eau tiédie.

5° Faire prendre toutes les deux heures une cuillerée à soupe de :

> Acide lactique. . . . 1 gr. 50
> Sirop de fleurs d'oranger. 50 gr.
> Eau distillée . . . . 200 gr.

ou une cuillerée à café de :

> Acide chlorhydrique . . 0 gr. 50
> Sirop de limons . . . 50 gr.
> Eau distillée . . . . 200 gr.

b) DEUXIÈME ÉTAPE

1° Dès amélioration substituer à la diète hydrique absolue la diète hydrique mitigée : eau de riz, bouillon de légumes ou de poule, et, si l'enfant a plus de six mois, bouillie claire au bouillon de légumes ou bouillie maltée.

Puis reprendre l'allaitement ou le biberon (le lait sera d'abord coupé de moitié, puis au tiers).

2° Si la diarrhée persiste, si les selles conservent de la fétidité, faire prendre 4 à 5 cuillerées à café par jour de :

> Teinture de cachou . . 5 grammes
> Sous-nitrate de bismuth . 2 gr.
> Benzonaphtol . . . . 1 gr.
> Julep gommeux. . . . 80 gr.

IV. *GASTRO-ENTÉRITE AIGUE A FORME ALGIDE*
(*CHOLÉRA INFANTILE*)

a) PREMIÈRE ÉTAPE.

1° Diète hydrique mitigée par quelques cuillerées à café de thé léger, de grog (une cuillerée à café de rhum par verre) ou de vin de Porto.

2° Pratiquer au début un seul lavage intestinal avec 250 gr. d'une solution de chlorure de sodium à 10 p. 1.000.

3° Bains chauds à 38°, répétés toutes les quatre heures : au besoin alterner les bains simples avec les bains sinapisés (50 gr. de farine de moutarde dans un nouet).

4° Dans l'intervalle envelopper l'enfant dans l'ouate.

5° Injecter dans le tissu cellulaire sous-cutané 20 ou 30 cmc. de sérum glucosé (de préférence au sérum salé) ; de plus suivant indications, injecter à la fois 1/2 cmc. d'huile camphrée stérilisée au 10° ou :

> Caféine . . . . . . } àà o gr. o5
> Benzoate de soude . . . }
> Eau distillée et stérilisée . qs. p. 1 cent. cube

pour une ampoule.

6° Donner toutes les deux heures une cuillerée à soupe de li-monade lactique.

7° Si la diarrhée est profuse, les coliques intenses et incessantes ajouter, à partir de six mois, une ou deux gouttes d'élixir paré-gorique (Codex 1908) à deux ou trois cuillerées à soupe de limonade lactique ou prescrire :

> Elixir parégorique. . . . X gouttes
> Alcool de mélisse . . . . } àà 5 gr.
> Sucre de lait . . . . . }
> Acide lactique. . . . . 2 gr.
> Infusion de thé. . . . . 100 gr.

1 cuillerée à café toutes les demi-heures.

b) DEUXIÈME ÉTAPE

1° Reprendre l'alimentation (voir la consultation précédente) ; en cas de persistance de la diarrhée essayer le kéfir donné par cuillerées à soupe (légèrement sucré); ou donner, trois fois par jour, 5 à 10 gr. suivant l'âge, de viande crue de mouton hachée et passée au tamis, délayée dans du bouillon de poulet ou de légumes ou incorporée à de la gelée de framboises.

Essayer également le mélange de lait et de petit Suisse (une cuillerée à soupe de chaque) donné par cuillerées à café.

2° Faire prendre six à huit cuillerées à café par jour de la limo-nade chlorhydrique.

3° Et deux fois par jour l'un des paquets :

> Tannigène . . . . . . o gr 20
> Carbonate de bismuth . o gr. 10

pour un paquet.

V. DYSPEPSIE ET DIARRHÉE A RECHUTES CHEZ UN ENFANT NOURRI AU SEIN

1° Réduire la durée de la tétée (au besoin peser l'enfant) et, dans l'intervalle, faire prendre quelques cuillerées à café d'eau bouillie.

S'en tenir à cette modification de l'alimentation pendant deux ou trois jours, puis reprendre les tétées avec leurs intervalles normaux (toutes les trois heures) et aux doses proportionnées à l'âge.

Ou supprimer une tétée sur deux et remplacer la tétée supprimée par une quantité équivalente d'eau bouillie.

Si l'enfant a plus de six mois remplacer deux tétées par deux bouillies claires au bouillon de légumes (une cuillerée à café de crème de riz pour un biberon de 150 gr.)

Dans le cas où l'on est conduit à incriminer la qualité du lait de la mère ou de la nourrice, remplacer deux ou trois tétées par deux ou trois biberons de lait de vache convenablement coupé ou de farine lactée ou bien encore (si l'enfant a plus de six mois), par deux bouillies.

En cas de persistance des troubles digestifs, changer de nourrice.

2º Faire quelques lavages intestinaux avec 150-250 gr. de décoction de racines de guimauve, à la température de 40°, additionnée d'une pincée de gros sel.

3º Avant chaque tétée, donner une cuillerée à soupe d'eau de Vals ou de Vichy ou une cuillerée à café de :

> Eau de chaux médicinale.   100 gr.
> Sirop simple . . . . .   50 gr.

4º En cas de vomissements persistants, faire prendre avant chaque tétée une cuillerée à soupe de :

> Citrate de soude. . . . . .   5 gr.
> Eau distillée. . . . . .   300 gr.

5º En cas de diarrhée persistante, faire prendre dans du lait, deux fois par jour l'un des paquets :

> Tannigène . . . . . .   0 gr. 25

pour un paquet.

ou trois ou quatre fois par jour l'un des paquets :

> Gelo tannin (tannate de gélatine) . .   0 gr. 25

pour un paquet.

à délayer dans un peu d'eau froide et à faire prendre dans du lait chaud.

ou après chaque tétée une cuillerée à café de :

Pepsine à titre 100°. . . . , .	1 gramme
Acide chlorhydrique officinal. .	0 gr. 50
Sirop de sucre	50 gr.
Eau distillée.	100 gr.

6° Bains tièdes quotidiens ; séjour au grand air, prolongé suivant la saison.

VI. DYSPEPSIE ET DIARRHÉE A RECHUTES CHEZ UN ENFANT NOURRI AU BIBERON

1° Régler minutieusement l'allaitement : un biberon de lait toutes les trois heures seulement ; veiller à ce que le lait soit convenablement coupé et sucré.

Si les accidents persistent malgré la réglementation de l'allaitement, alterner un biberon de lait avec un biberon d'eau ou de bouillon de légumes ou, si l'enfant est âgé de six mois, faire prendre chaque jour deux bouillies maltosées ou remplacer le lait ordinaire par des biberons préparés avec une faible quantité de farine lactée ou avec de la poudre de lait, ou simplement par le lait homogénéisé et stérilisé, ou bien encore par du lait condensé écrémé et sucré.

Si l'enfant est âgé de plus de 9 mois, lui faire prendre 10 à 15 gr. de viande crue pulpée.

2° Faire prendre avant chaque tétée une cuillerée à café de la limonade suivante :

Acide chlorhydrique. . . .	0 gr. 40
Sirop de limons	50 gr.
Eau distillée	200 gr.

3° Séjour au grand air, à la campagne.

VII. DYSPEPSIE CHRONIQUE AVEC CONSTIPATION CHEZ L'ENFANT ÉLEVÉ AU BIBERON

1° Régler l'alimentation ; couper le lait de 4 à 5 parties d'eau lactosée à 10 p. 100, puis augmenter progressivement la quantité de lait.

Si ces moyens ne suffisent pas employer le lait humanisé, le lait maigre (écrémé), le lait condensé, écrémé et sucré.

Entre 5 et 6 mois, une ou deux bouillies maltosées ou farine lactée.

A partir de 7 à 8 mois, donner une ou deux bouillies au bouillon de légumes.

Matin et soir une cuillerée à café de jus d'orange ou de raisin.

2° Trois fois par jour donner une cuillerée à soupe de :

Citrate de soude . .	1 gramme
Phosphate de soude .	2 grammes
Sulfate de soude . .	3 gr.
Eau distillée . . .	250 gr.

3° Donner tous les deux jours un lavement de 50 cmc. d'huile d'olives tiédie.

VIII. INFECTION GASTRO-INTESTINALE AIGUE A FORME DE PARATYPHOIDE CHEZ L'ENFANT SEVRÉ

1° Diète hydrique : eau d'Evian, thé léger, infusions chaudes, orangeade, limonade très légère, puis bouillon de légumes, potages aux pommes de terre ; pâtes fraiches préparées sans œufs, compotes ou gelées de fruits.

2- Faire prendre de dix en dix minutes les trois paquets suivants :

Poudre d'ipéca	0 gr. 10
Scammonée	0 gr. 05

pour trois paquets.

3° Les jours suivants lavage intestinal quotidien avec de l'eau salée (à 8 p. 1.000).

4° Faire prendre trois fois par jour l'un des paquets :

Benzonaphtol	aá 0 gr. 20
Magnésie calcinée. . .	

5° Bains tièdes matin et soir.

6° En cas de persistance de la fièvre, d'agitation, donner le soir .... boire l'un des paquets :

....	0 gr. 25
Bromure d.................	0 gr. 50

pour un paquet.

IX. COLITE AIGUE GRAVE (DYSENTÉRIFORME) CHEZ L'ENFANT SEVRÉ

1º Diète hydrique.

2º Chaque matin faire prendre :

> Sulfate de soude . . . 2 grammes

dans un verre à bordeaux d'eau tiède.

3º Injection sous-cutanée quotidienne de 50 cmc. de sérum glucosé ou instillation rectale goutte à goutte du même sérum, à la dose de 100-200 cmc.

4º S'il y a lieu injections d'huile éthérée camphrée :

> Huile camphrée au 10ᵉ. . 20 cm.
> Éther . . . . 2 cm.

injecter 1/2 seringue ou une seringue entière.

X. COLITE CHRONIQUE AVEC CONSTIPATION, MUCO-MEMBRANES

1º Régime exclusivement végétarien :

Soupes aux légumes, purées de pommes de terre, riz ; pâtes (sans œufs), légumes verts p ssés au tamis, compotes ou gelées ou suc de fruits.

2º Chaque matin pendant dix jours un verre à bordeaux d'eau de Châtel-Guyon (source Gubler) ou un verre à bordeaux de la solution suivante :

> Phosphate de soude. 5 grammes
> Sulfate de soud . . 3 gr.
> Chlorure de so um . 2 gr.
> Eau distillée . . . un litre

3º Friction quotidienne avec un molleton imbibé de :

> Alcoolat de lavande . }
> Alcoolat de Fioraventi. } ãã 250 cc.

4º Lavement de 50 gr. d'huile d'olives tous les deux jours.

5º Séjour au grand air ; cure thermale à Châtel-Guyon.

VOMISSEMENTS

I. VOMISSEMENTS CHEZ L'ADULTE

Le vomissement n'est pas lié uniquement aux affections primitives de l'estomac ; il est même relativement rare au cours des gastropathies, alors qu'il survient avec une grande fréquence au cours de nombreuses maladies qui n'affectent avec l'estomac que des rapports indirects. Il est donc indispensable de déterminer si le vomissement est d'origine gastrique directe ou s'il dépend d'une maladie générale ou d'une maladie d'un organe autre que l'estomac.

INTERROGATOIRE

L'interrogatoire donne des renseignements suffisamment précis pour mettre sur la voie du diagnostic dans un grand nombre de cas, par exemple, lorsqu'il s'agit d'une maladie fébrile, d'une grossesse, d'une otite, de maladies comprenant la toux émétisante au nombre de leurs symptômes (coqueluche, tuberculose), d'excès alimen'aires ou de boisson, d'intoxication à la suite d'anesthésie chloroformique, de tabagisme, etc., etc., de migraines. Le caractère périodique des vomissements, leur apparition sous forme de crises donnent des indications utiles : on sait que le vomissement de la migraine est périodique, que les vomissements du tabes, de l'acétonémie, de la mala' e d'Addison, des différentes lithiases donnent lieu à des crises à d .ut brusque et à terminaison également soudaine, à caractère incoercible.

La toux précédant le vomissement évoque immédiatement la pensée d'une affection des voies respiratoires (adénoïdite, laryngite, coqueluche, tuberculose).

Les vomissements qui survienne .sa efforts, sans nausées sont habituellement des vomissements éflexes ou dépendant d'une affection nerveuse organique (méningite, tumeur cérébrale, etc.).

EXAMEN

L'interrogatoire terminé on procède à l'*examen* : l'inspection de la peau peut montrer un exanthème (*scarlatine, variole*), des taches rosées lenticulaires (*fièvre typhoïde*), des pétéchies (*typhus exanthématique*), des placards d'urticaire ; la cause du vomissement peut donc être inscrite en certains cas sur la peau du sujet.

Quant aux modifications du teint, bien que moins significatives, elles donnent cependant des indications : le teint ictérique appelle l'attention sur une *cirrhose* ou la *lithiase biliaire*, le teint bronzé sur la *maladie d'Addison* ou le *diabète bronzé*, le teint jaune paille sur une *affection cancéreuse*, la pâleur sur une maladie frappant les globules sanguins comme la *chlorose* ou les *diverses anémies*, le *paludisme*, la *leucémie*, l'*intoxication oxycarbonée*, etc... ; un teint vultueux chez un sujet pris brusquement de vomissements doit faire craindre l'imminence d'une *hémorragie cérébrale*, d'une *pneumonie*, etc. Quand le faciès est grippé, il s'agit de *péritonite* (appendicite, et le plus souvent d'occlusion intestinale, etc. Après avoir jeté un coup d'œil sur la peau, reconnu la présence ou l'absence d'éruptions, apprécié le faciès, on prend la température : l'existence de fièvre permet de circonscrire le champ des investigations, de le limiter à la recherche d'une fièvre éruptive, de la fièvre typhoïde, du paludisme aigu, d'une otite, d'une méningite, de l'adénoïdite, d'une pneumonie, etc.

Il faut ensuite procéder à l'examen successif des divers appareils en commençant par celui de l'appareil digestif, car c'est dans les affections de cet organe que résident les causes les plus fréquentes des vomissements.

Parfois l'odeur spéciale de l'haleine (odeur pomme de reinette) met immédiatement sur la piste de l'*acétonémie*. Il convient de rechercher si le ventre est augmenté de volume et par conséquent s'il est le siège d'une tumeur susceptible de provoquer des vomissements (*fibrome, kyste de l'ovaire*, etc.), s'il contient du liquide ascitique (*cirrhose, péritonite tuberculeuse, cancer*). Un palper méthodique peut, suivant les cas, révéler une *appendicite chronique*, un *rein mobile*, une *péritonite tuberculeuse* un *tuberculome*, une *cholécystite*, ou une *vésicule calculeuse*, un *cancer du cæcum*... une *occlusion intestinale* caractérisée par le météorisme des ondes intestinales, etc., bref, de nombreuses causes, et j'en omets, de vomissements « abdominaux ». Parfois le palper révèle seulement l'existence de points douloureux; lorsqu'ils existent chez des malades ayant un passé d'entérite, d'appendicite, on peut soupçonner avec vraisemblance que ces points douloureux sont la manifestation d'*adhérences* qui provoquent également des vomissements. L'examen abdominal peut ne donner aucun renseignement alors même que la cause des vomissements réside dans l'abdomen. C'est le cas des *parasites intestinaux* (tœnias, lombrics) dont on peut soupçonner l'existence si, en même temps que des vomissements espacés, le malade accuse des coliques fréquentes ; des fringales et les divers troubles que l'on rattache à l'helminthiase. En pareil cas l'administration du calomel, de l'extrait éthéré de fougère mâle constitueront l'épreuve décisive. La *stase cæcale* est une cause de vomissements qu'il faut rechercher et traiter en conséquence.

L'examen de la gorge peut révéler une *angine ;* il peut montrer aussi la traînée de muco-pus sur la paroi postérieure du pharynx, symptomatique de l'*adénoïdite*. L'inspection de l'appareil respiratoire, jointe aux renseignements fournis par l'interrogatoire, permet de reconnaître la *tuberculose*, la *coqueluche*, l'*adénopathie trachéo-bronchite*, en un mot les maladies qui provoquent la toux émétisante ; celui de l'appareil circulatoire n'est pas inutile ; le pouls lent permanent révèle la *maladie de Stokes-Adams*.

L'examen de l'appareil nerveux donne souvent la clef des vomissements, notamment de ceux qui se produisent par crises (*tabes*) ; il suffit de rappeler la nécessité de l'exploration des réflexes, des réactions pupillaires ; au début d'une *méningite*, les irrégularités du pouls, la raie vaso-motrice, le signe de Kernig, le caractère « spontané » des vomissements, la constipation, la somnolence, la céphalée etc., appellent de suite l'attention sur les méninges. La céphalée tenace, à défaut d'autres symptômes, doit faire penser à l'existence d'une *tumeur cérébrale*. Enfin la constatation d'une douleur vive au niveau du plexus solaire, douleur que la pression rend insupportable et qui peut déclencher une crise convulsive, celle de zones d'anesthésie sur différents points de l'abdomen, la répétition quotidienne des vomissements contrastant avec l'optimism des malades, leur bon état général évoquent l'*hystérie*.

L'examen ne serait pas complet si l'on n'examinait les oreilles (*otite*), le fond de l'œil dans certains cas (stase papillaire révélatrice d'une tumeur cérébrale), si l'on ne pratiquait le toucher vaginal pour rechercher l'existence d'une *grossesse*, d'une *rétroversion*, d'une *métrite*, d'une *salpingite*, quand la suppression des règles, les douleurs lombaires ou vésicales, etc., autorisent à pratiquer cette exploration.

L'examen de l'urine est indiqué lorsque des vomissements se répètent chez un sujet accusant de la fatigue, de la céphalée, des troubles visuels, de l'inappétence, etc. ; si l'urine, malgré ces symptômes qui appellent l'attention sur le *mal de Bright*, ne contient pas d'albumine, il n'en faut pas moins prélever du sang pour y rechercher le taux de l'urée. L'analyse du sang seule peut dépister une azotémie latente.

D'ailleurs l'examen du sang peut, dans d'autres circonstances, révéler une *intoxication oxycarbonée* demeurée ignorée ; permettre de constater les altérations hématiques des *anémies*, de la *leucémie ;* l'éosinophilie symptomatique d'helminthiase, de kyste hydatique, etc.

VOMISSEMENTS D'ORIGINE GASTRIQUE

Ce rapide aperçu suffira à convaincre que dans nombre de cas la cause des vomissements ne peut être déterminée que si l'on fait appel à toutes les ressources de la clinique et du laboratoire. Le terrain étant déblayé, toutes les causes extra-gastriques de vomissements ayant été éliminées, il reste à déterminer la nature de la gastropathie qui provoque le vomissement, gastropathie signalée par des troubles digestifs habituels, tels que modifications de l'appétit, sensation de pesanteur ou douleurs véritables, éructations gazeuses, pyrosis, etc. Il faut tout d'abord procéder à une enquête sur la fréquence des vomissements, rechercher s'ils sont précédés ou non de douleurs, d'éructations gazeuses, s'ils sont abondants ou non, s'ils contiennent de nombreux résidus alimentaires, apprécier leur coloration, leur odeur, etc.

Les vomissements abondants, survenant en moyenne tous les trois ou quatre jours, contenant des débris d'aliments absorbés plusieurs jours auparavant (débris de carottes, de pruneaux, etc.), exhalant suivant les cas une odeur aigrelette ou fétide, présentant parfois une coloration foncée due au sang dissous, sont des vomissements de « *stase* ». Si l'on met dans un verre à expérience une certaine quantité de ce liquide, celui-ci se sépare en trois couches, l'inférieure est constituée par les résidus de la digestion, la couche moyenne par un liquide clair, la couche supérieure par un liquide spumeux d'où s'échappent parfois des bulles de gaz de fermentation. Le tubage pratiqué à jeun, l'examen radioscopique confirment l'existence de la stase.

Le vomissement presque uniquement constitué par du mucus s'observe principalement dans la *gastrite alcoolique ;* un vomissement purement bilieux peut être symptomatique d'une sténose duodénale, etc.

Quand le vomissement est précédé de douleurs vives, à caractère tardif, il n'est guère douteux qu'il soit dû à un ulcère, surtout quand il est constitué presque uniquement par un liquide hyperacide, teinté parfois de sang rouge.

Par contre le vomissement du cancéreux est souvent constitué par une bouillie de coloration comparable à du marc de café, à de la suie délayée ; il est précédé des symptômes habituels du néoplasme...

Quand le vomissement est précédé d'éructations gazeuses, répétées, qu'il est partiel, comprenant une petite quantité de liquide, il y a lieu d'incriminer l'*aérophagie*...

Toutes les affections gastriques peuvent se compliquer de vomissement ; mais celui-ci est exceptionnel au cours des *dyspepsies simples* ; lorsqu'il se produit il est à supposer qu'il a été provoqué par une cause occasionnelle : écart de régime, absorption de médicaments irritants, causes morales. Le vomissement est déjà plus fréquent dans le cas de *dilatation myasthénique* ou de *ptose* ; la surcharge de l'estomac dans ces cas peut être telle qu'à certains moments celui-ci soit astreint à s'exonérer de la bouillie alimentaire accumulée dans le bas-fond.

Le vomissement est habituel dans l'*ulcère* ou, pour être plus précis, lors des paroxysmes aigus, ou lorsque l'ulcère est juxta-pyl rique ; il est habituel dans le *cancer* juxta-pylorique ou dans le cancer des faces, à une période avancée. Il est surtout fréquent dans les *sténoses*, quelle qu'en soit la cause.

TRAITEMENT

Le *traitement* du vomissement d'origine stomacale se confond avec celui de la cause qui l'a provoqué, traitement qui est exposé dans les différentes consultations ayant trait à l'ulcère, au cancer, aux sténoses, etc. Considéré isolément il comporte certaines indications très simples : la *diète absolue* ou la *diète hydrique* (eau d'Evian, boissons acidulées) suffisent à mettre un terme à l'intolérance gastrique passagère ; lorsque cette intolérance tend à disparaître on reprend l'alimentation sous forme de bouillon de légumes, de lait pur ou écrémé, puis de potages, de purées, compotes passées, etc. Il est indiqué d'agir directement sur la région épigastrique, sur les plexus nerveux par les *applications humides chaudes* ou *froides*.

La classique *potion de Rivière* qui détermine dans l'estomac la production d'acide carbonique, l'*eau chloroformée* diluée sont des moyens inoffensifs et d'une utilité relative que l'on peut prescrire dans certains cas, si le malade réclame avec insistance un médicament ».

Si chez le dyspeptique le vomissement revêt les allures du vomissement nerveux, il peut être indiqué de prescrire la *belladone*, la *cocaïne*, le *bromure de potassium*, la *valériane*; il est préférable d'employer les deux derniers en lavement; la belladone peut être utilisée, incorporée à un suppositoire (un ou deux centigrammes d'extrait).

Dans le cas d'ulcère avec crise prolongée de vomissements, la diète absolue s'impose; mais il convient alors d'administrer des *lavements alimentaires* ou simplement des *lavements de sérum salé ou glucosé* jusqu'au moment où l'alimentation buccale redevient possible.

La diète dans les sténoses n'est qu'un palliatif temporaire. Le malade ne peut obtenir un peu de répit que grâce au *lavage de l'estomac* qui doit d'ailleurs être espacé prudemment et pratiqué avec une faible quantité d'eau (deux ou trois litres au plus).

II. VOMISSEMENTS CHEZ L'ENFANT

Il y a lieu de distinguer les vomissements qui surviennent dans le cours des douze ou quinze premiers mois, c'est-à-dire, pendant la phase d'allaitement exclusif ou presque exclusif, et ceux qui surviennent chez les enfants plus âgés. Les premiers, dans l'immense majorité des cas, sont d'*origine alimentaire*; les autres, tout en reconnaissant très fréquemment la même origine, peuvent être dus à des causes autres que les troubles digestifs.

Ces causes sont multiples : en premier lieu les *maladies fébriles*; les circonstances au cours desquelles les vomissements se produisent suffisent à permettre de les caractériser. Chez les jeunes enfants, la fièvre et une vive agitation doivent attirer l'attention sur l'existence d'une *otite* méconnue, les jeunes enfants ne pouvant indiquer le siège de leur mal. La coexistence de troubles nerveux divers, de la somnolence, de la céphalée, parfois de convulsions, du grincement de dents, des irrégularités du pouls et de la respiration, etc., mettent sur la piste de la *méningite tuberculeuse*. D'autre part l'examen du ventre peut révéler l'existence d'une *hernie*; celle d'une *invagination intestinale* (selles muco-sanguinolentes, boudin dans la fosse iliaque droite), etc., enfin et surtout celle de l'*appendicite*.

Quand les vomissements surviennent par crises chez un enfant âgé de plus de deux ans, il y a lieu d'incriminer l'*acétonémie* que l'on reconnaitra à l'odeur de l'haleine, au teint subictérique, à l'augmentation du volume du foie et que confirmera la recherche de l'acétone dans l'urine.

VOMISSEMENTS HABITUELS DE L'ENFANT

Certains enfants présentent des vomissements qui se répètent chaque jour et après chaque tétée ; ces vomissements peuvent s'atténuer à certains moments pour devenir, à d'autres, incessants et incoercibles ; il existe le plus souvent, en même temps, une constipation opiniâtre avec hypertonie généralisée des muscles, agitation, insomnie.

Cet état morbide débute ordinairement après le troisième mois, sans que l'on puisse incriminer de fautes graves ou répétées dans la conduite de l'allaitement. Il est très rebelle et ne guérit, quand il peut guérir, qu'au bout de plusieurs mois. La mort est, en effet, la terminaison fréquente de ces vomissements habituels, par athrepsie ou complication broncho-pulmonaire. On a discuté sur leur cause ; il semble qu'un terrain nerveux soit la cause prédisposante principale, sinon efficiente, cause entretenue ou provoquée parfois par la suralimentation ou un lait irritant.

Il y a lieu aussi de tenir compte de l'hérédo-syphilis que l'on a constatée dans un certain nombre de cas ; le traitement spécifique a donné des résultats inespérés. L'écueil à éviter dans le traitement est la restriction de l'alimentation. Il faut nourrir les enfants, malgré les vomissements, et le meilleur lait à leur offrir est le lait de la nourrice ; à son défaut on donnera du lait d'ânesse ou du lait de vache écrémé et sucré à 10 p. 100 ou bien encore du lait condensé et sucré. A partir de quatre ou cinq mois on alternera le lait avec les bouillies à la farine lactée ou maltosée.

D'autre part on emploiera le sous-nitrate de bismuth, la belladone, les alcalins.

CONSULTATION

I. VOMISSEMENTS NERVEUX CHEZ UN DYSPEPTIQUE

1º Régime lacté d'abord ; puis régime mixte, à prédominance végétarienne.

2º Eloignement de toutes les causes d'ébranlement nerveux

(fatigues, préoccupations, émotions) ; séjour à la camp gne ; éventuellement isolement dans une clinique.

3º Prendre avant le repas de midi dix gouttes de :

Teinture de belladone

4º Avant celui du soir une cuillerée à soupe de :

Bromure de sodium	} ā 10 grammes
Bromure de strontium	}
Valérianate d'ammoniaque. . . .	1 gr.
Sirop de menthe	30 gr.
Eau distillée . . qs. p. . . .	150 cc.

Ou :

Bromure de potassium . . .   2 gr.

pour un paquet,
à prendre en lavement.

II. *VOMISSEMENTS PAR TOUX ÉMÉTISANTE CHEZ UN TUBERCULEUX*

1º Régler le régime d'où seront exclus les aliments irritants : hors-d'œuvre, épices, sauces, etc. ; prendre de préférence des potages épais, des œufs mollets, du poisson bouilli, des viandes braisées, du jambon maigre, du poulet rôti, des purées de légumes, des compotes.

Faire trois repas à peu près égaux ; manger lentement et mâcher avec soin.

2º Se reposer après chaque repas.

3º En cas d'état dyspeptique antérieur prendre une heure avant chaque repas, délayé dans de l'eau, le paquet suivant :

Carbonate de bismuth . 10 grammes

pour un paquet.

4º Prendre après chaque repas, une cuillerée à soupe d'eau chloroformée ou d'eau bromoformée saturée, étendue de deux cuillerées à soupe d'eau d'Evian, ou deux cuillerées à café de la solution suivante :

Chlorhydrate de morphine. .	} ā 0 gr. 05
Chlorhydrate de cocaïne . .	}
Eau distillée.	150 gr.

5º Inhalation d'oxygène, immédiatement après le repas, pendant la période de repos.

III. VOMISSEMENTS DE LA GROSSESSE

1º Repos au lit, si les vomissements se répètent plusieurs fois par jour.

2º Alimentation mixte, comprenant une quantité restreinte de viande, poisson ou œufs, avec exclusion des épices, des sauces et consistant surtout en laitage, potages épais, purées, compotes. Si les vomissements persistent et deviennent incoercibles, diète hydrique ; prendre de l'eau par cuillerées à café d'abord, puis par doses progressivement plus élevées.

Après amélioration diète hydro-lactée, c'est-à-dire lait coupé de trois quart d'eau, puis de moitié, d'un tiers, jusqu'à reprise de la diète lactée normale.

3º Lavement purgatif du Codex ; les jours suivants lavement quotidien d'un litre d'eau bouillie ou de décoction de racines de guimauve.

4º Pendant la période de diète hydrique, prendre chaque jour deux ou trois lavements à garder de 250 gr. de sérum glucosé (après un premier lavement évacuateur).

5º Inhalations répétées d'oxygène.

6º Appliquer sur la région épigastrique une vessie remplie de glace (interposer entre la peau et la vessie un molleton en deux épaisseurs) ou pulvériser de l'éther.

7º Prendre trois fois par jour (en cas de douleurs épigastriques, d'hypotension artérielle, etc.) dix gouttes de :

> Solution normale d'adrénaline au 1.000º

8º En cas d'agitation vive, d'insomnie, prendre en lavement avec une poire deux cuillerées à soupe de :

> Hydrate de chloral . . 10 grammes
> Eau distillée . . . . 150 gr.

IV. VOMISSEMENTS DE LA PREMIÈRE ANNÉE CHEZ UN ENFANT NOURRI AU SEIN

1º Régler et espacer les tétées.

2º Faciliter la digestion du lait en faisant prendre avant la tétée une pincée de ferment lab (pegnine).

3° Surveiller l'alimentation de la nourrice.

4° En dernier ressort supprimer l'allaitement maternel ou l'allaitement par la nourrice pour le remplacer par le lait stérilisé, coupé et sucré.

V. *VOMISSEMENTS DE LA PREMIÈRE ANNÉE CHEZ UN ENFANT NOURRI AU BIBERON*

1° Diète hydrique pendant 12 heures ou plus (en cas de gastro-entérite aiguë).

2° Régler et espacer les tétées ; veiller à ce que le lait soit coupé et sucré dans les proportions convenables, suivant l'âge.

3° Veiller à ce que l'enfant tète lentement, à ce qu'il ne déglutisse pas d'air.

4° Remplacer, à titre d'essai, le lait de vache ordinaire par le lait homogénéisé (dans ce cas administrer simultanément du jus d'orange) (1), ou par du lait condensé sucré (250 gr. dans un litre d'eau), ou par du lait hypersucré à 10 p. 100 (100 gr. de saccharose dans un litre de lait porté à une ébullition prolongée pendant trois quarts d'heure), ou par du lait peptonisé (ajouter une cuillerée mesure de ferment lab dans le biberon contenant du lait tiédi à 40° ; agiter vivement jusqu'à disparition du caillot formé) ; ou par du lait écrémé.

5° Si l'enfant est âgé de six mois environ supprimer temporairement le lait et le remplacer soit par la farine lactée, soit par les bouillies préparées à l'eau ou au bouillon de légumes :

Eau	150-200 gr.
Crème de riz . . .	1 à 2 cuillerées à café
Sucre en poudre. . .	1 cuillerée à café
Sel	1 pincée

Remplacer progressivement une partie de l'eau ou du bouillon de légumes par une quantité équivalente de lait et alterner les bouillies avec des biberons de lait ordinaire ou homogénéisé.

La bouillie peut être maltée :

Lait	100-150 gr.
Eau	75-125 gr.
Crème de riz. . . .	1 cuillerée à dessert
Sel	1 pincée

---

(1) Pour prévenir le scorbut infantile par carence.

Faire cuire pendant un quart d'heure jusqu'à ce que la bouillie épaississe ; puis la retirer du feu, attendre trois minutes que sa température s'abaisse (à 80°) et ajouter une cuillerée à café d'extrait de malt.

Dès que la bouillie est liquéfiée la porter à l'ébullition pendant quelques instants et ajouter un morceau de sucre.

6° Ajouter à chaque biberon ou faire prendre avant chaque tétée une cuillerée à café de :

Citrate de soude.	2 gr 50
Eau distillée	150 gr.

ou après chaque tétée une cuillerée à café de :

Pepsine à titre 100° . . .	1 gramme
Acide chlorhydrique officinal .	0 gr. 50
Sirop de sucre	50 gr.
Eau distillée.	100 gr.

8° En cas de spasme pylorique appliquer sur la région épigastrique des compresses humides chaudes recouvertes de taffetas chiffon.

7° Et faire prendre 3 à 6 cuillerées à café par jour de la potion suivante (à partir de 6 mois) :

Teinture de belladone . .	X gouttes
Bromure de sodium. . .	1 gramme
Bicarbonate de soude . .	1 gr. 50
Sirop de sucre	30 cent. cubes
Eau distillée.	60 gr. (1)

9° En cas de vomissements incoercibles, injections sous-cutanées de 30 à 50 cmc. de sérum glucosé à 47 p. 1.000 ou instillations intra-rectales de 100 cent. cubes du même sérum.

VI. VOMISSEMENTS CHEZ L'ENFANT SEVRÉ

1° Supprimer le lait donné en excès ou le supprimer totalement (suivant les cas) ; de plus, les aliments donnés prématurément : viande, fruits crus, etc.

Instituer une diète hydrique de durée variable, ultérieurement une alimentation composée de bouillies à l'eau, puis additionnées

(1) Chaque cuillerée à café contient une demi-goutte de teinture de belladone et 5 centigrammes de bromure de sodium (formule de M. Marfan).

d'un quart ou d'un tiers de lait ; de purée de pommes de terre, de gelées de fruits.

2º Faire prendre pendant quelques jours, le matin à jeun, dans un verre à bordeaux d'eau d'Evian, l'un des paquets :

> Phosphate de soude . . o gr 50
> Sulfate de soude . . . o gr. 20

pour un paquet.

VII. VOMISSEMENTS HABITUELS

1º Régler l'allaitement au sein, et donner, si possible, une nourrice à l'enfant, s'il était allaité au biberon.

S'il est impossible de faire allaiter l'enfant par la mère ou la nourrice, substituer au lait de vache le lait d'ânesse, ou donner du lait de vache écrémé et sucré à 10 p. 100 ou bien encore du lait condensé écrémé et sucré; à partir de quatre à cinq mois des bouillies de farine lactée ou de farine lactosée.

Rapprocher les intervalles des tétées, de façon à diminuer le volume de chaque tétée.

2º Bains tièdes deux fois par jour.

3º Aération continue ; exposition dans un jardin, dans la belle saison.

4º Faire prendre le matin au réveil et le soir avant la dernière tétée, dans de l'eau ou du lait sucré, l'un des paquets :

> Sous-nitrate de bismuth . . o gr. 05 o gr. 10
> Suivant l'âge

pour un paquet.

Donner de plus deux fois par jour dans une cuillerée à café d'eau une goutte de :

> Teinture de belladone

5º Lavement quotidien de 200 gr. d'eau à la température de 40º.

6º Faire quelques lavages de l'estomac, espacés, avec 150 gr. d'eau bicarbonatée.

VIII. VOMISSEMENTS ACÉTONIQUES

a) PREMIÈRE ÉTAPE

1º Diète hydrique absolue.

2º Compresses humides chaudes sur l'estomac.

3° Lavements quotidiens de 500 gr. d'eau salée physiologique (10 p. 1.000).

4° Bains quotidiens.

5° Injections sous-cutanées de 50 cmc. de sérum glucosé.

6° Prendre au début 10 gr. de sulfate de soude, dans un verre d'eau tiédie, ou :

> Calomel . . . . 0 gr. 05
> Lactose . . . . 2 gr.

en 4 paquets à prendre de 20 en 20 minutes.

7° Prendre deux fois par jour III gouttes de solution normale d'adrénaline.

b) DEUXIÈME ÉTAPE

1° Régime exclusivement végétarien : potages aux légumes, purée de pommes de terre ; riz ; pâtes ; légumes verts, fruits ; puis trois fois par semaine poulet, viande blanche ou poisson maigre bouilli.

2° Lavage de l'intestin deux ou trois fois par semaine.

3° Prendre trois fois par jour avant les repas une cuillerée à soupe de la solution suivante :

> Phosphate de soude . . 6 grammes
> Bicarbonate de soude . . 4 gr.
> Sulfate de soude . . . 3 gr.
> Eau distillée. . . . . 1 litre

GASTRORRAGIES

La gastrorragie est l'extravasation de sang dans l'estomac ; elle ne doit pas être confondue avec le vomissement de sang ou hématémèse qui en est habituellement, mais non toujours, la conséquence, puisque l'évacuation du sang peut se faire uniquement par la voie intestinale, sous forme de melœna.

FORMES CLINIQUES

Qu'il y ait ou non hématémèse, la gastrorragie est généralement *apparente ;* mais il est des cas, bien connus depuis quelques années, où elle est *occulte ;* les selles ne contiennent qu'une très petite quantité de sang que seul l'examen chimique peut déceler, car ni la coloration, ni la consistance des selles ne peuvent donner d'indication à cet égard.

Lorsqu'une hématémèse se produit, il peut y avoir rejet de sang rouge ou de sang noir; l'hématémèse avec sang rouge traduit toujours une hémorragie abondante et l'expulsion presque immédiate du sang extravasé. Si l'hémorragie est relativement peu abondante, le sang peut demeurer un certain temps dans l'estomac avant d'être expulsé; le vomissement présente alors une coloration brun-chocolat et quand le liquide séjourne dans un vase il laisse déposer de petits grumeaux comparables à du marc de café ou de la suie délayée.

On a souvent répété que l'hématémèse de sang rouge est symptomatique de l'ulcère, celle de sang noir du cancer; cela est vrai en général parce que l'ulcère atteint habituellement des vaisseaux importants, tandis que dans le cancer il se produit plutôt un suintement peu abondant; mais cette règle comporte de nombreuses exceptions : dans l'ulcère chronique les hémorragies petites, mais répétées sont habituelles, d'où la possibilité d'une hématémèse de sang noir; inversement, par suite de l'envahissement du cancer, des artères de gros calibre peuvent être lésées, d'où l'hématémèse rouge, parfois foudroyante. L'aspect du sang dépend donc avant tout de l'abondance de l'hémorragie et non de la maladie causale.

En ce qui concerne le meloena, si l'hémorragie est très abondante, le malade évacue des selles molles en purée épaisse, très noire, comparable à du goudron et d'odeur fétide.

Si l'hémorragie est relativement minime, les selles n'ont plus l'aspect de purée noire indiqué plus haut; elles ont leur consistance normale, mais sont colorées en noir aussi bien en profondeur qu'à la surface; cette imprégnation uniforme des matières par le sang permet de les distinguer des selles provenant d'une lésion intestinale et ayant séjourné un certain temps dans le rectum; dans ce dernier cas seule la surface est colorée en noire, les parties profondes conservent leur coloration normale.

Il est impossible, par contre, à la simple inspection de distinguer le meloena d'origine gastrique de celui provenant d'ulcérations d'une partie élevée de l'intestin : côlon ou grêle; dans ce dernier cas l'examen du malade est nécessaire pour reconnaitre la cause du meloena qui peut être dû à un cancer de l'intestin, à un ulcère duodénal, à une invagination intestinale, parfois à des ulcérations tuberculeuses.

Il suffit de signaler la confusion possible du melœna avec des matières colorées en noir par des sels de fer ou de bismuth.

Toute gastrorragie abondante s'accompagne des symptômes généraux propres aux grandes hémorragies : pâleur, vertiges, tintements d'oreille, rapidité et petitesse du pouls, parfois syncope.

Si l'hémorragie sans être abondante se répète et se prolonge, le malade présente le tableau de l'anémie chronique; son état général devient grave, mais non immédiatement alarmant, comme dans le premier cas.

Il résulte de ce qui précède que si la gastrorragie est manifeste dans la grande majorité des cas, il en est d'autres où elle doit être recherchée, lorsque l'aspect anémique des malades, l'existence chez eux de divers troubles digestifs permet de soupçonner une *hémorragie occulte*. Celle-ci peut être intermittente, exister pendant un temps variable, puis disparaître pour se reproduire à nouveau. Ces hémorragies à bascule sont le propre de l'ulcère ; l'ulcère en activité donne lieu à un suintement sanguin qui prend fin lorsque l'ulcère se cicatrise, qui se reproduit si l'ulcère récidive ou s'il s'en produit un nouveau (on sait que la coexistence de plusieurs ulcères est très fréquente). L'hémorragie occulte du cancer est au contraire constante, à partir du moment où on peut la déceler. Lorsqu'au cours d'un ulcère chronique l'hémorragie occulte, intermittente depuis plusieurs années devient permanente, ne cède pas au traitement bismuthé, il faut croire à la transformation cancéreuse.

ULCÈRE ET CANCER

Deux causes principales provoquent la gastrorragie : l'ulcère gastrique, le cancer. L'*ulcère* donne lieu habituellement à une hématémèse abondante de sang rouge, suivie de melœna ; c'est le cas tout au moins de l'ulcère récent, car l'ulcère ancien, chronique, détermine habituellement l'hémorragie occulte dont il a été question, hémorragie qui peut être intermittente.

Dans le *cancer*, j'y insiste derechef, la gastrorragie se traduit en général par l'hématémèse « marc de café », avec melœna ; mais l'hématémèse très abondante de sang rouge peut aussi survenir.

Chez un sujet âgé atteint d'ulcère, une hématémèse de sang noir peut conduire indûment au diagnostic erroné de cancer, avec les conséquences qu'il comporte pour le pronostic.

En somme pour le diagnostic de la cause de l'hémorragie il faut tenir compte, dans une certaine mesure, des caractères de l'hémorragie, mais surtout des symptômes qui l'ont précédée. Encore convient-il de signaler l'erreur consistant à diagnostiquer un ulcère simple, chez un sujet atteint d'ulcéro-cancer, précédé de douleurs intenses.

Les gastrites ulcéreuses peuvent donner lieu à des hématémèses ; comme il s'agit habituellement de gastrites toxiques dues à l'ingestion d'acide, d'alcali, de sublimé, on ne peut se méprendre sur la cause de l'hémorragie ; parfois celle-ci peut se produire au cours de la *gastrite alcoolique.*

Au cours d'une *sténose,* particulièrement de la sténose cancéreuse, peuvent se produire de petites hémorragies dues à la congestion et à l'exulcération consécutive de la muqueuse.

ARTÉRIO-SCLÉROSE

Il est une gastrorragie que l'on peut confondre avec celle du cancer, c'est l'*hémorragie des artério-scléreux* qui se produit au même titre que l'épistaxis, l'hémorragie cérébrale, etc. J'ai observé plusieurs cas de ce genre ; on s'appuiera pour le diagnostic différentiel sur l'absence de troubles digestifs graves antérieurs ; sur la constatation de l'hypertension artérielle et des autres manifestations de l'artério-sclérose. Il est à remarquer que ces hémorragies malgré leur abondance guérissent habituellement, ainsi que j'ai pu le constater à plusieurs reprises.

CIRRHOSES

Au cours de la *cirrhose du foie* (cirrhose de Laënnec, cirrhose de Hanot), peuvent se produire des hémorragies graves, parfois mortelles. Il suffit de signaler les hémorragies gastriques qui surviennent souvent en coïncidence avec d'autres hémorragies au cours de la *fièvre jaune,* de l'*ictère grave,* du *scorbut,* de la *variole,* etc.

TRAITEMENT

Le *traitement* immédiat de toute gastrorragie consiste dans la *diète absolue,* puis *hydrique,* dans l'emploi des moyens propres à combattre l'anémie aiguë, la déshydratation : *injections sous-cutanées de sérum sucré ou salé,* etc.

Le traitement chirurgical s'adresse uniquement aux petites

hémorragies répétées de l'ulcère chronique ; ces hémorragies sont une indication formelle à la *gastro-entérostomie*.

CONSULTATION

HÉMATÉMÈSE ABONDANTE AU COURS D'UN ULCÈRE

1º Diète absolue ; se borner à se rincer fréquemment la bouche avec de l'eau pure ou additionnée de quelques gouttes de jus de citron ou d'essence de menthe.

Vingt-quatre heures après cessation de l'hémorragie prendre de l'eau glacée par cuillerées à café d'abord, puis en plus grande quantité.

2º Appliquer en permanence sur l'estomac une vessie remplie de glace.

3º Lavements de sérum glucosé à 47 p. 1.000, à la dose de 250 cmc., répétés trois ou quatre fois par jour, à garder.

Ou injection intra-rectale (au moyen du goutte-à-goutte) d'un demi-litre du même sérum.

Ou injection sous-cutanée de 250 cmc. du même sérum.

4º Prendre par cuillerées à soupe la potion suivante :

Chlorure de calcium	3 grammes
Ergotine	1 gramme
Sirop d'écorces d'oranges amères . .	āā 15 gr.
Sirop thébaïque	
Eau distillée . . . qs. p. . .	150 cc.

DOULEURS GASTRIQUES, CRISES GASTRIQUES

A. DOULEURS

Il est difficile de délimiter la douleur, phénomène purement subjectif. Entre la simple sensation de pesanteur, plus agaçante que pénible, commune à la plupart des dyspeptiques et la douleur violente des malades atteints d'ulcère, la douleur intolérable des tabétiques en état de crise, on observe tous les degrés.

La douleur *siège* toujours au point épigastrique qui correspond au plexus solaire, et qui est sensible à la pression ; elle peut s'irradier dans le dos, sur les côtés du thorax et particulièrement au niveau des dernières côtes du côté gauche. Cette douleur n'est nullement

pathognomonique de l'ulcère ; elle traduit seulement l'hyperexci-
tabilité du plexus solaire qui peut être mise en jeu par des influences
diverses.

Le *caractère* de la douleur est variable ; les malades éprouvent des
sensations de torsion, de déchirure, de plaie, de brûlure, etc. Il
n'existe pas de rapport entre la cause et la nature des sensations
douloureuses.

L'*intensité* de la douleur donne certaines indications pour le
diagnostic : la douleur atroce des tabétiques est significative ; celle
de l'ulcère et particulièrement des ulcères anciens, térébrants, avec
adhérences aux organes voisins, périgastrite, est également très
spéciale. Chez les hystériques la douleur s'accompagne d'agitation,
de cris, de pleurs, de sensations de strangulation, se termine
souvent par une crise convulsive ou une crise aérophagique ; il
existe une zone hystérogène au niveau du creux épigastrique.

Ces cas mis à part, l'intensité de la douleur ne peut pas toujours
préjuger la nature de la cause ; elle indique avant tout l'état nerveux du sujet.

L'*horaire* des douleurs donne d'utiles indications pour le diagnostic. Certaines douleurs gastriques se produisent indifféremment
à jeun, immédiatement avant les repas ou longtemps après ; ces
douleurs à horaire variable sont communes à la plupart des dyspepsies banales, elles traduisent seulement un état d'hyperesthésie
permanente du plexus solaire, ainsi que l'indique l'exploration de
sa sensibilité au moyen de l'esthésiomètre, hyperesthésie entretenue
par la prédisposition nerveuse, les causes morales ; elles sont particulièrement fréquentes dans la gastrite alcoolique ou médicamenteuse ; ne sont pas calmées par les aliments comme les douleurs
tardives ; mais s'atténuent au contraire quand l'état nerveux s'améliore. Les douleurs tardives se produisent à longue distance du repas,
quatre à cinq heures en moyenne ; il existe une crise constante à la
fin de l'après-midi et parfois une deuxième crise entre minuit et
deux heures du matin ; elles sont habituellement calmées par l'ingestion de lait, d'un aliment léger, voire même d'une simple infusion ; par les alcalins, le bismuth ; contrairement à l'opinion longtemps admise qui les attribuait à l'hyperacidité constatée habituellement, on tend aujourd'hui à les mettre sur le compte d'un
spasme réflexe ; il s'agit de douleurs « musculaires », comme le sont,
sans nul doute celles qui existent dans la dilatation myasthénique,
dans l'aérophagie (distension gazeuse) ; d'ailleurs après gastro-

entérostomie, la douleur tardive des ulcéreux disparaît, alors que l'hyperchlorhydrie persiste.

Ces douleurs tardives, bien que très fréquentes au cours de l'ulcère, ne lui sont pas exclusives; on peut les observer dans la gastrite alcoolique ou médicamenteuse, parfois au cours d'affections extra-gastriques : appendicite chronique, ptose, lithiase biliaire, affections utéro-ovariennes, etc.

Les *causes provocatrices* communes à toutes les douleurs sont les irritations alimentaires (repas copieux, mets épicés, etc.), l'alcool, les irritations médicamenteuses, les préoccupations, les émotions, le surmenage.

Trois questions se posent, en présence d'un malade qui « souffre de l'estomac ». S'agit-il d'une douleur gastrique, d'une algie nerveuse, d'une douleur de cause extra-gastrique ?

DOULEURS D'ORIGINE GASTRIQUE

Il n'existe pas de signes absolus ni de signes isolés ; c'est sur un ensemble de faits que s'établit la preuve : le malade a un passé dyspeptique indiscutable; il accuse les troubles habituels des dyspepsies : modifications de l'appétit, renvois, ballonnement, etc. ; les douleurs se sont installées lentement, ont été d'abord peu accusées, intermittentes. On peut relever les causes habituelles des dyspepsies

Il s'agit de déterminer la nature de la gastropathie; il a été indiqué plus haut que toute gastropathie pouvait devenir douloureuse sous diverses influences ; il n'en est pas moins vrai que chez un dyspeptique sujet à des douleurs vives, soit répétées, soit survenant sous forme de paroxysmes, séparés par des intervalles de calme relatif, il faut d'abord penser à l'*hyperchlorhydrie simple* ou à l'*ulcère* et procéder aux examens de contrôle déjà mentionnés. La douleur paroxystique, à caractère tardif, est spéciale à l'ulcère ou à l'ulcéro-cancer juxta-pylorique; la douleur continue, violente à l'ulcère ancien, térébrant, aux malades qui ont derrière eux un long passé de troubles déjà attribués à l'ulcère.

La douleur est relativement rare dans le *cancer*, particulièrement fréquente dans l'ulcéro-cancer.

Les *sténoses* peuvent s'accompagner de douleurs à caractère tardif, souvent suivies des vomissements caractéristiques.

Si l'on ne peut incriminer aucune de ces affections on recherchera si le sujet n'est pas atteint de *gastrite alcoolique ;* qu'à défaut de

renseignements donnés par le malade sur ses habitudes, on pourra
constater en tenant compte du faciès spécial, de la trémulation des
mains, des crampes, des cauchemars ; s'il ne présente pas les symptômes d'une gastrite médicamenteuse (arsenic, mercure, iodure,
antipyrine, etc.).

Chez certains malades l'*atepsie* aboutissant d'une très ancienne
dyspepsie peut s'accompagner de douleurs intenses, bien propres à
égarer le clinicien.

L'*aérophagie* peut s'accompagner de douleurs; la coïncidence
avec les éructations en série contribue à mettre sur la voie du
diagnostic.

GASTRALGIE ESSENTIELLE

On a contesté l'existence de la gastralgie, indépendamment
de toute lésion gastrique, de tout état dyspeptique antérieur. En
fait, particulièrement chez les hystériques, il faut toujours se méfier
de la coexistence d'une affection gastrique dissimulée, particulièrement d'un ulcère. Cependant on ne peut nier a priori l'existence des
algies viscérales que l'on observe si souvent chez les neurasthéniques, certains psychopathes. Nul ne songe à nier l'angine de
poitrine névropathique et à la mettre sur le compte d'une affection
cardiaque. D'ailleurs on observe très fréquemment des malades
qui accusent des douleurs gastriques intenses lesquelles cessent
dès que leur système nerveux est mis au repos.

Ce qu'il faut retenir pratiquement c'est la nécessité d'un examen
méthodique et complet (examen de suc gastrique, radioscopique,
recherche des hémorragies occultes) avant de conclure à l'existence
d'une gastralgie « sine materia ». On conçoit l'importance d'un diagnostic exact, pour l'orientation du traitement. La constatation
de battements de l'aorte abdominale, la coexistence d'autres
algies, comme la fausse angine de poitrine mentionnée plus haut,
constituent d'utiles jalons pour le diagnostic.

DOULEURS D'ORIGINE EXTRA GASTRIQUE

Les *ptoses*, l'*appendicite chronique*, la *lithiase biliaire*, les *affections utéro-ovariennes* donnent lieu à des douleurs gastriques avec
hyperesthésie du plexus solaire ; l'appendicite chronique et la
lithiase provoquent souvent des douleurs à horaire tardif. Dans ces
cas le diagnostic repose également sur un ensemble de circonstances

et de constatations. Lorsque l'interrogatoire a révélé certaines anomalies dans l'apparition des douleurs, leur indépendance absolue ou relative de l'alimentation et des autres causes d'excitation stomacale, on est conduit à explorer attentivement l'abdomen et, suivant les cas, on pourra constater la corde colique, le déplacement du rein, un appendice douloureux, une vésicule biliaire sensible à la pression, un utérus en rétroversion. Ce qui complique le diagnostic c'est la coexistence fréquente des troubles nerveux dus à la mise en jeu du sympathique. Une erreur souvent commise, mais due à ce que les examens sont superficiels, consiste à traiter les malades comme de simples nerveux.

TRAITEMENT

Le *traitement* de la douleur comporte plusieurs indications : la *suppression de la cause* est évidemment l'indication essentielle et la plus urgente ; il faut donc traiter l'ulcère, la gastrite par les moyens appropriés ; relever les organes ptosés ; supprimer l'appendice ; traiter médicalement et parfois par la cholécystostomie la lithiase biliaire, remédier aux déviations utérines, etc. ; mais le traitement de la cause, quand il est médical, ne donne pas de résultats immédiats, il faut donc soulager les malades et c'est dans ces cas que l'on est autorisé à employer, avec discrétion, les calmants de la douleur : opium et notamment codéine, pantopon, belladone, jusquiame, cocaïne, chanvre indien, etc. On n'aura recours à la morphine qu'en dernier ressort, car la morphinomanie guette ceux qui ont des douleurs chroniques ; cependant chez les malades atteints d'ulcère chronique, il est parfois nécessaire d'y avoir recours, en raison de l'intensité des souffrances.

Une deuxième indication est la mise à l'écart des *causes provocatrices :* il est donc toujours indiqué de prescrire un régime rationnel, souvent d'instituer le régime lacté exclusif (le régime du lait écrémé, prolongé pendant plusieurs semaines peut triompher de la gastralgie rebelle des lithiasiques atteints de lithiase vésiculaire) ; de supprimer toutes médication irritante, enfin d'éloigner toutes les causes d'excitation d'ordre nerveux.

Le traitement de l'état nerveux est particulièrement nécessaire dans les cas de dyspepsie banale chez les névropathes, dans la dyspepsie des alcooliques ; il doit être prépondérant contre les douleurs que l'on peut considérer comme des gastralgies essentielles.

B. CRISES GASTRIQUES

On réserve le nom de crises gastriques à des paroxysmes caractérisés par des douleurs intenses, souvent accompagnés de vomissements incoercibles, à début et à terminaison également brusques. Dans l'intervalle de ces crises, les malades n'accusent pas, en général, de troubles gastriques caractérisés; par contre, ils présentent les symptômes de l'une des affections qui peuvent leur donner naissance : affections du système nerveux central le plus souvent, ou névroses, parfois affections des organes abdominaux agissant par voie réflexe, plus rarement affections diverses dont l'influence pathogénique est encore obscure.

La cause de beaucoup la plus fréquente est le *tabes* ; c'est cette maladie qu'il faut tout d'abord rechercher; beaucoup plus rarement la *paralysie générale*, la *sclérose en plaques* ou la *maladie de Basedow*.

Parmi les affections abdominales il convient de citer la *lithiase biliaire* ou *rénale*, le *rein mobile*, la *hernie de la ligne blanche*, l'*helminthiase*, les *affections utéro-ovariennes*, le *varicocèle* douloureux, etc.

On a encore incriminé le *saturnisme*, le *paludisme*, l'*intoxication tabagique*, le *diabète*, la *maladie d'Addison*.

La crise gastrique tabétique débute avec une soudaineté caractéristique. La douleur violente, atroce, a son maximum au creux épigastrique et présente des irradiations multiples, dans le dos, à la base du thorax (sensation d'étau) ; elle peut être lancinante, térébrante et dure plusieurs jours avec des accalmies relatives.

A la douleur s'associent les vomissements, d'abord alimentaires, puis muqueux ou bilieux. Le malade tourmenté par la soif rend l'eau qu'il tente d'absorber ; aussi les urines deviennent-elles rares.

A ces manifestations locales de la crise s'ajoute une dépression qui s'explique aisément par l'intensité des douleurs, l'inanition, l'insomnie et l'état nerveux particulier aux tabétiques.

Le tableau est modifié parfois par l'association de gastralgie hystérique; on reconnaitra l'intervention de l'hystérie à la mise en scène préparée par les malades, à l'exagération des symptômes, dès que l'on s'occupe d'eux, etc.

La crise, après plusieurs jours de durée, cesse avec la même brusquerie qu'elle a débuté ; ce n'est pas sans quelque étonnement que l'on voit manger avec appétit et digérer normalement un bon repas, tel malade qui quelques heures auparavant ne pouvait absorber une gorgée d'eau.

Contrairement à l'opinion émise il y a quelques années l'hyperchlorhydrie n'est rien moins que constante au cours de la crise ; en réalité chaque malade présente les variations du chimisme correspondant à l'état de sa muqueuse ; aussi les alcalins ne soulagent-ils que ceux chez qui existe l'hyperchlorhydrie.

Une opinion plus conforme à la réalité est celle qui considère les crises comme plus fréquentes chez les anciens dyspeptiques ou les tabétiques devenus gastropathes à la suite d'absorption prolongée de médicaments irritants, notamment de mercure et d'iodure.

Le diagnostic est des plus faciles quand la crise survient chez un tabétique reconnu ; plus malaisé si la crise, ce qui arrive parfois, est révélatrice d'un tabes fruste. Néanmoins l'examen méthodique du système nerveux qui s'impose en toute occurrence, la constatation de l'abolition des réflexes, du signe d'Argyll-Robertson, etc... ne peuvent laisser le doute subsister longtemps. On ne peut confondre la crise tabétique avec les douleurs de l'ulcère simple juxtapylorique, avec la migraine accompagnée de vomissements hyperacides (gastroxynsis de Rossbach, etc...) avec les crises gastriques dues aux autres causes indiquées plus haut.

TRAITEMENT

Le *traitement* de ces dernières ne comporte d'autre indication que celle de la suppression de la cause ; en cas de paludisme les crises gastriques reviennent périodiquement et sont justiciables de la *quinine*.

Contre les crises du tabes la *morphine* en injections, l'*antipyrine* en lavements sont les seuls moyens à employer pour le soulagement des malades, qui seront maintenus à la diète lactée si toutefois ils peuvent tolérer par moment quelques aliments. Dans l'intervalle on instituera le *traitement spécifique* et l'on ne négligera pas de traiter la dyspepsie antérieure, quand celle-ci est en cause.

CONSULTATION

I GASTRITE CHRONIQUE, AVEC DOULEURS CHEZ UN NÉVROPATHE

1º Régime lacté exclusif pendant quelques jours, puis retour graduel au régime mixte, par étapes successives, le second régime comportant le lait, les bouillies, les œufs mollets, les pâtes, les gâteaux de riz ou de semoule, les crèmes, etc.

2° Repos relatif ou absolu ; parfois repos au lit. Séjour à la campagne, éloignement de toutes les causes d'excitation ou de dépression d'ordre nerveux.

3° Applications sur l'estomac de compresses humides chaudes ou froides ; pulvérisations d'éther.

4° Prendre avant chaque repas une cuillerée à soupe de :

Chlorhydrate de cocaïne . .	} ãã 0 gr. 05
Codéine	}
Eau de chaux	160 gr.
Eau chloroformée	40 gr.

ou XX gouttes de :

Dionine	0 gr. 20
Eau distillée de laurier-cerise.	20 gr.

ou X à XV gouttes de :

Teinture de coca	} ãã 10 gr.
Teinture de belladone . . .	}

ou V gouttes de :

Stovaïne	0 gr. 30
Sulfate neutre d'atropine . .	5 milligrammes
Eau chloroformée	10 gr.

ou l'un des cachets :

Carbonate de bismuth . . .	0 gr. 75
Magnésie hydratée	0 gr. 25
Poudre d'opium brut . . .	0 gr. 02
Poudre de racine de belladone	0 gr. 01

pour un cachet.

5° Le soir, en se couchant, en lavement avec la poire, l'un des paquets :

Bromure de potassium . . .	1 gr. 50

pour un paquet.

SPASMES DE L'ESTOMAC

Sous le nom d'hyperkinésie gastrique, de chorée de l'estomac, sous celui plus simple et plus compréhensif de spasme on a décrit un syndrome essentiellement caractérisé par des contractions fréquentes, très accusées et désordonnées de l'estomac.

Considéré comme rare, probablement parce que le diagnostic n'en est pas toujours porté, le syndrome est en réalité assez fréquent.

SYMPTOMES

Les *symptômes* qui le révèlent : *douleurs spontanées, parfois provoquées par la pression, éructations* ne sont nullement caractéristiques. L'examen radioscopique seul donne la clef des accidents : il montre des *mouvements péristaltiques et antipéristaltiques désordonnés* qui modifient à tout instant la forme et le calibre de l'estomac, des spasmes localisés au cardia ou à la région pylorique.

CAUSES

Les *causes* en sont obscures ; on a invoqué la *neurasthénie*, le *tabagisme*, le *saturnisme*, l'*artério-sclérose*. Il faut surtout invoquer la *prédisposition nerveuse ;* en tout cas le spasme parait indépendant de toute affection organique et même de tout trouble chimique. Les relations avec l'*aérophagie* sont d'interprétation malaisée ; s'agit-il de deux effets de la même cause, l'aérophagie peut-elle provoquer le spasme ; en est-elle la conséquence ? autant de questions auxquelles il m'est difficile de répondre.

Le plus souvent le gastro-spasme est confondu avec l'ulcère, mais l'échec du traitement doit donner l'éveil et conduire à pratiquer plusieurs examens radioscopiques.

Avant de conclure à un spasme nerveux primitif, il est indispensable de s'entourer de tous les renseignements et d'avoir recours à tous les examens permettant d'éliminer les causes locales ou les causes réflexes de spasme, qui sont de beaucoup les plus fréquentes:

Le spasme peut être la conséquence d'une *gastrite* et surtout de l'*ulcère*, parfois de la *sténose*, plus rarement d'une *périgastrite*, de *ptose*. Il peut être déterminé par la *lithiase biliaire* (diagnostic des plus difficiles dans les formes larvées) et surtout par l'*appendicite chronique*.

Le spasme peut siéger au pylore, alors que l'ulcère en est éloigné ; il est fréquemment médio-gastrique ; l'existence d'un point douloureux fixe est une preuve importante de l'existence d'un ulcère, plusconstante en tout cas que celle de la tache due à l'imprégnation de l'exulcération par le bismuth. Le spasme de l'ulcère est permanent et donne lieu à une fausse biloculation.

TRAITEMENT

Le *traitement* consiste dans l'emploi de la *belladone* ou de l'*atropine*, des *applications locales calmantes* et des *moyens généraux* propres à modifier l'état névropathique.

CONSULTATION

1º Alimentation mixte d'où devront être exclus tous les aliments ou assaisonnements susceptibles d'irriter l'estomac, les épices, les hors-d'œuvre, les sauces, etc. ; ainsi que les boissons alcoolisées.

Infusions chaudes après les repas.

2º Hydrothérapie tiède avec douche en pluie sur la région épigastrique.

Pendant la nuit application du maillot humide chaud ou d'un sac à eau chaude, d'une bouillote incurvée.

3º Vie calme et régulière ; éviter toutes les causes générales d'excitation, de surmenage, etc. Manger lentement et mâcher avec soin.

4º Prendre au début de chaque repas VIII à X gouttes de :

> Teinture de belladone. .

ou un granule de :

> Sulfate neutre d'atropine. . . un quart de milligramme

5º Prendre en se couchant, en lavement avec la poire, l'un des paquets :

> Bromure de potassium . 1 gr. 50

pour un paquet.

Ajouter une cuillerée à café de :

> Extrait fluide de valériane

ANOREXIE

Il s'agit d'un symptôme qui préoccupe vivement ceux qui l'éprouvent, bien que fréquemment l'anorexie soit dépourvue de signification fâcheuse. Pour la combattre efficacement, il importe de savoir qu'habituellement elle est plutôt l'indice d'une modification de l'état général, d'une intoxication que d'une lésion grave ou irrémédiable de l'estomac. En d'autres termes l'anorexie, dans la majorité des cas, est surtout justiciable d'un traitement général hygiénique. Il y a lieu d'ailleurs de distinguer les anorexies passagères des anorexies permanentes :

ANOREXIE PASSAGÈRE

L'*anorexie passagère* s'observe à la suite d'un *embarras gastrique* causé par des abus alimentaires, de *l'abus du tabac*, d'un *choc nerveux* (émotion), d'une *maladie fébrile*, telle que grippe, angine, etc. L'anorexie liée à une maladie fébrile peut cependant persister, résister au changement d'air, à l'emploi des toniques ; elle dénote dans ces cas une atteinte grave, une intoxication profonde dont l'organisme gardera les traces pendant longtemps (grippe). D'autre part l'anorexie fait parfois défaut chez des malades atteints d'une fièvre dont la cause n'est pas encore nettement déterminée ; la tuberculose fébrile est souvent compatible avec la conservation de l'appétit ; aussi la coïncidence d'un état fébrile avec maintien de la sensation de faim conduit-elle à soupçonner l'existence de tuberculose.

ANOREXIES PERMANENTES

Les *anorexies permanentes* méritent d'arrêter plus longtemps. Elles peuvent être dues :

A une gastropathie ; au cancer de l'estomac ; à une intoxication chronique, à une maladie générale ; à une influence nerveuse.

L'anorexie des dyspeptiques est surtout fréquente dans la *gastrite hypopeptique* ou *l'apepsie* ; elle coïncide avec les autres symptômes locaux tels qu'état nauséeux, renvois, etc. ; la langue est habituellement saburrale.

D'autre part elle est fréquente dans les cas d'*atonie gastro-intestinale* ; à la lenteur de l'évacuation correspond l'absence d'appétit ;

cependant certains malades qui en sont atteints s'alimentent suffisamment, malgré que la sensation de faim fasse défaut.

On sait que l'anorexie est un symptôme habituel et précoce du *cancer* gastrique ; le dégoût pour la viande notamment est caractéristique. Rapprochée de l'amaigrissement, de la perte des forces, de la modification du teint, elle prend une valeur séméiologique capitale, surtout quand le cancer débute chez un sujet exempt de dyspepsie antérieure. Toutefois dans certains cancers limités, l'anorexie peut faire défaut pendant longtemps, d'où une cause d'erreur.

Il est facile de constater si l'anorexie est due ou non à l'abus de *tabac*, d'*alcool*, de *morphine* ou même de certains *médicaments*, tels que le fer, le mercure, l'arsenic, l'huile de foie de morue, etc. Lorsqu'on a pu éliminer ces différentes causes on doit rechercher si une maladie générale ne peut être incriminée. La *tuberculose*, la *chlorose*, les *états anémiques*, le *paludisme*, sont faciles à dépister ; plus difficile à reconnaitre parfois est l'*azotémie* à laquelle on devra penser chez un sujet ayant dépassé la quarantaine, pâle, fatigué, sujet aux céphalées ; l'examen du sang ne devra donc pas être négligé dans les cas douteux.

En dernier ressort on devra se demander si l'anorexie est d'origine nerveuse. Il y a lieu de distinguer différents types d'*anorexie nerveuse* : celle du neurasthénique coïncidant avec les symptômes habituels de cette affection est aisée à reconnaitre ; elle subit des oscillations en rapport avec celles de l'état général et psychique du malade ; un jour l'appétit est normal ou même exagéré ; le lendemain l'anorexie reparait ; sous l'influence de moyens qui combattent l'état dépressif, de la psychothérapie, on parvient aisément à convaincre le malade de la nécessité de s'alimenter, après l'avoir persuadé qu'il n'est pas atteint d'une dyspepsie grave, d'un cancer.

L'anorexie des psychopathes est également sujette à variations ; en tout cas elle se caractérise par les phobies, les angoisses diverses qu'ils présentent, par leurs intarissables raisonnements, par la préoccupation incessante que leur suggère leur trouble mental qui rapporte à l'estomac la cause de tous leurs malaises ; par l'hérédité nerveuse habituellement surchargée de ces sujets. Elle est difficilement curable.

Quant à l'anorexie hystérique, sa note caractéristique est également donnée par l'état mental si particulier du sujet, par son obstination dans le refus de manger, son affirmation réitérée qu'il ne pâtit point de la réduction de l'alimentation, son optimisme habituel ; elle guérit, en fin de compte, car la suggestion guérit l'œuvre de l'auto-suggestion. Toutefois il existe des formes graves, rebelles qui peuvent entrainer la mort et qui ont été signalées dans un chapitre précédent (dyspepsies nerveuses).

TRAITEMENT

De ce qui vient d'être dit résulte que le *traitement* de l'anorexie comporte des indications multiples, visant surtout l'état général et l'état nerveux du sujet. Il implique donc l'emploi des *moyens physiques* et *hygiéniques*, celui de la *psychothérapie* et des autres modificateurs des troubles nerveux ; la médication locale, directe n'est de quelque utilité que dans les gastropathies primitives qui s'accompagnent d'anorexie ; encore est-elle en partie négative, nécessitant tout d'abord la *suppression des médications irritantes*, du *tabac*, c'est-à-dire des causes associées ou déterminantes.

La médication apéritive consiste dans l'emploi discret des *amers* dont l'action n'est guère contestable, mais reste limitée ; celui des *sels de soude* : bicarbonate, phosphate, chlorure de sodium qui, pris à jeun et à petites doses, provoquent l'excitation sécrétoire. Encore dans le cas d'atonie gastrique ces agents chimiques doivent-ils s'effacer devant le *massage*, la *gymnastique viscérale*, l'*hydrothérapie* qui visent le trouble moteur.

CONSULTATION

I. *ANOREXIE CHEZ LES HYPOPEPTIQUES*

1º Régime alimentaire mixte (voir la consultation consacrée au traitement de l'hypopepsie) ; képhir nº 2.

Diviser les aliments.

2º Supprimer le tabac, les boissons alcoolisées.

3º Prendre le matin, à jeun, un verre de la solution suivante :

Phosphate de soude . . .	5 grammes
Chlorure de sodium . . .	3 gr.
Eau distillée	1 litre

Ou le matin à jeun et le soir une demi-heure avant le diner, un verre d'eau de Vichy (Célestins), froide.

4° Pendant huit jours, cinq minutes avant le déjeuner et le diner, dans de l'eau XXX gouttes de la mixture suivante :

Teinture de badiane. . .⎫
Teinture de gentiane . .⎬ áá 5 grammes
Teinture de noix vomique .⎭

5° Les huit jours suivants, à la fin de chaque repas, une cuillerée à dessert de la mixture suivante :

Pepsine fluide à titre 100° . 10 grammes
Glycérine pure . . . . . 80 gr.
Eau distillée de menthe qs. p. 150 cc.

II. ANOREXIE LIÉE A L'ATONIE GASTRIQUE

1° Régime mixte, consistant en aliments très divisés : viandes moulinées, poissons sans sauces ; pâtes, riz ; pommes de terre au four ; légumes en purée ; gelées, compotes ; fromages blancs ; gâteaux de riz, de semoule, etc.

Pain grillé ou biscottes.

Réduction des boissons à un verre d'eau ou d'eau rougie ou de bière à chaque repas. Boissons abondantes (infusions ou eau), prises en abondance, trois heures au moins après le repas.

2° Gymnastique viscérale (voir le traitement des ptoses) ; massage stomacal.

3° Douches froides ou écossaises, ou enveloppement dans le drap mouillé froid.

4° Prendre le matin à jeun un verre de la solution suivante :

Chlorure de sodium . 3 grammes
Sulfate de soude . . 5 grammes
Eau distillée . . . un litre

5° Avant chaque repas un verre à bordeaux de la macération suivante :

Quassia . nara . . . . 2 grammes
Gentiane . . . . . . 5 gr.
Ecorce d'oranges amères . 5 gr.
Eau distillée . . . . . 500 gr.

ou une cuillerée à café de la mixture suivante :

Teinture de quinquina . .⎫
Teinture de gentiane . . .⎬ áá 30 grammes
Teinture de noix vomique .   3 gr

III. ANOREXIE CHEZ UNE CHLOROTIQUE

1º Repos absolu au lit.

2º Régime : lait ou kéfir ; viande crue pulpée de bœuf (tranche, culotte) ou de cheval (filet), 100-150 gr. ; œufs, pâtes, purée de pommes de terre, compotes. Pain grillé.

3º Avant chaque repas inhalations d'oxygène pendant cinq minutes.

4º Le matin à jeun ét le soir une demi-heure avant le dîner un verre de la solution suivante :

Phosphate de soude . . .	5 grammes
Bicarbonate de soude . .	3 gr.
Eau distillée	1 litre

5º Au bout de 12 à 15 jours suspendre l'emploi de cette solution et prendre au début de chaque repas l'un des cachets :

Phosphate de soude . . .	o gr. 50
Protoxalate de fer . . .	o gr. 20

pour un cachet nº 40.

IV. ANOXERIE CHEZ UN PSYCHOPATHE

1º Régime mixte habituel, en supprimant simplement les aliments indigestes : aliments gras, choux, hors-d'œuvre épicés, pâtisseries, etc.

Insister sur l'alimentation copieuse, faire un premier déjeuner composé d'une tranche de jambon ou d'un œuf, de café au lait, pain grillé et beurre.

2º Hygiène générale rigoureuse ; supprimer les toxiques (tabac), les causes d'émotivité, de surmenage nerveux ; proscrire notamment les veillées, le jeu, le travail intellectuel prolongé. Recommander un exercice régulier, la pratique modérée des sports, de la gymnastique.

3º Séjour prolongé à la montagne, de préférence dans un établissement consacré au traitement des psychonévroses ou bien à Divonne, Saujon, etc.

4º En dernier ressort, isolement.

5º Psychothérapie sous forme d'entretiens quotidiens.

6º Douches tièdes à 36º, en jet brisé.

7° Prendre matin et soir un verre de la solution suivante :

> Phosphate de soude . . 5 grammes
> Bicarbonate de soude. . 3 gr.
> Eau distillée . . . . un litre

8° En cas de dépression nerveuse persistante, injection sous-cutanée quotidienne de l'une des ampoules :

> Cacodylate de soude . . . o gr. 05
> Glycéro-phosphate de soude . o gr. 20
> Sulfate neutre de strychnine . o gr. oor milligr.
> Sérum marin. . . . . . 5 cé.

pour une ampoule n° 12.

BOULIMIE ; POLYPHAGIE

La boulimie coïncide habituellement avec la polyphagie, c'est-à-dire avec l'ingestion d'une quantité exagérée d'aliments, mais certains boulimiques sont vite rassasiés, donc ne sont pas polyphages.

Syndrome à point de départ gastrique, la boulimie est rarement d'origine gastrique. Si certains *hyperchlorhydriques* ont des fringales, des sensations douloureuses de faim, ils ne constituent qu'une minorité parmi les boulimiques. En d'autres termes, en présence d'un boulimique, il faut avant tout rechercher la cause générale qui a pu déterminer l'exagération de la faim.

La plus fréquente, la plus facile à dépister est le *diabète*, soit sucré, soit insipide.

Si le diabète peut être éliminé il faut penser à une cause non moins fréquente de boulimie : névrose (*hystérie*), psychose (*aliénation mentale*) ou maladie organique du système nerveux (*paralysie générale*). En ce qui concerne cette dernière la boulimie peut constituer un symptôme précurseur, comme beaucoup d'autres d'ailleurs, mais pour ainsi dire isolé, d'où l'indication, chez un boulimique, d'explorer avec soin les réflexes, les réactions pupillaires, etc.

Cause plus rare : la *tuberculose*. Certains tuberculeux, surtout au début, sont atteints de boulimie et cependant maigrissent, ainsi qu'Hippocrate l'avait remarqué ! Les boulimiques qui maigrissent doivent donc être, a priori, suspects de diabète ou... de tuberculose.

Chez la femme la *grossesse* est une cause que l'on ne négligera pas de chercher ; de même, chez les enfants, l'*helminthiase*.

CONSULTATION

BOULIMIE CHEZ UN HYPERCHLORHYDRIQUE NERVEUX

1º Régime mixte (1). Au moment des crises de fringale prendre une tasse de lait.

2º Immédiatement après prendre l'un des paquets :

> Magnésie hydratée. . 1 gr.
> Craie préparée . . 1 gr. 50
> Carbonate de bismuth. 1 gr.
> Codéine . .   .   . un centigramme

pour un paquet.

3º Prendre avant chaque repas VI gouttes de :

> Teinture de belladone. .   . 4 gr.
> Teinture thébaïque .   .   . 2 gr.

TYMPANISME ; AÉROPHAGIE ; FERMENTATIONS GASTRIQUES

Ces trois termes ne sont pas synonymes ; mais le tympanisme étant la conséquence de l'aérophagie ou de la production de gaz de fermentation et, d'autre part, l'aérophagie et les fermentations pouvant coïncider, il est logique de les réunir dans le même chapitre.

I. TYMPANISME

Le tympanisme résulte de la distension de l'estomac par l'air atmosphérique dégluti ou par les gaz auxquels donnent lieu les fermentations ; la première cause est de beaucoup la plus fréquente et la distension de l'estomac provoquée par l'aérophagie est beaucoup plus marquée, entraîne des troubles plus accentués que la distension due aux fermentations.

En tout cas l'ancienne *dyspepsie flatulente doit être rattachée à l'aérophagie dans la majorité des cas.*

---

1 Voir les consultations consacrées au traitement de l'hyperchlorhydrie.

Les malades atteints de tympanisme accusent une sensation pénible de distension, calmée momentanément par les éructations, mais se reproduisant à la suite de nouvelles déglutitions d'air atmosphérique ou de production nouvelle de gaz dans l'estomac.

Le tympanisme, en refoulant le diaphragme et par conséquent les poumons, le cœur détermine de la dyspnée, des palpitations, de 'angoisse cardiaque qui, chez les emphysémateux, les cardiaques, peut être l'occasion de désordres graves.

On constate une voussure de la paroi épigastrique, qui donne à la percussion un son tympanique.

II. AÉROPHAGIE

L'aérophagie ou déglutition d'air qui est ensuite expulsé, soit immédiatement, soit au bout d'un certain temps, englobe, ainsi qu'il a été dit, la majeure partie des cas rangés sous l'ancienne étiquette de dyspepsie flatulente, alors qu'on attribuait la flatulence aux fermentations gazeuses ; c'est un symptôme banal que l'on observe chez la plupart des dyspeptiques, tout au moins dans sa forme habituelle. Dans certains cas l'aérophagie revêt des allures spéciales ; sa forme « bruyante » est due à l'intervention de la prédisposition névropathique.

La manifestation apparente de l'aérophagie est *l'éructation en série ;* mais l'éructation est précédée de la *déglutition d'air* qu'il est facile de constater en auscultant le malade à chaque effort qu'il fait pour éructer ou en l'examinant sous l'écran, qui montre une « *poche d'air* » très volumineuse, s'agrandissant à la suite de chaque déglutition d'air.

Le malade éructe pour se soulager, pour faire cesser la sensation plus ou moins pénible de pesanteur qu'il ressent ; en réalité à chaque effort qu'il fait il avale de l'air et il se produit une sorte de cercle vicieux, la distension de l'estomac par l'air dégluti provoquant de nouveaux efforts. Peu à peu, surtout chez les nerveux, se développe ainsi un tic inconscient que le malade n'est plus en mesure de maitriser.

L'air expulsé peut être rejeté presque immédiatement ; mais souvent aussi il *s'accumule dans l'estomac* où il séjourne un temps variable, il en résulte une distension excessive d'où la production de troubles locaux et de troubles à distance : *douleurs,* parfois *vomissements partiels ; essoufflement, palpitations, agitation, anxiété* (ces derniers symptômes particuliers aux névropathes).

L'aérophagie s'observe surtout chez les malades atteints d'*atonie gastrique* par myasthénie primitive ou consécutive à la neurasthénie; chez les *hyperchlorhydriques*, et a été attribuée dans ce cas à la sialorrhée fréquente chez ces malades qui sont d'ailleurs souvent des nerveux; mais l'intervention de la sialophagie n'est pas aussi fréquente que certains auteurs l'ont prétendu.

AÉROPHAGIE DISCRÈTE

On peut distinguer d'abord l'*aérophagie discrète* des dyspeptiques qui se borne à quelques éructations se produisant en série pendant la période digestive, parfois au moment des douleurs tardives.

AÉROPHAGIE DES NERVEUX

L'aérophagie intense des nerveux, se produisant par crises d'une durée parfois fort longue, à n'importe quel moment de la journée, crises qui laissent les malades en état d'épuisement et déterminent les troubles signalés plus haut. Chez les hystériques l'éructation prend le masque de toutes les manifestations de l'hystérie, elle se produit sous forme de « détonations » interminables; on constate chez eux une zone hystérogène au niveau du plexus solaire, zone dont la pression déclenche la crise aérophagique. Le neurasthénique a la phobie des gaz; aussi la crise d'éructation s'accompagne-t-elle chez lui d'angoisse et de troubles réflexes divers. En ce qui concerne les *modalités du tic* il y a lieu de distinguer les *cas où l'air dégluti ne peut franchir le cardia* fermé par un spasme, ce qui détermine une gêne très pénible puisque l'estomac ne peut se débarrasser des gaz qui le distendent; d'autre part, les *cas où les gaz franchissent le pylore*, d'où tympanite excessive, douleurs abdominales dues à l'aérocolie également constatable sous l'écran et finalement expulsion bruyante et répétée de gaz par l'anus.

Chez l'adulte le diagnostic ne comporte aucune difficulté; cependant chez un malade vu pour la première fois et qui appelle surtout l'attention sur son asthme, son angine de poitrine, une méprise passagère pourrait être commise.

On reconnaît l'aérophagie à ce fait que les éructations se produisent en « série », à ce qu'elles se produisent souvent le matin à jeun, à l'absence d'odeur des gaz; les vomissements liés à l'aérophagie se distinguent par ce fait qu'ils sont toujours précédés d'éructations et ne ramènent qu'une partie des aliments ingérés;

ils sont, en ce sens, comparables aux régurgitations alimentaires des mérycoles.

AÉROPHAGIE DE L'ENFANT

Chez l'*enfant* l'aérophagie est difficile à dépister. Elle se traduit par des éructations plus fréquentes que de coutume et surtout par des vomissements dont la répétition peut amener une dénutrition rapide; l'examen radioscopique facilite le diagnostic.

TRAITEMENT

Le *traitement* de l'aérophagie comprend le *traitement de l'état dyspeptique, celui du terrain nerveux*, enfin le *traitement du tic*.

La rééducation du tiqueur n'est pas aisée ; on peut démontrer au malade qu'il avale de l'air en plaçant entre ses dents un bouchon, ce qui supprime la déglutition d'air et par suite les éructations ; c'est là d'ailleurs un procédé de traitement du tic qui a été proposé, mais dont l'application n'est guère pratique, non plus que celle du procédé de la cravate, consistant à exercer une certaine constriction sur le cou au moyen d'un ruban.

L'aérophagie est surtout rebelle parce qu'elle se développe sur un terrain nerveux souvent difficile à modifier ; certains tiqueurs, véritables dégénérés, sont inaccessibles à toute psychothérapie.

Il convient de ne pas oublier, si l'on se trouve dans la nécessité de faire subir une opération à un aérophage, que cette catégorie de malades est particulièrement exposée à la dilatation aiguë de l'estomac post-opératoire.

Chez l'enfant le traitement consiste principalement dans la *réglementation des tétées*, en ce qui concerne leur nombre, leurs intervalles, la quantité de lait à faire absorber à chaque tétée, l'aérophagie étant surtout fréquente chez les enfants nourris au sein. Les enfants voraces qui vident le sein en quelques instants étant particulièrement prédisposés à l'aérophagie, on doit les retirer fréquemment du sein pour que la tétée puisse s'effectuer dans un délai normal. On a constaté qu'il y a intérêt tantôt à multiplier les tétées, tantôt à les espacer ; c'est par tâtonnements que l'on est conduit à adopter l'une ou l'autre pratique.

III. FERMENTATIONS

L'aérophagie ne doit pas faire perdre de vue les fermentations.

L'estomac contient de façon constante un nombre considérable de germes susceptibles de donner lieu à des gaz de fermentation : acide carbonique, hydrogène, carbures d'hydrogène, hydrogène sulfuré, etc. ; cependant à l'état normal les fermentations sont négligeables.

En réalité les fermentations ne prennent de l'importance que dans des conditions déterminées dont la principale est le retard de l'évacuation.

On peut constater des fermentations dans les cas de *dilatation myasthénique* très accentuée, mais elles sont surtout prédominantes dans les cas de *stase*, ce qui s'explique fort bien, puisque les agents de la fermentation trouvent dans le milieu gastrique stagnant des conditions toutes spéciales qui facilitent leur développement. Le type sécrétoire n'a pas l'influence qu'on lui attribuait autrefois ; on constate des fermentations aussi bien chez les hyperchlorhydriques que chez des hypopeptiques, ce qui rend contestable la théorie attribuant à l'acide chlorhydrique un pouvoir antifermentescible.

On ne peut contester par contre le rôle, tout au moins accessoire, de l'alimentation. Des *repas copieux* favorisent la stagnation des aliments, empêchent l'action du suc gastrique sur la masse alimentaire et par conséquent permettent aux bactéries de la fermentation d'entrer en scène. Il en est de même des *aliments absorbés précipitamment, insuffisamment mastiqués*. Enfin, certains *aliments en voie de fermentation* comme le gibier, les viandes de conserve, les fromages continuent à fermenter une fois introduits dans l'estomac. Il n'est pas jusqu'au lait qui ne puisse chez certains malades, à estomac atone et dilaté, donner lieu à des fermentations. L'absorption du lait est suivie d'un ballonnement excessif de l'estomac, d'éructations odorantes, d'aigreurs, parfois de diarrhée fétide...

SYMPTOMES

Chez les malades qui ne présentent pas de stase les *symptômes* attribués aux fermentations sont peu accusés ; il existe du *ballonnement*, des *douleurs* modérées, quelques *brûlures*, des *éructations* tardives ; on a mis également sur le compte des fermentations certaines dermatoses : eczéma, urticaire, etc...

Le *vomissement* est un moyen de défense de l'organisme qui met un terme à l'intoxication de certains malades, intoxication accompagnée de sueurs froides, de céphalée, vertiges, d'une dépression subite.

Dans les cas de stase les douleurs, le pyrosis sont beaucoup plus marqués ; en raison de la grande quantité de gaz qui se produisent les éructations sont fréquentes ; les gaz émis ont une odeur acide ou fétide.

Certains gaz composés en partie d'hydrogène, de carbure d'hydrogène peuvent s'enflammer spontanément au contact d'une cigarette, d'une source de lumière... Les vomissements ou le lavage de l'estomac atténuent temporairement les différents malaises. On a mis sur le compte des fermentations les accidents graves qui peuvent survenir chez les malades atteints de sténoses serrées du pylore, c'est-à-dire la *tétanie* et le *coma*.

On peut voir survenir des contractures douloureuses limitées aux extrémités digitales des mains et des pieds. Quand le doigt et le pouce s'opposent, la main prend l'attitude de la main de l'accoucheur qui s'apprête à pénétrer dans le vagin (Trousseau) ; les contractures peuvent, d'autre part, être généralisées ; le tableau rappelle celui du tétanos. En même temps que ces contractures généralisées, les malades ont des vomissements incessants, une prostration profonde. Le coma en est la terminaison.

Certains malades tombent d'emblée dans le coma, présentant une respiration du type Cheyne-Stokes, de la contracture des pupilles, etc.

L'haleine exhale fréquemment une odeur acétonique.

TRAITEMENT

Dans les fermentations sans stase, le *traitement* consiste surtout dans la prescription d'un *régime* d'où doivent être exclus les aliments fermentescibles : conserves, gibier, charcuterie, fromages, le lait, les graisses, le pain frais et comprenant surtout des végétaux, légumes verts et farineux (à l'exclusion toutefois de certaines légumineuses comme les pois et les haricots). Il faut recommander de plus de faire des repas peu copieux, de diviser avec soin les divers aliments (hachis de viande, purées de légumes) et de mastiquer longuement.

Les boissons chaudes favorisent l'évacuation de l'estomac, ainsi que la *strychnine* à petites doses.

Le *charbon*, le *peroxyde de magnésium*, le *fluorure d'ammonium*, etc. peuvent être prescrits, à titre d'antifermentescibles ; l'usage répété des *purgatifs salins* présente une utilité incontestable. Dans les fermentations avec stase le régime doit comprendre surtout le lait écrémé, les potages au lait, le riz très cuit, les pâtes, les gelées de fruits ; quant aux œufs ils sont plus ou moins supportés.

Tout traitement pharmaceutique est illusoire ; seuls les *lavages de l'estomac* que l'on pratiquera avec une solution de salicylate de soude à 2 p. 1.000, mais que l'on espacera, à raison de 2 par semaine en moyenne, après une série de 5 ou 6 lavages quotidiens, apporteront quelque soulagement.

CONSULTATION

I. AÉROPHAGIE « DISCRÈTE »

a) CHEZ UN GASTROPATHE AVEC ATONIE GASTRIQUE

1º Régime alimentaire mixte, dit d'exclusion, comportant la suppression des sauces, des graisses, des épices, des hors-d'œuvre, du foie gras, du gibier faisandé, des choux, des pois et haricots secs, du cresson, des fromages fermentés, le tamisage des légumes verts et des farineux, enfin la réduction des boissons au cours des repas.

2º Prendre le matin à jeun dans un verre d'eau chaude une cuillerée à café de la poudre suivante :

> Phosphate de soude anhydre.
> Citrate de soude. . . . . } āā P. E.
> Sulfate de soude. . . . . }

3º Après le repas :

> Eau chloroformée . . . . . } āā P. E.
> Eau distillée de fleurs d'oranger. }

plusieurs cuillerées.

4º Massage quotidien de l'estomac.

b) CHEZ UN HYPERCHLORHYDRIQUE

1º Régime variable suivant l'intensité de l'hyperchlorhydrie : au début régime lacté absolu ; puis régime composé de laitage, œufs, pâtes, gelées de fruits.

2º Prendre deux fois par jour le matin à jeun et le soir avant le dernier repas l'un des paquets :

> Carbonate de bismuth . . . . . 10 grammes

pour un paquet.

3º Après amélioration, prendre après chaque repas l'un des paquets :

> Carbonate de bismuth . . . . . . 2 gr.
> Magnésie hydratée . . . . 1 gr.

4º Et avant chaque repas l'une des pilules :

> Extrait de belladone . . . . . ⎫
> Poudre de racine de belladone . ⎬ à un centigramme

pour une pilule.

II. AÉROPHAGIE DES GRANDS NERVEUX

1º *Régime mixte.*

2º Tenir la bouche ouverte au moment de la crise aérophagique.

3º Interposer un bouchon entre les dents ou exercer une légère compression au niveau du cartilage thyroïde au moyen d'un ruban serré.

4º Prendre chaque jour une douche tiède à 36º, en jet brisé.

III. DYSPEPSIES AVEC FERMENTATIONS

1º Régime composé de potages aux légumes, viandes braisées, rôties, bien cuites et bien divisées (écarter les viandes grasses telles que celle du mouton) ; poissons (sauf thon, saumon, maquereau, alose) arrosés de jus de citron ; œufs très frais pommes de terre, riz, nouilles fraîches, préparées sans œufs, châtaignes en purée ; légumes verts (sauf choux, choux-fleurs), fromages blancs ; fruits (sauf noix, amandes), gâteaux de riz, de semoule, crèmes cuites (s'abstenir de gâteaux à la crème, petits fours, bonbons). Pain grillé ou biscottes.

Boire de l'eau pure, de l'eau coupée de vin vieux ou de l'eau chaude additionnée de jus de citron ou d'une cuillerée à café de cognac.

2º Massage quotidien de l'estomac.

3º Prendre chaque matin un verre d'eau de Châtel-Guyon, remplacé tous les quatre ou cinq jours par un verre d'eau tiédie additionnée de 10 ou 15 gr. de sulfate de soude.

4º Prendre au début de chaque repas l'un des cachets :

a)
Charbon pulvérisé. . . . . . . o gr. 50
Magnésie calcinée . . . . o gr. 25
Poudre de noix vomique pulvérisée o gr. 02

pour un cachet.

ou

b)
Poudre de charbon . . . . o gr. 50
Peroxyde de magnésium . . . o gr. 25

5º Après le repas dans un demi-verre d'eau une cuillerée à soupe de la solution suivante :

Acide chlorhydrique officinal. . . . 2 grammes
Alcoolature d'oranges . . . . . . 10 gr.
Eau chloroformée . . . . 200 gr.

MÉRYCISME

Comme les aérophages, les mérycoles sont des dyspeptiques et... des nerveux ; sans l'intervention du terrain névropathique la dyspepsie ne crée pas le mérycisme.

Celui-ci peut se produire dans toute gastropathie, quel qu'en soit le type chimique, quels que soient les troubles moteurs concomitants ; mais, toujours, on retrouve une hérédité nerveuse chargée, souvent même le mérycole est un dégénéré.

Comme dans l'aérophagie la rumination est précédée d'une sensation douloureuse ou pénible qui incite le sujet à ramener dans sa bouche, puis à rejeter les parcelles alimentaires ; il s'agit donc d'un tic, moins facile à guérir par la rééducation que l'aérophagie.

CONSULTATION

1º Régime mixte ; manger avec lenteur et mastiquer avec grand soin.

Respirer largement au moment où se produit le mouvement de rumination.

2º Prendre chaque jour une douche tiède à 36º.

3º Au début de chaque repas, une cuillerée à dessert de la solution suivante :

Chlorhydrate de cocaïne . . . . . . 10 centigrammes
Eau chloroformée . . . . } āā 100 gr.
Eau distillée de fleurs d'orange . . . }

IV

MALADIES DE L'INTESTIN

AUTO-INTOXICATIONS INTESTINALES

L'auto-intoxication joue un rôle considérable dans la pathologie intestinale.

CAUSES

A côté de *causes* générales qui ne sont pas toutes connues et parmi lesquelles on peut sans doute incriminer la *diminution du rôle antitoxique des glandes à sécrétion interne, l'insuffisance de sécrétion des ferments intestinaux,* certaines causes locales jouent un rôle prépondérant.

On peut incriminer : les *repas trop copieux* qui empêchent le rôle des sucs digestifs ; l'*alimentation azotée prépondérante* qui favorise le développement des bactéries protéolytiques ; la *stase intestinale,* quel qu'en soit le point de départ (cause principale) ; la *constipation simple,* à un moindre degré ; l'*appendicite chronique,* par un mécanisme obscur ; les *entérites* et la *dysenterie ;* les *affections hépatiques,* la *cholémie familiale,* etc.

SYMPTOMES

Les *symptômes* sont multiples :

Les malades intoxiqués ont un *facies* caractéristique ; leur teint est jaunâtre, subictérique. L'*anorexie* est la règle, la *langue* est saburrale et l'*haleine* souvent fétide. L'*état nauséeux* est habituel et des *vomissements* peuvent se produire. Les *selles* sont pâteuses ou franchement diarrhéiques, souvent glaireuses, toujours fétides ; ou bien il existe une constipation opiniâtre avec matières ovillées, parfois interrompue par des débâcles diarrhéiques.

Des *incidents aigus* peuvent survenir : poussées fébriles, crises passagères d'entérite ; embarras gastrique avec vomissements, chez l'enfant vomissements acétonémiques.

Le *retentissement sur l'état général* se traduit par l'amaigrissement, la perte des forces, la fatigue habituelle dès le réveil, la torpeur, la céphalée, l'insomnie, les cauchemars, des douleurs musculaires, parfois des manifestations cutanées telles que séborrhée, urticaire, acné, prurigo, furonculose, etc. Certaines migraines sont d'origine intestinale et, d'après Grawitz, certaines anémies graves.

L'analyse des urines montre la diminution de l'urée, l'abaissement du coefficient de l'azote urique et surtout l'augmentation de l'ammoniaque urinaire et celle des acides sulfo-conjugués ou sulfo-éthers.

L'examen bactériologique des selles auquel Combe (de Lausanne) attachait une grande importance permet de constater, sur une lamelle colorée par la méthode de Weigert-Escherich, la prédominance de bactéries protéolytiques telles que le proteus, le putrificus, le mesentericus, etc. Ces différents symptômes et signes sont suffisamment significatifs ; ils le deviennent davantage lorsque l'on peut les rattacher à l'une des causes incriminées.

TRAITEMENT

Le *traitement* s'inspire des indications tirées de la connaissance de ces causes et des moyens propres à modifier le milieu intestinal.

Le *régime* joue un rôle essentiel dans ce traitement ; il doit se composer exclusivement des aliments antifermentescibles. Parmi eux le *lait* et les aliments qui en dérivent, *petit-lait, lait caillé, képhir, yoghourt, fromages blancs*, jouent un rôle prédominant, en raison des acides lactiques et succiniques qu'ils contiennent et du rôle empêchant que jouent les acides vis-à-vis des bactéries de la putréfaction.

Les farineux proprement dit, c'est-à-dire les *farines de céréales*, les *pâtes*, le *riz* constituent avec le lait et ses dérivés, et pour les mêmes raisons, des aliments de choix pour les auto-intoxiqués. C'est à ces deux ordres d'aliments que se réduisait le régime prescrit par Combe ; ce régime lacto-féculent laissait donc de côté les légumes verts, les fruits. Il a l'inconvénient, quand il est prolongé, d'entretenir une constipation opiniâtre. D'autre part le lait pris pur n'a pas toujours l'action bienfaisante qui lui a été attribuée. Aussi le régime le plus rationnel, à notre avis, est-il celui qui comporte les potages à l'eau et aux légumes ou aux farines, les différents féculents mentionnés plus haut, les légumes verts, les fruits en compote. Le beurre frais peut être permis, à l'exclusion du jus de viande, du bouillon, des graisses animales. On n'autorise le lait ordinaire, ou écrémé qu'après amélioration, ou seulement associé aux farineux. Mais on peut prescrire d'emblée le kéfir ou le yoghourt où la fermentation lactique s'est produite en dehors de l'organisme.

S'inspirant des travaux de Rovighi attribuant à la séparation des liquides et des solides un rôle dans la diminution des putréfactions, Combe prescrivait des repas secs, n'autorisant les boissons qu'à distance des repas, mesure trop rigoureuse dans son absolutisme.

Le régime suffit le plus souvent à modifier le milieu de culture, notamment quand on y adjoint le kéfir ou le yoghourt.

On lui a associé l'emploi de cultures de bacilles dépourvus d'action pathogène, mais ayant la propriété de développer de l'acide lactique aux dépens des matières sucrées. Le *bouillon de culture du Dr H. Tissier* se compose d'une culture en symbiose dans l'eau peptonisée du bacillus acidiparalactici et du bacillus acidibifidus (diplobacille à extrémités effilées, qui constitue presque à lui tout seul la flore intestinale du nourrisson au sein). Ce bouillon se prescrit à la dose d'un verre à bordeaux au début des repas, associé à de l'eau lactosée à 50 p. 1.000. D'autre part on a prescrit sous forme de comprimés des cultures desséchées de ferments lactiques dont l'efficacité a été contestée.

Les ferments lactiques en culture peuvent déterminer des troubles gastriques, des coliques, du tympanisme abdominal, des selles diarrhéiques..., ils inspirent souvent aux malades un dégoût insurmontable. Ils ne m'ont pas semblé augmenter sensiblement l'efficacité du régime végétarien observé strictement ; en tout cas les cultures peuvent être remplacées avantageusement par le kéfir ou le yoghourt.

Plus importante est la désinfection de l'intestin par les *purgatifs :* calomel et surtout sulfate de soude et huile de ricin ; par les *lavages intestinaux* au moyen d'eau salée (une cuillerée à café par litre ou de tanin (3 gr. par litre).

L'hydrothérapie, le *séjour au grand air*, les cures thermales à *Châtel-Guyon, Brides* complètent le traitement.

CONSULTATION

AUTO-INTOXICATION INTESTINALE PAR SURALIMENTATION AZOTÉE

1º Régime.

Potages aux pommes de terre et poireaux, potiron, à la crème de laitue, etc...

Riz à l'eau ; pommes de terre à l'eau ou cuites au four, ou en purée préparée avec une petite quantité de lait.

Nouilles, macaronis, coquilles, gnoquis, etc., additionnés de beurre frais à table. Puddings de riz, semoule, tapioca préparés avec du lait, un jaune d'œuf très frais, du sucre ; purées de lentilles et châtaignes.

Purées d'épinards, laitue, chicorée, pissenlits, endives, fonds d'artichauts ; crosnes, salsifis, céléris, raves.

Compotes de pommes, poires, pêches, abricots, cerises, myrtilles, bananes ; oranges, raisin, dattes ; yoghourt ; biscottes.

Eau ; kéfir ; infusions chaudes, cacao à l'eau ou au lait. Boire peu au cours des repas.

Prendre à 10 heures, à trois heures, à cinq heures, un verre de kéfir nº 2, ou bien à midi et à quatre heures la moitié d'un pot de yoghourt.

Après amélioration : introduire les jaunes d'œuf dans l'alimentation à raison de 2 par jour, sous forme de crèmes, puis autoriser, progressivement et à un seul repas les poissons maigres cuits au court-bouillon (avec jus de citron) ; le poulet, les viandes blanches.

2º Prendre tous les 5 ou 6 jours :

> Sulfate de soude . . . 20 gr.

dans un demi-litre d'eau tiède.

ou :

> Huile de ricin . . . . 30 gr.

dans du jus d'orange ou de la bière mousseuse.

3º Prendre après chaque repas dans un demi-verre d'eau sucrée une cuillerée à soupe de :

> Acide chlorhydrique officinal. 2 gr.
> Alcoolature de citron . . 2 gr.
> Eau chloroformée . . . . 200 gr

4º Faire chaque jour, puis tous les 2 ou 3 jours, un lavage de l'intestin avec un litre d'eau additionnée d'une cuillerée à café de gros sel.

5º Cure thermale à Châtel-Guyon.

DYSPEPSIE DUODÉNALE

Les dyspepsies intestinales constituent l'un des chapitres les plus confus de la pathologie digestive, en raison de la difficulté de dissocier les troubles dus à la digestion intestinale défectueuse de ceux qui appartiennent en propre aux gastropathies. Il est certain, en tout cas, que la dyspepsie duodénale est fréquemment la conséquence de dyspepsie gastrique ; l'évacuation rapide des aliments dans l'estomac, habituelle chez les hypopeptiques, déverse dans le duodénum des aliments insuffisamment brassés et élaborés, mal préparés par conséquent à subir l'action des sécrétions biliaire, pancréatique et intestinale.

Existe-t-il une dyspepsie duodénale primitive ? Il est difficile de répondre à cette question, bien que dans les cas où l'estomac semble pouvoir être mis en cause des altérations du foie ou du pancréas puissent être incriminées ; la bile déversée dans le duodénum peut être sécrétée en quantité insuffisante ou altérée ; le suc pancréatique peut présenter un déficit de ses ferments. Quant à la sécrétine on ignore les causes qui pourraient en modifier la sécrétion.

CAUSES

Les *causes* de la dyspepsie duodénale sont non moins obscures que son mécanisme. On a incriminé le *séjour prolongé des matériaux alimentaires* dans un intestin atone ; les *infections graves* telles que la fièvre typhoïde, la dysenterie, le paludisme susceptibles d'altérer l'intestin dans sa texture et le fonctionnement de ses glandes, etc. Les troubles de la dyspepsie duodénale peuvent s'observer après la *gastro-entérostomie* ; c'est même, à mon avis, l'une des causes que l'on peut invoquer le plus fréquemment et avec le plus de certitude.

SYMPTOMES

Les *symptômes* ne sont pas très caractéristiques : on y range les *variations de l'appétit :* tantôt anorexie avec dégoût électif pour la viande et les graisses (troubles de la sécrétion biliaire), tantôt au contraire boulimie avec polyphagie (troubles de la sécrétion pancréatique) ; les *douleurs* se produisant deux ou trois heures après les repas, siégeant au niveau de la région périombilicale, affectant parfois les caractères d'une névralgie du plexus cœliaque ; le *météorisme abdominal*, suivi d'une débâcle de *gaz*, les *nausées*, les *régurgitations* de liquide visqueux après les repas ; les *selles diarrhéiques* avec excès de graisse non digérée (pancréas) ou la constipation avec selles décolorées (absence de bile).

On constate le tympanisme abdominal deux ou trois heures après le repas et l'on peut déterminer parfois une douleur profonde par la pression (pancréas).

La dyspepsie duodénale retentit sur l'état général en produisant un *teint terreux*, en déterminant la *diminution des forces*, l'*amaigrissement*, etc.

Les *urines* peuvent contenir du sucre, présentent une diminution de l'urée et du rapport azoturique, de l'indican.

L'*examen coprologique*, après repas d'épreuves, montre du tissu conjonctif en abondance (insuffisance de digestion gastrique), des fibres musculaires avec conservation de noyaux, de nombreux globules de graisse et des grains d'amidon en excès.

TRAITEMENT

Le *traitement* implique la nécessité d'un *régime* où les aliments albuminoïdes et les graisses ne doivent entrer que pour une faible part et comprenant du lait où la graisse se trouve émulsionnée (condition favorable à sa digestibilité), — il implique encore la nécessité d'évacuer fréquemment l'intestin au moyen des *purgatifs* et celle de suppléer à l'insuffisance des ferments, en employant les acides, tels que l'*acide chlorhydrique*, qui favorisent la production de sécrétine ; les ferments digestifs de suppléance : *pancréatine, extrait de muqueuse intestinale, poudre de bile, eukinase ;* les cholagogues, tels que les *sels de soude*.

CONSULTATION

DYSPEPSIE DUODÉNALE APRÈS GASTRO-ENTÉROSTOMIE

1° *Régime.*

Potages aux légumes ou farines ; viandes maigres, braisées ou rôties, très divisées, souvent sous forme de hachis, poulet ; poissons maigres, cuits au court-bouillon, assaisonnés de jus de citron (une fois par jour seulement) ; des pommes de terre à l'eau ou en purée ; des pâtes ; des légumes secs passés au tamis (en quantité modérée) ; des purées de légumes verts ; des compotes, des gelées, des bananes ; des gâteaux de riz, de semoule.

Prendre dans l'intervalle des repas deux flacons de kéfir n°2 et boire aux repas de l'extrait de malt.

2° Faire chaque matin une friction au gant de crin ou avec un molleton imbibé de :

Alcoolat de Fioroventi

3° Prendre le matin à jeun et le soir avant le dîner un verre de la solution suivante :

Phosphate de soude . . .	5 gr.
Chlorure de sodium . . .	3 gr.
Sulfate de soude	2 gr.

4° Prendre après le repas de midi une cuillerée à soupe de la solution suivante, dans un demi-verre d'eau sucrée :

Acide chlorhydrique officinal	3 gr.
Alcoolature d'oranges . . .	5 gr.
Eau distillée	150 gr.
Eau chloroformée	50 gr.

5° Et après le dîner trois des capsules :

Poudre de fiel de bœuf .	aa 0 gr. 05
Pancréatine	

pour une capsule glutinisée.

ENTÉRO-COLITES AIGUES PRIMITIVES

Les entérites aiguës primitives sont celles que l'examen et l'interrogatoire montrent comme étant indépendantes d'une cause générale.

SYMPTOMES

Toute entéro-colite aiguë se traduit par des *symptômes* locaux et généraux.

Parmi les premiers, la *fréquence des selles* et la *diarrhée* sont la signature de l'entérite ; l'aspect des selles donne d'ailleurs des indications immédiates sur le degré d'intensité, sur la nature des lésions. Les selles peuvent être, en effet, aqueuses, glaireuses et sanguinolentes (dysentériformes) contenir de pus, des débris de muqueuse sphacélée, parfois des matières anciennes, durcies en scybales (coprostase). Rarement on observe de véritables entérorragies.

Les *douleurs intestinales*, le *ténesme*, l'*anorexie*, les *nausées*, les *vomissements* constituent les symptômes locaux.

La *fièvre* est plus ou moins élevée suivant les cas ; il existe de plus différents symptômes d'infection (douleurs musculaires, crampes, etc.). L'examen peut révéler la localisation des lésions à certains segments de l'intestin (typhlite, sigmoïdite).

CAUSES

Les entérites aiguës primitives peuvent être dues à l'alimentation, à l'absorption de médicaments : mercure, arsenic, purgatifs diastiques, tartre stibié, etc. ; à la coprostase, à des infections primitives, à des parasites intestinaux ; parfois à une lésion de voisinage (salpingite, appendicite).

En ce qui concerne les *causes alimentaires*, il faut rechercher si le malade a absorbé des aliments avariés : viandes faisandées, foie gras, charcuterie, pâtés, conserves, moules, fromages et fruits avancés, pâtisseries rances ; d'autre part du lait adultéré, de la glace suspecte, des boissons susceptibles de véhiculer des germes pathogènes ; les aliments avariés occasionnent des entéro-colites graves, dysentériformes.

De son côté la *coprostase* est une cause fréquente d'entéro-colites et notamment de colites localisées au cœcum, à l'anse sigmoïde. Le *mercure*, les *purgatifs drastiques* peuvent déterminer des colites dysentériformes aiguës.

Les *infections microbiennes primitives* sont peu connues ; elles paraissent avoir pour véhicule l'eau, le lait, les fruits et reconnaissent comme cause prédisposante les hautes tempé atures.

En présence d'une entéro-colite aiguë dont la cause échappe, il faut toujours penser à la possibilité d'une entérite due aux *parasites intestinaux*, tels que les lombrics, les oxyures et surtout aux infiniment petits : lamblia, trichomonas, balantidium coli, etc... que l'on a souvent rencontrés en association avec les amibes dysentériques, mais qui peuvent donner lieu, isolément, à des entéro-colites soit aiguës, soit chroniques ne présentant pas de caractère spécial et rebelles à tout traitement jusqu'au jour où la nature des troubles intestinaux peut être déterminée. C'est dire que l'examen microscopique des selles, chez tout malade atteint d'entéro-colite aiguë, s'impose au même titre que l'examen macroscopique. Cet examen est indispensable, même sous nos climats, pour distinguer la colite dysentériforme des dysenteries amibiennes ou bacillaires.

FORMES CLINIQUES

En ce qui concerne les *formes* des entéro-colites aiguës on peut distinguer une forme simple avec hypersécrétion muqueuse, une forme dysentérique.

La *forme simple* correspond à la diarrhée de cause alimentaire, provoquée par l'usage ou l'abus de fruits crus, de mets épicés, de boissons glacées, etc. ; elle survient souvent pendant les fortes chaleurs.

La *colite dysentériforme* s'observe souvent aussi en été, pendant les chaleurs et chez les malades qui font des séjours dans les hôtels de montagne où ils sont exposés à s'alimenter avec des viandes conservées dans la glace, des œufs de fraîcheur douteuse, du lait altéré, etc. ; en toutes saisons, à la suite d'ingestion d'aliments en voie de fermentation. Elles peuvent être dues encore aux médicaments précités, notamment au mercure.

Elles se caractérisent par un début brusque avec nausées, parfois vomissements ; puis surviennent des selles diarrhéiques et mucosanguinolentes, en même temps que le ténesme se produit.

Parfois encore la colite dysentériforme se présente sous l'aspect de poussées dysentériformes à rechutes, chez des malades constipés d'habitude. Dans ces cas la coprostase est la cause des accidents.

TRAITEMENT

Le *traitement* varie quelque peu suivant la nature et l'intensité des crises d'entéro-colite aiguë.

En tout cas les différentes étapes du *régime* à suivre sont identiques, quelle que soit la forme revêtue par la maladie. La *diète hydrique* stricte (eau, thé léger) constitue la première étape et le *régime féculent* la seconde ; on peut associer aux farineux le lait, mieux toléré que quand il est pris pur. On revient ensuite progressivement au régime mixte en autorisant le poulet, les poissons bouillis, les jaunes d'œufs sous forme de crème ou de gâteaux, etc. Il est indiqué d'autre part, dans tous les cas, de vider l'intestin au moyen d'un *lavement d'eau de guimauve*, parfois d'un *purgatif salin :* sel de soude ou de magnésie, ou d'*huile de ricin*, à petites doses (2 ou 3 cuillerées à café).

Il est inutile, il est nuisible de continuer les lavages, car la *mise au repos de l'intestin* s'impose.

La forme simple de l'entérite aiguë guérit très rapidement dans la majorité des cas sous l'influence de ces simples moyens, auxquels il suffit d'adjoindre les *applications humides chaudes sur le ventre*, pour calmer les douleurs, et, si celles-ci ne suffisent pas, l'opium, à petites doses, administré sous la forme très maniable d'*élixir parégorique*.

Si la diarrhée continue malgré la diète et l'évacuation de l'intestin, on peut employer la *craie préparée*, le *sous-nitrate de bismuth*, l'*oxyde de zinc* qui solidifient les selles et les rendent plus rares.

La forme dysentérique, en plus du régime précédent, nécessite quelques *lavages intestinaux* à l'eau salée d'abord (une cuillerée à café de sel) ou, si les symptômes dysentériques sont très accusés, les *lavements de nitrate d'argent*, à dose faible (o gr. 20 p. 1.000) à raison de deux par jour, pendant les deux premiers jours, d'un seul pendant les jours suivants ; d'ailleurs il suffit souvent de quatre ou cinq lavements pour modifier le caractère des selles et faire disparaître le ténesme.

A ce traitement local il faut joindre l'usage répété pendant quelques jours du *sulfate de soude*, à la dose de 5 à 10 gr. en solution dans un verre d'eau. On peut y associer une petite dose d'élixir parégorique, ce qui assure la tolérance parfaite du sel.

Les entéro-colites parasitaires exigent l'emploi du thymol, de l'essence de térébenthine, du soufre (Voir les chapitres suivants).

CONSULTATION

I: ENTÉRO-COLITE AIGUE SIMPLE (DIARRHÉE D'ÉTÉ)

a) PREMIÈRE ÉTAPE

1º Régime : diète hydrique absolue (eau bouillie, eau d'Évian ou de Thonon, thé léger, eau de riz).

2º Compresses humides chaudes sur le ventre, recouvertes de taffetas chiffon ou cataplasme arrosé de laudanum.

3º Lavage intestinal avec un litre de décoction de racines de guimauve, additionnée d'une cuillerée à café de gros sel.

4º Le lendemain prendre 20 à 30 gr. de sulfate de soude dans un demi-litre d'eau chaude, en deux fois, à un quart d'heure de distance, ou trois cuillerées à café d'huile de ricin.

5º Calmer les douleurs, s'il y a lieu, par de très petites doses d'élixir parégorique : X gouttes à la fois.

b) DEUXIÈME ÉTAPE

1º Potages à l'eau avec crème d'orge, de riz, farine de blé vert, ou potages avec les mêmes farines, préparés avec un bouillon de légumes peu salé (sans navets ni poireaux), et additionnés de beurre frais, 3 à 5 potages par jour ; puis deux fois par jour, repas composé de pommes de terre cuites à l'eau, de riz ou de pâtes cuites à l'eau peu salée, avec du beurre, ou un gâteau de riz ou de semoule ; gelée de coings, d'oranges ; de plus un potage le matin préparé à l'eau et au lait, et un autre le soir ; à quatre heures cacao léger ou farine lactée.

2º Prendre trois ou quatre fois par jour l'un des paquets ou cachets :

Sous-nitrate de bismuth . }
Craie préparée . . . . } áá o gr. 50

pour un paquet ou cachet.

3º En cas de douleurs persistantes associer l'élixir parégorique à raison de XX gouttes par dose, répétée, suivant les besoins, 3 ou 4 fois par jour.

c) TROISIÈME ÉTAPE

1º Aux aliments précédents ajouter du poulet, du poisson bouilli, des cervelles bouillies, des purées de châtaignes, etc...
Boire peu au cours des repas. Infusions chaudes à la suite.
Parfois képhir nº 3 à petites doses, dans l'intervalle des repas.

II. *ENTÉRO-COLITE DYSENTÉRIFORME*

1º Même régime que précédemment.
2º Lavage intestinal quotidien avec un litre d'eau à 38º, additionné d'une cuillerée à café de gros sel.
Puis au bout de deux ou trois jours, lavements de solution de

nitrate d'argent à o gr. 20 répétés deux fois par jour, pendant deux jours.

3º Prendre chaque matin dans un verre d'eau chaude :

Sulfate de soude . . . . 5-10 grammes

ajouter X à XV gouttes d'élixir parégorique.

4º Si la constipation succède à l'entérite dysentériforme *lavement d'huile tiède* (150-200 cmc.), pris tous les deux jours.

Si une diarrhée séreuse lui succède prendre quatre à cinq cuillerées à soupe par jour de la potion suivante :

Extrait de ratanhia . . . 5 gr.
Eau . . . . 100 gr.
Sirop de coings. . . . . 50 gr.

ENTÉRO-COLITES CHRONIQUES PRIMITIVES

Cette dénomination doit être réservée aux entérites à marche chronique, à début chronique d'emblée ou consécutives à une entérite aiguë, qui ne dépendent en apparence d'aucune maladie générale.

CAUSES

Leurs *causes* sont peu nombreuses. Deux d'entre elles ont une prédominance particulière ; ce sont l'*alimentation* et la *coprostase*.

Ce ne sont pas les aliments avariés, comme dans le cas d'entérite aiguë, qu'il faut incriminer ; mais l'abus de la viande, des aliments azotés en général. Le séjour dans l'intestin de matières albuminoïdes en excès est une cause permanente d'irritation intestinale et de prolifération des microbes protéolytiques qui entraînent la putréfaction. Ce séjour et ces fermentations sont favorisés par la constipation qui coïncide souvent avec les erreurs d'alimentation et qui d'ailleurs elle-même peut être favorisée ou entretenue par l'alimentation azotée ; il y a là un cercle vicieux.

La coprostase, quel qu'en soit le point de départ, suffit à provoquer la colite ; elle donne lieu à de fausses diarrhées : dans une purée demi-liquide on trouve des scybales noirâtres, la partie liquide provenant des parties inférieures de l'intestin ; ou bien il existe des alternatives de constipation et de débâcles diarrhéiques.

Beaucoup plus rares sont les autres causes de colites : notamment l'*usage prolongé de certains médicaments* tels que le mercure, l'arsenic ; les purgatifs salins ou drastiques comme l'aloès, etc.

Assez fréquentes sans doute sont les colites dues aux nombreux *parasites de l'intestin*, non seulement aux parasites « visibles » comme les oxyures, les lombrics, les tricocéphales, etc..., mais encore aux infusoires comme le trichomonas, le cercomonas, le tetramitus, le giardia ou lamblia, le balantidium coli ; mais les colites dues à ces derniers sont de connaissance récente et leur histoire est encore à l'étude. Souvent ces micro-organiques entrent en scène conjointement avec les germes de la dysenterie bacillaire ou amibienne et contribuent à entretenir la chronicité de la dysenterie. Dans d'autres circonstances ils paraissent jouer un rôle pathogène, indépendamment de toute association.

Il faut, en dernier lieu, ranger parmi les causes de colite les *affections de voisinage* telles que l'appendicite, la salpingite, etc., qui peuvent retentir sur l'intestin.

On distingue plusieurs *formes* cliniques d'entéro-colite chronique :

La colite muqueuse, la moins grave et la plus fréquente ; les colites dysentériformes, les colites hémorragiques.

COLITE MUQUÉUSE

La *colite muqueuse* est caractérisée par un *nombre modéré de selles quotidiennes* (trois ou quatre en moyenne) ; celles-ci sont *volumineuses* (car le mucus absorbe l'eau), non franchement diarrhéiques, mais « *en tas* », et présentent un *aspect brillant* dû au mucus qui en constitue la majeure partie. Lors de crises aiguës qui se produisent à l'occasion d'un écart de régime, de refroidissement, de surmenage, etc., les selles deviennent plus nombreuses et liquides. A la suite d'un régime végétarien exclusif et maintenu pendant longtemps les selles, au lieu de redevenir normales, peuvent revêtir un autre aspect ; elles sont claires, mousseuses, contiennent des bulles de gaz (diarrhée de fermentation des hydrocarbonés).

Les *phéonomènes douloureux sont peu marqués* dans la colite muqueuse ; les malades éprouvent seulement des besoins pressants qui se renouvellent à l'occasion de chaque selle ; la première a lieu au réveil ou parfois prématurément dans les dernières heures de la nuit ; une ou deux autres selles ont lieu après le premier et le second déjeuner.

L'état général est plus ou moins altéré ; les malades accusent fréquemment de l'*amaigrissement* et, chez les nerveux, il n'est pas rare d'observer un *état neurasthénique* dû aux préoccupations que cause la nécessité d'observer un régime ; le sommeil est troublé, la fatigue est habituelle...

La colite muqueuse n'est cependant pas grave, mais elle est rebelle et sujette à rechutes.

Elle est due habituellement à un régime trop azoté ; on peut incriminer parfois certains parasites intestinaux (oxyures, tricocéphales).

COLITES DYSENTÉRIFORMES

Les *colites dysentériformes* primitives sont rares ; elles sont caractérisées par le *ténesme rectal et vésical*, les *selles glaireuses, sanguinolentes, parfois franchement hémorragiques*. Chaque selle est constituée par une petite quantité de mucosités très fétides ; mais elle ne contient pas du muco-pus et ne présente pas l'aspect de raclure de chair, comme dans la dysenterie vraie. Le nombre des selles dépasse pas dix à quinze par jour.

Au palper on constate un état douloureux de l'intestin, soit généralisé, soit localisé à certains segments, notamment au côlon ne descendant.

L'état général est plus altéré que dans la forme précédente de colite, moins que dans la dysenterie vraie.

Si la constipation peut être incriminée dans quelques cas, habituellement on peut relever comme cause un traitement mercuriel ; une collection purulente de voisinage due à l'appendicite ou à la salpingite.

COLITES HÉMORRAGIQUES

Plus rares que les deux formes précédentes sont les *colites hémorragiques* proprement dites. Si l'hémorragie, d'ailleurs minime, fait partie du syndrome dysentériforme, il existe des colites hémorragiques sans selles dysentériques ; la quantité de sang évacuée, mélangée à une certaine quantité de mucus, est parfois considérable, un demi-litre et plus, d'où les symptômes d'anémie aiguë qui se manifestent. On relève toujours des symptômes de colite précédant l'hémorragie, ce qui distingue ces cas de ceux d'hémorragie intestinale proprement dite.

Il s'agit sans doute de colites ulcéreuses ; leur étiologie est encore obscure.

DIAGNOSTIC

Le *diagnostic* des colites chroniques doit être étayé sur l'*examen des selles* et sur la rectoscopie qui permettent d'éliminer nombre d'affections susceptibles de simuler la colite.

Dans les selles de colite muqueuse on trouve des débris d'aliments insuffisamment digérés. Débris de tissu conjonctif (provenant d'une insuffisance sécrétoire de l'estomac), fibres élastiques, fibres musculaires insuffisamment digérées ; dans certains cas (diarrhées dues à la fermentation des hydrocarbonés) il y a prédominance de débris d'amidon, qui se colorent en bleu par l'iode, de nombreuses chaînettes de levures iodophiles.

L'examen des lamelles colorées par la méthode d'Escherich peut montrer également tantôt la prédominance de microbes protéolytiques colorés en bleu, tantôt celle de bacilles lactiques colorés en rouge.

Il faut encore rechercher les nombreux parasites qui peuvent jouer un rôle pathogène ainsi que les amibes et leurs kystes, les kystes de lamblia, etc. ; parfois encore les bacilles de Koch.

L'emploi du *rectoscope* est non moins indispensable, car il permet de reconnaître les lésions du cancer rectal, de la tuberculose, de la dysenterie, de constater l'existence de syphilome, de polypes, etc., donc d'écarter le diagnostic de colite primitive.

Le diagnostic de la colite muqueuse ne comporte pas de difficultés.

Quant à celui des colites dysentériformes, il ne peut être porté qu'après élimination successive des différentes affections présentant un tableau symptomatique s'en rapprochant. C'est donc par l'examen des selles et la rectoscopie que l'on pourra différencier les colites dysentériformes primitives de la dysenterie vraie et des autres affections mentionnées ci-dessus.

La constatation de l'existence d'amibes ou plutôt de leurs kystes et de parasites (lamblia, tetramitus, trichomonas) indique une entérite consécutive à la dysenterie.

Le diagnostic clinique de la colite dysentériforme avec la dysenterie chronique repose sur des questions de nuances. On tiendra compte notamment de l'amaigrissement qui est constant et parfois considérable dans la dysenterie, de la perte des forces, de l'asthénie, du teint pâle et terreux, du subictère ; mais toute entérite chronique pouvant retentir sur l'état général, on conçoit que les impressions cliniques puissent être trompeuses et que la recherche des amibes et des kystes ne puisse être éludée dans aucun cas.

En ce qui concerne les colites hémorragiques, on ne perdra pas de vue que la colite muco-membraneuse peut se compliquer d'hémorragies, dans quelques cas d'ailleurs très rares, de même que les colites dysentériformes. L'absence de symptômes de colite permettra de les différencier d'avec les hémorragies liées à l'ulcère simple de l'intestin, les hémorragies intestinales qui peuvent se produire chez les artério-scléreux, etc., chez les malades atteints de cancer.

TRAITEMENT DE LA COLITE MUQUEUSE

Le *traitement* de la *colite muqueuse* comprend deux indications essentielles : le *régime*, l'*évacuation régulière de l'intestin*. Le régime féculent a pour effet de combattre les fermentations putrides, de modifier le milieu de culture ; on lui adjoindra avec avantage le kéfir et le yoghourt, qui constituent le mode le plus rationnel d'administration des ferments lactiques résistants. Après une phase initiale de régime farineux exclusif, on permettra l'usage restreint de viandes bien cuites, de poissons, de jaunes d'œufs. Le régime sera modifié si, à la longue, les selles changent de caractère et présentent l'aspect indiqué plus haut des selles de fermentation des hydrocarbonés. Dans ce cas il comprendra les bouillies de céréales, les pâtes, le riz, les confitures ou gelées de fruits ; on supprimera les légumes secs, réduira les pommes de terre et on complétera l'alimentation par la viande crue à petites doses, le kéfir.

Il est indiqué d'administrer l'huile de ricin à petites doses, à intervalles variables.

D'autre part le meilleur moyen de modifier la muqueuse intestinale, d'exciter la sécrétion glandulaire est d'avoir recours aux *cures alcalino-phosphatées* que l'on prolongera pendant plusieurs semaines et qui seront reprises jusqu'à guérison.

TRAITEMENT DE LA COLITE DYSENTÉRIFORME

En cas de *colite dysentériforme* le régime ne diffère guère ; mais le traitement local prend une grande importance : le *lavements de nitrate d'argent*, les *lavements au bismuth* dans l'intervalle ; les *pansements au dermatol* quand prédominent les symptômes de procto-sigmoïdite en font les frais. D'autre part le *sulfate de soude*, à petites doses (5 gr.) répétées plusieurs jours de suite donne de bons résultats.

Contre les colites dysentériformes hémorragiques on a proposé l'emploi du *klo-sam* en comprimés, à raison de 8 à 10 par jour (M. Mathieu.)

Pour le traitement des colites chroniques d'origine parasitaire, se reporter au chapitre des parasites intestinaux.

CONSULTATION

I. COLITE CHRONIQUE SIMPLE (COLITE MUQUEUSE)

1º Régime : Potages épais aux légumes passés, aux céréales, aux farines de légumineuses.

Viandes braisées, rôties, très cuites une fois par jour ou trois fois par semaine seulement ou, dans les mêmes conditions, poissons à chair maigre (sole, merlan, brochet, truite, perche, etc...) cuits au court-bouillon (jus de citron comme condiment).

Jaunes d'œufs associés à des puddings. Pommes de terre à l'eau ; riz ; pâtes additionnées de beurre à table, gelées de fruits ; confitures.

Kéfir nº 2 pris aux repas.

2º Supprimer l'usage des lavements et des laxatifs irritants.

3º Prendre tous les matins pendant 20 à 30 jours, à dix minutes d'intervalle, deux demi-verres tiédis, de la solution suivante :

Sulfate de soude . . .	10 grammes
Bicarbonate de soude. .	5 gr.
Phosphate de soude sec.	3 gr.
Eau distillée	un litre

Un troisième demi-verre une demi-heure avant le diner.

II. COLITES ULCÉREUSES, DYSENTÉRIFORMES ET HÉMORRAGIQUES

a) PREMIÈRE ÉTAPE

1º *Régime.*

Diète hydrique pendant deux jours ; puis régime féculent exclusif : potages à l'eau et aux farines, purée de pommes de terre, riz, pâtes (sans œufs), gelées de coings ; kéfir nº 2 ou yoghourt.

2º Application sur le ventre de compresses imbibées d'eau chaude et recouvertes de taffetas chiffon.

3º Tous les deux jours lavements de :

Nitrate d'argent . .	0 gr. 20
Eau distillée . . .	un litre

4° Les jours alternes lavement de :

> Carbonate de bismuth . . . 30 gr.
> Huile d'olives . . . . . 500 cent. cubes

ou de :

> Carbonate de bismuth . . . 30 grammes
> Eau gommée (à 20 p. 1000). . 1000 gr.

5° S'il y a lieu, compléter le traitement par des pansements du rectum (au moyen du rectoscope) avec la pâte suivante :

> Dermatol . . . . . ·⎱ āā 15 gr.
> Craie préparée . . . . ⎰
> Vaseline . . . . . . qs

pour faire une pâte consistante.

6° Prendre trois fois par jour l'un des cachets :

> Craie préparée . . . . . . 1 gramme
> Codéine . . . . 0 gr. 01

pour un cachet.

b) DEUXIÈME ÉTAPE

1° Régime : lait ou kéfir n° 2 ; panades de biscottes ; purée de pommes de terre ; riz, pâtes, puddings ; crèmes cuites ; trois fois par semaine poulet ou poisson maigre bouilli.

2° Prendre le matin à jeun dans un verre d'eau chaude, le paquet suivant :

> Sulfate de soude . . 5 gr.

pour un paquet.

III. COLITES HÉMORRAGIQUES

1° Régime semblable à celui de la consultation II.
2° Prendre chaque jour le lavement suivant :

> Chlorure de calcium . . . . . 5 gr.
> Eau distillée. . . . . 1 litre

3° Prendre chaque jour 6 à 8 comprimés de kho-sam.

LES ENTÉROPATHIES SECONDAIRES

On peut observer des désordres intestinaux au cours de toutes les *maladies infectieuses* à évolution aiguë, abstraction faite de celles, comme la fièvre typhoïde ou les paratyphoïdes, qui se localisent primitivement dans l'intestin. La rougeole peut donner lieu à une diarrhée passagère au moment où se fait l'éruption, parfois à une colite dysentériforme; la grippe, la pneumonie s'accompagnent fréquemment de diarrhée, de même que le paludisme (diarrhée bilieuse, etc.).

En général ces déterminations intestinales guérissent aisément sous la simple influence de la *diète*, de quelques *lavages intestinaux*, de l'administration d'un *purgatif salin*. Si la diarrhée persiste, après évacuation de l'intestin, il est indiqué d'administrer le *salicylate de bismuth* associé ou non au *benzonaphtol*, à l'*opium* à petites doses.

Dans les cas de colite dysentériforme, le *sulfate de soude* administré pendant quelques jours consécutifs à petites doses (5-6 gr.) modifie rapidement l'état de la muqueuse.

La diarrhée se prolonge parfois ou apparaît seulement au cours de la convalescence, lors de la reprise de l'alimentation solide ; elle peut revêtir un caractère lientérique, ce qui permet de la rattacher à une insuffisance des ferments digestifs, d'où l'indication de la *médication acide*, de la *pancréatine*, du *kéfir*.

TUBERCULOSE

Parmi les maladies chroniques infectieuses ou non qui donnent lieu à des troubles intestinaux, la *tuberculose* occupe le premier rang. Il y a lieu d'ailleurs de distinguer les diarrhées liées à la tuberculose de l'intestin, à la dégénérescence amyloïde, et les diarrhées simples non tuberculeuses des tuberculeux, diarrhées qui peuvent d'ailleurs apparaître sous des influences diverses.

L'*entérite tuberculeuse ulcéreuse* s'accompagne de fièvre avec sueurs profuses, de douleurs abdominales vives, de selles liquides, souvent fétides, parfois panachées de glaires, de stries sanguinolentes ; elle est rebelle à toute médication.

Bien différentes sont les *formes sténosantes* qui donnent lieu aux symptômes de tout rétrécissement (douleurs, obstruction incomplète), les formes de *tuberculome* formant tumeur localisée habituellement à la région iléo-cæcale ; le tuberculome étant l'apanage exclusif des sujets jeunes ne peut être confondu avec les autres tumeurs de l'intestin. Il est exclusivement justiciable du traitement chirurgical ; la *résection* donne des résultats remarquables, ainsi que j'ai pu le constater dans différents cas, notamment chez une jeune fille de la Haute-Saône qui après l'intervention vit son poids s'accroître de 18 kilos, et dont l'état général devint normal.

La diarrhée liée à la *dégénérescence amyloïde* ne s'installe qu'à une période avancée de la tuberculose. C'est une diarrhée séreuse, indolore ; ces caractères et surtout la coïncidence avec les signes de dégénérescence amyloïde de différents organes : foie et rate hypertrophiés, albuminurie très abondante permettent aisément de la rattacher à sa cause.

La *rectite tuberculeuse* sténosante se traduit par les signes habituels de tout rétrécissement du rectum : ténesme, selles glaireuses, parfois hémorragiques, toujours insuffisantes. Des accidents d'obstruction incomplète se produisent. C'est par la rectoscopie que l'on distingue le rétrécissement d'origine tuberculeuse du rétrécissement cancéreux ou syphilitique.

Le traitement médical de la forme ulcéreuse de la tuberculose intestinale est nécessairement palliatif. Le *régime* doit comprendre le kéfir, les bouillies, les œufs, la viande pulpée, les farineux, les gelées de fruits. L'*acide lactique*, le *bleu de méthylène* ont une efficacité des plus contestables.

A toutes les périodes de la maladie on peut observer chez les tuberculeux une *entérite* non tuberculeuse due à la suralimentation par la viande ou les extraits de viande, à l'usage de l'huile de foie de morue, de la créosote, de l'arsenic, à la déglutition des crachats ; cette entérite souvent douloureuse peut s'accompagner de selles séreuses ou muqueuses, glaireuses, parfois sanguinolentes ; elle est fréquemment douloureuse et fébrile ou apyrétique. L'examen microscopique des selles y montre des débris alimentaires, du mucus, de la fibrine, des hématies, de nombreux leucocytes.

Cette complication doit être traitée par la *diète*, puis le *régime lacto-féculent*, le *kéfir* ; par les *purgatifs salins*, les *lavements modificateurs au nitrate d'argent*, etc.

Il existe une dernière variété de diarrhée que l'on peut appeler *diarrhée dyspeptique* et qui est due au fonctionnement défectueux de l'estomac, du foie, du pancréas ; il n'est pas toujours possible de déterminer celui de ces organes qui joue un rôle prédominant.

Les selles surviennent en général après les repas ; elles sont liquides ou semi-liquides, mousseuses, acides, s'accompagnent parfois de ténesme, de brûlure rectale ; le ventre est ballonné après les repas. On retrouve dans les selles des débris conjonctifs, des cellules et des fibres musculaires en abondance, des globules graisseux, des grains d'amidon. Si le foie est en cause, on constate qu'il est augmenté de volume, légèrement sensible à la pression. Les selles sont peu colorées, molles, d'odeur fétide et présentent parfois un aspect graisseux.

Le traitement de cette diarrhée dyspeptique consiste en l'observation du *régime lacté* ; puis du *régime lacto-féculent* avec *kéfir*. Une *solution chlorhydro-peptique* est indiquée dans les cas où l'insuffisance gastrique est en cause. Lorsque le foie paraît jouer au contraire le rôle principal on prescrit les *eaux alcalines chaudes* ; le *sulfate de soude* à petites doses. Enfin, lorsque les douleurs abdominales profondes, l'aspect graisseux des selles semblent indiquer la participation du pancréas, on peut prescrire la *pancréatine* ainsi que les sels de chaux, notamment le *biphosphate de chaux* et le *chlorure de calcium* qui, d'après Delezenne, ont la propriété d'exciter la sécrétion pancréatique.

SYPHILIS

Le diagnostic de la *syphilis* de l'intestin comporte de plus grandes difficultés que celui de la tuberculose intestinale, sauf chez l'enfant hérédo-syphilitique chez qui l'aspect général, la coexistence de syphilides érosives ou maculeuses, l'hypertrophie du foie, etc., éveillent immédiatement l'attention.

Chez l'adulte, à la *période secondaire*, la diarrhée peut apparaître comme l'ictère ; on l'attribue souvent, tout au moins au début, au traitement spécifique ; mais la diarrhée mercurielle cède peu de jours après la cessation du traitement ; la diarrhée spécifique persiste au contraire. Elle est parfois symptomatique d'une recto-sigmoïdite avec érosions, œdème, aspect « rouge vermillon » de la muqueuse (Carnot et Friédel), les selles dans ce cas sont mélangées de sang et de pus ; la défécation provoque un ténesme intense.

Il existe une forme fébrile, véritable typhose syphilitique, dont le diagnostic est fort difficile; seule l'épreuve du traitement constitue le criterium décisif de la nature de cette modalité de syphilis intestinale.

Chez un syphilitique avéré, des troubles intestinaux survenant à la *période tertiaire* nécessitent également le traitement d'épreuve.

Quant au *rétrécissement du rectum*, la rectoscopie en montrera la nature.

PALUDISME

Les modalités des troubles intestinaux du *paludisme* sont diverses; la diarrhée est fréquente au cours de l'*accès* palustre ; elle est à l'intestin ce que le vomissement, au cours de l'accès, est à l'estomac. La diarrhée se traduit par des évacuations répétées, d'un liquide séreux, bilieux. En même temps le foie est augmenté de volume, ce qui tend à prouver le rôle qu'il joue dans la pathogénie de cette diarrhée. Celle-ci peut être prémonitoire et précéder de quelques heures l'apparition de l'accès.

Quoi qu'il en soit la diarrhée contemporaine de l'accès prend fin avec celui-ci et, comme lui, est justiciable du traitement quinique.

On connaît d'autre part les formes cholériques des *accès pernicieux*.

Au cours du *paludisme chronique* on peut observer une diarrhée simple ou dysentérique ; cette diarrhée chronique peut succéder à la diarrhée intermittente des accès. Il y a lieu de rechercher, avant d'affirmer la nature paludéenne d'une diarrhée chronique, si celle-ci n'est pas le reliquat d'une dysentérie ancienne ou si elle n'est pas due à des parasites, hôtes si fréquents de l'intestin dans les pays chauds ; c'est dire que chez un paludéen, il ne faut négliger en aucun cas la recherche des amibes et des kystes dans les selles, ni celle des différents parasites de l'intestin.

LYMPHADÉNIE

La *lymphadénie* intestinale peut se manifester isolément et débuter insidieusement chez un sujet parfaitement bien portant en apparence, par des crises de diarrhée intermittente. A ce moment le diagnostic est impossible ; l'attention commence à s'éveiller quand le sujet maigrit, perd ses forces, présente de l'œdème des membres inférieurs le soir, de la fièvre vespérale, et quand le ventre commence à grossir.

Il existe d'ailleurs une forme à évolution aiguë avec diarrhée profuse, vomissements, fièvre continue et hémorragies.

ARTÉRIO-SCLÉROSE

Chez les *artério-scléreux* peuvent survenir des selles dysentériformes, sanguinolentes, parfois des hémorragies intestinales, dues à des ulcérations intestinales consécutives elle-mêmes à l'artérite.

MAL DE BRIGHT

Dans le *mal de Bright* la diarrhée constitue un moyen de défense de l'organisme, un émonctoire qu'il convient de respecter et qu'il faut se garder de combattre par les opiacés. Des infections secondaires peuvent lui imprimer un caractère d'entérite dysentérique (ulcérations).

CONSULTATION

TUBERCULOSE INTESTINALE

1º Régime composé de bouillies, œufs, jambon, gelée de viande ou viande pulpée ; poissons maigres bouillis, riz, pâtes, gelées de fruits ; prendre de plus deux flacons de kéfir nº 2.

Infusions chaudes ; eau chaude additionnée de cognac.

2º Repos et aération ; séjour dans le Midi pendant l'hiver, avec héliothérapie.

3º Prendre par demi-verre la limonade suivante :

Acide lactique	10 gr.
Sirop de coings . . .	100 gr.
Eau bouillie	900 gr.

(ajouter 5 gr. d'élixir parégorique quand la diarrhée est très abondante).

4º Alterner l'usage de la limonade lactique avec celui des cachets suivants :

Bleu de méthylène . . .	0 gr. 05
Lactose	0 gr. 30

pour 1 cachet. En prendre 2 par jour.

5º Tous les jours lavements créosotés :

Créosote . . . . .)	āā 10 gr.
Savon amygdalin . . .)	
Eau distillée . . qs. p.	150 gr.

une cuillerée à soupe en lavement dans un poire de 100 cmc. que l'on complétera avec de l'eau tiède.

6º Calmer les douleurs par la mixture suivante :

Teinture de belladone. . .	10 gr.
Teinture thébaïque . . .	5 gr.

dont on prendra **XII** gouttes par dose.

DYSENTERIES

Il s'agit d'un chapitre encore très confus de la pathologie ; les travaux récents ont apporté des notions précieuses sur les formes, l'évolution des dysenteries ainsi qu'une contribution importante à leur traitement ; ils nous ont appris notamment que les dysenteries, dont on connaissait surtout les phases aiguës, présentent des formes chroniques complexes, simulant les entérites simples par exemple ; que les associations avec d'autres maladies sont fréquentes, que les dysenteries bacillaire et amibienne peuvent coexister, que la chronicité peut être due à des lésions rectales tenaces qu'il faut traiter pour parfaire la guérison ; qu'enfin d'autres parasites que les bacilles connus ou les amibes peuvent donner lieu à un syndrome dysentérique et à des entérites chroniques consécutives. Ces travaux amènent à conclure que si le diagnostic de la nature d'une dysenterie exige de multiples et délicates recherches de laboratoire, le traitement des formes chroniques ou latentes ne présente pas moins de difficultés, car les formes où les parasites sont enkystés, sont particulièrement résistantes.

En présence d'une dysenterie aiguë la première question à résoudre est de savoir quelle est la variété bactériologique, parasitaire, de la dysenterie ; car le traitement diffère suivant la nature des agents infectieux.

D'ailleurs les symptômes ne permettent pas en général de différencier les variétés bactériologiques ; les formes bénignes de dysenterie bacillaire aiguë peuvent être confondues avec la dysenterie amibienne ; seules les formes graves s'en distinguent par le grand nombre de selles qui peuvent varier de 30, 40 jusqu'à 100 ou même 150 et plus.

FORMES AIGUES DE LA DYSENTERIE BACILLAIRE

FORMES CLINIQUES ET SYMPTOMES.

Les symptômes sont les *douleurs* ; le *ténesme* ; le *grand nombre de selles* ; *l'absence de matière fécales* ; l'aspect spécial des produits expulsés : *glaires, mucus ressemblant au frai de grenouille* ou *à des raclures de boyau*, souvent strié de sang ; *fièvre* variable d'intensité ; *l'état général* également variable, souvent à peine modifié, d'autres fois revêtant un caractère particulièrement alarmant : asthénie

et prostration, traits tirés, nez pincé, teint plombé, langue sèche et
rôtie. Le collapsus cardiaque est la terminaison habituelle de ces
formes hypertoxiques. Il existe d'autre part des *formes bénignes* et
des *formes frustes* où la crise dysentérique se traduit uniquement
par une diarrhée banale avec rejet de quelques glaires, absence de
fièvre, etc. Ces formes frustes insoupçonnées, contribuent à
la dissémination de la maladie. Il faut ajouter à cet ensemble les
lésions rectales constatées au rectoscope (rectite hémorragique,
ulcéreuse, nécrotique). L'examen bactériologique d'une parcelle de
mucus montre la présence de bacilles souvent inclus dans les leucocytes. A côté des types connus de Shiga, de Flexner on a constaté
la présence d'autres bacilles s'en distinguant par certains caractères, de même que l'on a constaté dans les méningites cérébro-spi-
nales plusieurs variétés de méningocoques. Existe-t-il une dysenterie bacillaire vraie, à type Shiga, etc., et, d'autre part, des
pseudo-dysenteries bacillaires ? La question n'est posée ici que
pour expliquer l'insuccès fréquent du sérum antidysentérique.

Il y a lieu de noter également que pendant la guerre on a constaté l'existence de *formes mixtes amœba-bacillaires* (présence de
kystes, sans amibes).

De même qu'il peut y avoir associations microbiennes ou parasitaires, il peut y avoir associations cliniques ; on a noté la *coexistence de dysenterie avec la fièvre typhoïde, le scorbut.* Dans ce cas
l'élément dysentérique était effacé (dysenteries camouflées).

DIAGNOSTIC

*Il ne suffit pas d'avoir constaté des bacilles dans les selles, il faut
les identifier,* après culture en boîte de Petri sur gélose lactosée
colorée au tournesol et mise à l'étuve à 37°, pendant 24 heures.
Au bout de ce temps ont cultivé des colonies, les unes rouges, les
autres bleues. On prélève une parcelle d'une colonie bleue et on
recherche le bacille qui doit être animé de mouvements sur place et
se décolorer par le Gram.

On poursuit alors l'identification en ensemençant la colonie sur
du bouillon, de la gélose, etc., de façon à constater si les bacilles
conservent leurs caractères ; puis on ensemence sur quatre tubes
de gélose tournesolée, lactosée, mannitée, maltosée, saccharosée et
pour rechercher comment se comportent les bacilles vis-à-vis des
différents sucres. Rappelons que le bacille de Shiga ne vire pas au
rouge les différents milieux sucrés, que celui de Flexn ferait virer

les tubes de lactose, mannite, maltose, mais non le tube de saccharose, etc.

Le *séro-diagnostic* est le complément nécessaire de l'examen, mais les résultats des agglutinations sont inconstants et contestables. (Tantôt le Shiga n'agglutine pas, tantôt on constate des agglutinations trop faciles.) La vaccination antityphoïdique donne lieu à des agglutinations qui peuvent induire en erreur.

Quoi qu'il en soit, quel que soit le type bacillaire identifié : Shiga, Flexner, Hiss, etc., certains auteurs admettent que la dysenterie bacillaire reste une; d'autres qu'il n'existe qu'une dysenterie bacillaire du type Shiga, les autres dysenteries étant des para-dysenteries, comparables à ce que sont les paratyphoïdes par rapport à la fièvre typhoïde par bacille d'Eberth.

TRAITEMENT

Le traitement consiste essentiellement dans l'emploi du *sérum antidysentérique* employé à doses suffisantes, c'est-à-dire 40, 60 et même 80 cc. par jour.

Il a donné des insuccès : nombre d'entre eux sont dus à des erreurs de diagnostic, résultant d'interprétations erronées des examens bactériologiques. D'autre part l'action du sérum, ainsi qu'on a pu le vérifier pendant la guerre, est différente suivant la variété des bacilles dysentériques.

Le sérum anti-Shiga et même le sérum polyvalent n'ont qu'une action douteuse sur les dysenteries produites par les types Flexner, Hiss et Strong (M. Dopter). Le sérum monovalent anti-Flexner serait même dépourvu d'action sur les dysenteries déterminées par le bacille de Flexner (sans doute parce que ce dernier ne produit pas de toxine ?). Seul le bacille anti-Shiga est doué d'une grande efficacité sur la dysenterie par bacille de Shiga ; non seulement il fait tomber rapidement le nombre de selles, dont le caractère se modifie, mais encore il améliore l'état général. Il est d'autant plus efficace qu'il est employé à une époque plus rapprochée du début.

L'emploi du sérum ne dispense pas de l'emploi du *sulfate de soude*.

DYSENTERIE BACILLAIRE CHRONIQUE

Elle paraît due en partie aux lésions rectales, en partie à la transformation de la dysenterie en entérite due à des causes diverses (voir plus loin : dysenterie amibienne chronique).

DYSENTERIE AMIBIENNE AIGUE

Cette maladie mériterait plutôt le nom d'amibiase que celui de dysenterie amibienne, car un grand nombre des cas observés pendant la guerre ont donné plutôt l'impression d'une maladie générale avec symptômes généraux, symptômes hépatiques, symptômes d'insuffisance surrénale que celle d'une dysenterie vraie.

Le *type dysentérique* a été surtout observé chez des soldats coloniaux infectés depuis longtemps et chez qui la maladie entrait en reviviscence : après quelques jours d'embarras gastrique apparaissent les douleurs abdominales, le ténesme, les selles glaireuses et sanglantes (nombre de selles variant de 10 à 40 ou 50 par jour).

Cette phase aiguë dure de 10 à 20 jours ; puis tout rentre dans l'ordre jusqu'à une nouvelle crise. En somme l'évolution revêt une marche chronique entrecoupée par des crises aiguës, évolution comparable à celle de toutes les maladies à protozoaires : paludisme, syphilis, trypanosomiase.

D'autre part on a constaté des *formes suraiguës et anormales* dont les unes n'étaient que l'amplification de la forme précédente, dont les autres éloignaient plutôt du diagnostic de dysenterie qu'elles n'en rapprochaient. C'est ainsi que l'on a décrit un type septicémique avec des pétéchies ; un type cholériforme avec vomissements, hoquet, crampes, faciès grippé, diarrhée incoercible, symptômes où l'insuffisance surrénale prend une large part (ligne blanche de Sergent, effets héroïques de l'adrénaline) ; un type typhoïde avec ballonnement abdominal, douleur dans la fosse iliaque droite, etc.... ; un type de gastro-entérite avec température élevée, vomissements, selles peu nombreuses et seulement muco-membraneuses, alternatives de diarrhée et de constipation, etc.

RECHERCHE DES AMIBES

Chez un malade présentant les symptômes d'une dysenterie aiguë, il faut rechercher les *amibes ;* la recherche des kystes est au contraire nécessaire et suffisante, dans les formes chroniques typiques ou larvées, le kyste constituant la forme de résistance spéciale aux cas chroniques : on examine une goutte de matières prélevée au niveau d'une portion glaireuse ou sanglante, ou bien, s'il n'existe ni glaires, ni sang, dans une parcelle liquide. L'examen doit être fait le plus rapidement possible après l'émission de la selle (soit une heure en été, une demi-heure en hiver). On dispose la goutte sur une lame et l'on recouvre d'une lamelle, sans coloration. On constate alors dans le champ de la préparation, outre de nombreux globules rouges et quelques leucocytes éosinophiles, des corps arrondis ou ovalaires de 25 à 30 μ de diamètre, pouvant même atteindre 50 μ (amœbia histolyca). L'endoplasme est granuleux, l'ectoplasme hyalin ; le premier contient des inclusions de globules rouges. L'amibe est douée de mouvements énergiques et elle émet des pseudopodes clairs en « coulée de verre » (Ravaut). On a encore décrit d'autres variétés d'amibes (amibes tetragena, minuta) se distinguant des précédentes par certains caractères dont l'énumération ne pourrait qu'apporter de la confusion.

DIAGNOSTIC DIFFÉRENTIEL

Il importe surtout de distinguer l'amœbia histolyca de l'amœbacoli, parasite saprophyte (?) du côlon. Cette dernière ne présente aucune distinction entre son ectoplasme et son endoplasme, aucune inclusion globulaire, aucun pseudopode, et sa mobilité est très faible. Mais une confusion peut naître si l'on examine une selle, quelques heures seulement après son émission, les amibes étant alors immobiles. Il faut alors réveiller leurs mouvements en projetant un jet d'air chaud avec la poire du dentiste.

Outre les amibes on peut rencontrer dans les préparations d'autres protozoaires, surtout des flagellés, notamment : le *lamblia intestinalis* (dépression ventrale en forme de rein avec deux ventouses, le *trichomonas*, de forme ovalaire, avec une membrane ondulante ; le *tetramitus mesnili*, qui est pyriforme avec un fouet caudal, enfin de nombreux *spirilles*. Peuvent-ils isolément déterminer une entérite spéciale ? Cette opinion a été soutenue récemment ; mais pour certains auteurs, notamment M. Ravaut, dans les cas où l'on a incriminé l'un quelconque de ces parasites, on peut retrouver presque toujours l'amibiase ou déterminer la nature amibienne de l'entérite par l'épreuve du traitement. On admet d'autre part que ces entérites parasitaires peuvent contribuer à entretenir la chronicité de l'amibiase (Carles).

L'amibiase chronique a été longtemps méconnue parce que l'on ne trouvait pas les amibes dans les selles et qu'on ne savait pas y rechercher les *kystes*.

Ceux-ci, sur préparations colorées par le Gram, se présentent sous l'aspect de corps arrondis, de couleur jaunâtre, de dimension comparable à celle d'un polynucléaire ; leur membrane d'enveloppe se dessine nettement (membrane à double contour). Dans le protoplasma limpide existent de petits noyaux au nombre de 1 à 4, entourés de fines granulations... Ils mesurent en moyenne de 10 à 15 μ. Il est facile de les distinguer des leucocytes, des corpuscules graisseux ; plus difficile de les distinguer des kystes de Lamblia intestinalis où l'on constate des flagella. La principale cause d'erreur est la confusion avec les kystes de l'Amœba Coli ; ce dernier prend plus facilement le Gram, ses noyaux sont plus apparentés et habituellement plus nombreux, mais il se distingue surtout par ses dimensions plus grandes (17 à 25 μ).

Il convient d'autre part de noter qu'une recherche négative ne permet pas de conclure à l'absence de kystes ; ceux-ci peuvent être très rares et il est souvent nécessaire de répéter les examens pendant plusieurs jours.

Il est parfois nécessaire également de provoquer une entérite artificielle qui augmente l'élimination des kystes en administrant un lavement purgatif du Codex ou un lavement iodo-ioduré.

AMIBIASE CHRONIQUE

L'amibiase chronique est des plus fréquentes ; elle apparaitrait plus fréquente encore si l'on pensait à la rechercher dans nombre de cas et si l'on retrouvait toujours dans les antécédents la phase aiguë initiale dysentérique.

Ou bien la maladie revêt le type d'une affection gastro-intestinale banale ou bien celui d'une affection abdominale ; parfois enfin elle simule une infection chronique qu'il est difficile de classer.

Amibiase à forme gastro-intestinale. Les malades accusent des troubles digestifs variés. Le plus constant est la *diarrhée*, parfois mêlée de mucus et de sang, contenant des grains de mucus semblables à du tapioca très cuit : le plus souvent elle se présente sous l'aspect de *selles molles, pâteuses, et ressemblant à de la bouse de vache* ; tous les auteurs insistent sur leur *abondance*, telle qu'une seule évacuation peut suffire à remplir la moitié d'un vase.

La persistance de la rectite est une cause importante de la prolongation de l'infection amibienne.

On a signalé des formes rares et paradoxales où la *constipation* était le symptôme prédominant qui n'a cédé qu'au traitement de l'amibiase.

Outre la diarrhée, les malades se plaignent de *mauvaises diges-tions*, d'une *barre épigastrique*, de *douleurs vagues dans les côlons*, de *besoins impérieux de défécation précédés d'une douleur intestinale s'irradiant jusqu'au rectum*. Au palper on constate l'existence de *points douloureux intestinaux*, notamment au niveau des angles coliques.

On conçoit que la prédominance soit de troubles gastriques, soit de douleurs abdominales ait souvent conduit aux diagnostics erronés de dyspepsie, d'appendicite.

Forme abdominale. Plus fréquentes encore ont été les erreurs dans les cas où les troubles digestifs étaient effacés et où prédomi-naient des symptômes abdominaux ; certaines amibiases larvées ont été prises pour des prostatites, des néphroptoses.

Formes fébriles. Ces formes, sans localisation abdominale, avec amaigrissement, mauvais état général ont conduit souvent à soup-çonner la tuberculose.

D'ailleurs tous les amibiens chroniques présentent de l'*amaigris-sement*, de la *pâleur*, des *symptômes d'anémie et d'asthénie* ; ces symptômes doivent faire penser à l'amibiase quand on constate conjointement de l'entérite chronique, quelques douleurs abdo-minales.

DÉTERMINATIONS HÉPATIQUES

Ce sont surtout les DÉTERMINATIONS HÉPATIQUES qui caracté-risent l'amibiase chronique. Lorsqu'elles succèdent à une phase dysentérique, ce qui arrive dans la moitié des cas environ, le diag-nostic ne comporte pas de difficultés. Il n'en est pas de même si les troubles intestinaux étaient atténués et d'apparence banale, s'ils ont cessé depuis longtemps; alors l'affection hépatique paraît primitive. Peut-être l'est-elle en réalité, dans certains cas.

La congestion et l'abcès du foie se traduisent habituellement par des symptômes et des signes qui retiennent immédiatement l'at-tention ; toutefois il est des cas où ils se dissimulent sous les appa-rences d'un embarras gastrique, d'une congestion pulmonaire droite.

En général le malade accuse une *douleur dans l'hypochondre droit*, de la *fièvre* ; on constate du *subictère*, des *frottements localisés à la base* et surtout un *foie gros, tendu, douloureux* à la palpation ; on doit s'efforcer de localiser la *douleur* et de chercher un point fluctuant ou tout au moins particulièrement douloureux, qui servira de guide pour une ponction exploratrice et, le cas échéant, évacuatrice. La difficulté. en effet, est de déterminer si le malade en est à la phase de congestion ou si un abcès est formé. Pour reconnaître s'il existe un abcès les moyens cliniques ne suffisent pas ; il faut avoir recours à l'examen radioscopique et à l'examen du sang.

L'examen radioscopique montre une *voussure du foie* ; mais cette voussure n'est pas absolument pathognomonique, car elle appartient également au kyste hydatique; parfois, mais elle est moins étendue, à des nodules cancéreux, à des gommes syphilitiques (des gommes ont été ponctionnées à la suite d'examens radioscopiques).

L'examen du sang révèle la leucocytose et la polynucléose.

La *ponction*, faite au lieu d'élection, donne issue à du pus dont l'aspect donne des indications particulières : un pus sanglant indique que les amibes sont encore en activité; un pus phlegmoneux, qu'elles ont perdu toute activité ; enfin un pus huileux indique un abcès ancien où tout élément parisitaire fait défaut.

Il faut retenir que le foie doit toujours être surveillé chez les anciens amibiens et, qu'en l'absence d'antécédents certains d'amibiase, il faut cependant ne pas en négliger la recherche en présence d'accidents hépatiques de cause indéterminée.

Cette recherche s'impose d'ailleurs chez tout malade présentant des troubles intestinaux dont la nature reste obscure ; on fera une enquête sur les antécédents, on recherchera si le malade a fait un séjour dans une contrée où la dysenterie est endémique, s'il a été en contact avec des individus suspects ; l'existence intermittente de selles glaireuses, de selles volumineuses en bouse de vache sera toujours tenue pour suspecte.

L'expérience de ces dernières années a mis définitivement en lumière la nécessité de ne pas considérer comme guéri un dysentérique chez qui la crise aiguë est terminée, dont la maladie est en quelque sorte « en sommeil ».

Il en est de la dysenterie, comme de la syphilis, du paludisme, de toutes les maladies à protozoaires. Les incidents aigus ne sont que des épisodes d'une maladie à évolution essentiellement chronique, dont les agents, cantonnés en différents points de l'organisme, guettent l'occasion de rentrer en scène ; dans le cas de l'amibiase, ce ne sont pas les amibes, mais leurs kystes qui perpétuent l'infection.

Le but à viser est la disparition définitive des kystes, la stérilisation de l'intestin ; lorsque les kystes ont disparu, le mot de guérison peut être prononcé.

TRAITEMENT

Jusqu'à une époque récente l'ipéca administré par voie buccale, sous forme d'infusion ou de décoction, était le seul remède employé, tant contre l'amibiase chronique que contre l'amibiase aiguë ; dans cette dernière les résultats étaient en général satisfaisants ; mais les rechutes étaient fréquentes et, d'autre part, la maladie passait à l'état chronique, revêtant les diverses formes signalées plus haut.

L'*ipéca* à la suite des travaux de Rogers, a été remplacé par son principe actif, l'*émétine, en injections sous-cutanées*, et les résultats ont été plus rapides, plus décisifs, tant dans les cas de dysenterie que dans ceux de complications hépatiques, congestives ou suppuratives ; quelques injections suffisent en général pour modifier les selles, pour faire disparaître les accidents congestifs du foie, pour enkyster les petits abcès en formation, les abcès volumineux nécessitant la ponction ou l'incision, sans préjudice des injections d'émétine dans la cavité de l'abcès pour y tuer les amibes.

En dernier lieu on a préconisé la cure mixte par l'émétine en injections sous-cutanées et le *novarsénobenzol en injections intraveineuses* (M. Ravaut), traitement complexe dont les résultats seraient meilleurs que ceux donnés par l'émétine employée isolément. Le même traitement est encore efficace dans les formes subaiguës de l'amibiase, chez les malades qui ont déjà été traités, à la condition que la maladie ne soit pas trop ancienne, qu'il n'existe pas de lésions intestinales trop accentuées ou d'infections surajoutées.

Toutefois ce traitement n'amène pas toujours la disparition des kystes ; il est donc nécessaire d'avoir recours à d'autres moyens, d'autant plus que l'usage prolongé de l'émétine n'est pas sans inconvénients (dépression, troubles cardiaques). On a donc préconisé un traitement par voie buccale, comprenant l'*usage de l'iodure double d'émétine et de bismuth* ; du novarsénobenzol en comprimés ; de la poudre d'ipéca associée au bismuth et au charbon, sous forme de pâte.

L'iodure double d'émétine et de bismuth (G. du Mez) doit être prescrit en pilules kératinisées de o gr. 06 et non en cachets (ces derniers mal tolérés), à la dose de 3 par jour, pendant une dizaine de jours (Lebeuf) ; même sous forme pilulaire ce médicament détermine souvent des nausées, des vomissements, de la diarrhée, de la dépression des forces, de l'anorexie ; mais à la suite de son emploi, on constate souvent la disparition des kystes.

En raison de ses inconvénients on lui préfère actuellement le *novarsenobenzol en comprimés* de o gr. 10, pris à raison de 2 par jour, mieux tolérés, agissant de même façon sur les kystes et présentant de plus l'avantage d'agir sur d'autres parasites de l'intestin : flagellés, spirilles, oxyures, etc... dont la coïncidence avec l'amibiase est fréquente.

Il est d'ailleurs indiqué d'alterner le novarsenobenzol et la *pâte d'ipéca* indiquée plus haut (MM. Ravaut et Charpin) pendant 12 à 20 jours chacun, puis d'utiliser pendant quelques jours les pilules kératinisées d'iodure double et de bismuth à raison de 2 par jour (o gr. 12) lorsque l'état général s'est amélioré.

Ces diverses cures, suivant les résultats des examens des selles, peuvent être répétées à diverses reprises, à des intervalles plus ou moins longs, la durée de chaque cure étant elle-même réduite progressivement.

En dernier lieu il faut traiter la rectite amibienne par les *lavements de novarsenobenzol* et la *pâte au dermatol*.

LES ENTÉRITES CHRONIQUES
CONSÉCUTIVES AUX DYSENTERIES

Ces entérites sont fréquentes et commencent seulement à être étudiées (Carles).

Leur symptomatologie est imprécise ; car les sujets qui en sont atteints présentent une *diarrhée intermittente, parfois glaireuse ou sanguinolente*, ou bien les *selles demi-molles*, en « bouse de vache » déjà signalées. Il existe d'autre part des *troubles gastriques*, se traduisant par des digestions lentes et laborieuses, un état saburral de la langue ; l'examen révèle souvent une sensibilité spéciale du plexus solaire ; le ventre est tantôt ballonné, tantôt mou et retracté... Le teint est habituellement pâle ; il existe de plus de l'amaigrissement, de la perte des forces. Cet ensemble symptomatique n'a rien de caractéristique et peut se retrouver dans les entérites chroniques banales.

Il est cependant important de remonter à sa véritable origine. Il est donc indispensable de rechercher les amibes et les kystes dans les selles et si leur présence est constatée, d'instituer le traitement indiqué précédemment pour la dysenterie amibienne chronique.

Mais certains parasites autres que les bacilles de Shiga, Flexner, etc. ou les amibes peuvent donner lieu au syndrome dysentérique et à une entérite chronique consécutive. On incrimine actuellement les *lamblia*, les *cercomonas*, les *trichomonas*, les *tétramitus* ; parfois le *tricocéphale*, l'*ankylostosme* et les *ascaris*. Les trichomonas, les cercomonas, les tetramitus donneraient lieu à des entérites particulièrement tenaces ; mais ce sont surtout les lamblia qui occasionnent des entérites à rechutes, rebelles aux divers traitements proposés.

On recherchera les parasites et leurs œufs dans les mucosités ou les glaires fraîches; puis dans le culot de centrifugation des matières tamisées (Voir le chapitre des parasites intestinaux).

On admet encore, à côté des entérites chroniques déterminées par des parasites, une autre variété d'*entérite par insuffisance sécrétoire* du pancréas, de l'intestin ; l'examen coprologique révèle la présence de tissu conjonctif en abondance, de fibres élastiques ou de fibres musculaires intactes, d'une grande quantité de graisses neutres et d'acides gras.

Enfin certains malades présentent des symptômes d'*entéro-névrose surajoutée* : névralgie abdominale, selles muqueuses, spasme intestinal, troubles vaso-moteurs, tachycardie.

Si les parasites sont en cause, on doit avoir recours aux divers agents médicamenteux préconisés contre eux : *thymol, térébenthine, fougère mâle, novarsenobenzol, sulfate de soude, soufre* (lamblia). Si l'on peut incriminer l'insuffisance des ferments digestifs on prescrit la *pepsine*, la *pancréatine*, l'*entérokinase*, l'*acide chlorhydrique*, le *suc gastrique* (gastérine), etc.

S'il existe une diarrhée putride due à la prédominance des agents protéolytiques, le régime féculent exclusif est de rigueur ; on y associe de plus le *calomel*, le *sulfate de soude*.

Enfin dans les cas d'entéro-névrose il est indiqué d'employer l'*électricité statique*, l'*hydrothérapie tiède* (bains, douches), l'*hélio-thérapie abdominale* et les *douches locales d'air chaud* ; d'administrer la *valériane*, la *belladone* ; de prescrire une cure thermale à *Néris, Plombières, Luxeuil*.

CONSULTATION

I. DYSENTERIE BACILLAIRE AIGUE

1° Régime : Diète hydrique, puis lait, bouillon de légumes ; potages à l'eau ; pâtes, etc...

2º Injecter chaque jour 40, 60 et même 80 cc. de sérum antidysentérique, suivant la gravité.

II. DYSENTERIE BACILLAIRE CHRONIQUE

1º Lavage intestinal avec :

> Nitrate d'argent . . 1 gramme
> Eau distillée . . . 1000 gr.

ou :

> Argent colloïdal . . 1 gr.
> Eau distillée . . . 1000 gr.

ou lavement modificateur avec :

> Benzol . . . . . 4 gr.
> Formol à 40 p. 100 . 5 gouttes
> Eau distillée . . . 150 gr.

2º Pansement avec une mèche de gaze enduite de :

> Dermatol . . . . . . 10 gr.
> Vaseline . . . . 20 gr.

(sous le contrôle du rectoscope).

3º Cure thermale à Châtel-Guyon.

III. DYSENTERIE AMIBIENNE AIGUE

1º Régime : Bouillon de légumes ; puis potages, pâtes, riz, etc...
(proscrire le lait et les œufs).

2º Pratiquer tous les 4 jours une injection intra-veineuse de novarsenobenzol, de 0 gr. 30 (série de 10 injections) ou augmenter progressivement les doses jusqu'à 0 gr. 90.

Les trois jours qui suivent les injections : 1, 2, 3, 7, 8, 9, injection sous-cutanée de 0 gr. 04, de 0 gr. 06 et 0 gr. 08 de chlorhydrate d'émétine (soit 18 injections d'émétine).

IV. AMIBIASE CHRONIQUE

1º Alimentation mixte.
2º Prendre chaque jour :

> Novarsenobenzol . . . . . 0 gr. 10

pour un comprimé. 1 à 2 par jour pendant 12 à 20 jours.

3° Ensuite, pendant le même laps de temps, 2 à 10 cuillerées à café de la pâte suivante :

Poudre de charbon . . . . . . 　⎫
Poudre de sous-nitrate de Bismuth . 　⎪
Sirop simple . . . . 　⎬ āā 100 grammes
Glycérine . . · . . . . 　⎪
Poudre d'ipéca . . . . 　⎭ 4 gr.

ajouter o gr. 40 d'extrait thébaïque ou o gr. 80 de poudre thébaïque en cas de diarrhée persistante (Ravaut et Charpin).

4° En dernier lieu, pendant six jours, prendre chaque jour deux des pilules suivantes :

Iodure double d'émétine et de bismuth. . o gr. o6

pour une pilule kératinisée.

5° En cas de rectite, prendre chaque jour le lavement suivant avec une poire :

Novarsenobenzol . . . . o gr. 20
Eau distillée . . . . 50 cc.
Laudanum . . . . X gouttes

TYPHLITE ET SIGMOIDITE

L'accumulation des matières fécales dans le cæcum ou dans l'S iliaque et le côlon iléo-pelvien donne lieu à des accidents qui peuvent rester limités au simple « engouement » stercoral ou se compliquer de péritonite localisée, voire même de suppuration et dans ce cas revêtir un caractère grave.

Le diagnostic de ces divers accidents ne comporte pas de difficultés.

Lorsque chez un sujet constipé de longue date les selles depuis longtemps insuffisantes se réduisent à quelques évacuations de scybales ou d'un liquide fétide où nagent des fragments noirâtres de matière desséchée ; lorsqu'en même temps le sujet accuse des douleurs intestinales plus ou moins vives localisées soit à la fosse iliaque droite, soit à la gauche, il suffit d'un examen rapide pour constater l'existence d'une *tuméfaction en forme de boudin, peu douloureuse* (en l'absence de réaction péritonéale), bosselée, de consistance mollasse, qui ne peut prêter à la confusion avec les tumeurs de la région, c'est-à-dire avec le cancer, le tuberculome, etc. ; un léger doute pourrait subsister, si la typhlite ou la sigmoïdite sont survenues chez un sujet âgé, auquel cas on peut craindre qu'il s'agisse d'obstruction incomplète venant révéler un cancer latent, mais l'évolution et l'influence décisive du traitement ne peuvent laisser ce doute subsister longtemps. La colite dysentériforme, sigmoïdale et iléo-pelvienne fait partie des colites dysentériformes en général dont elle n'est qu'une localisation ; l'emploi du rectoscope permet aisément de les localiser et d'en reconnaître les lésions (congestion de la muqueuse), de coloration rouge vif uniforme, ulcérations recouvertes de détritus blanchâtres pseudo-membraneux ; petites végétations, etc.

Lorsque les accidents se compliquent de péritonite de voisinage, le diagnostic est encore plus précis ; il existe un *plastron inflammatoire avec défense musculaire.* La question de savoir s'il s'agit de péritonite plastique ou d'un foyer suppuré sera vite tranchée par l'observation attentive du malade ; la persistance de fièvre à allures irrégulières, à grandes oscillations; de douleurs vives, des phénomènes généraux d'infection, malgré la diète et l'application prolongée de glace indiquent la nécessité d'avoir recours au chirurgien.

TRAITEMENT

Dans les cas non compliqués de péritonite, l'indication essentielle est l'évacuation de l'intestin. L'administration d'un laxatif n'est pas toujours suffisante ; elle peut d'ailleurs déterminer de vives douleurs. Avant l'emploi de l'*huile de ricin*, seul purgatif à employer, il convient de ramollir les masses durcies et incrustées qui remplissent le segment intestinal engoué. A cet égard le *lavement d'huile* fait merveille ; un premier lavement peut être suivi d'une débâcle qui sera complétée par l'huile de ricin ; parfois il est nécessaire d'en administrer deux ou trois à quelques heures de distance l'un de l'autre.

CONSULTATION

I. TYPHLITE ET SIGMOIDITE

1° Diète hydrique jusqu'à la « débâcle » : eau, bouillon de légumes, thé.

2° Application en permanence de compresses humides chaudes recouvertes de taffetas chiffon.

3° Lavement de 200-250 cmc. d'huile d'olives tiédie ; à renouveler au bout de huit heures, si le résultat est insuffisant.

4° Le lendemain 30 gr. d'huile de ricin.

5° Une fois l'évacuation obtenue reprendre l'alimentation, sous forme de potages aux légumes, de purée de pommes de terre, de légumes verts passés, de compotes ; puis, régime mixte.

6° Maintenir le fonctionnement intestinal en alternant tous les deux jours, l'emploi des lavements d'huile et de l'huile de ricin à doses laxatives (2 à 3 cuillerées à café).

II. PÉRITYPHLITE ET PÉRISIGMOIDITE

1° Diète hydrique.

2° Application en permanence sur le ventre d'une vessie remplie de glace (avoir soin d'interposer entre la peau et la vessie un carré de flanelle ou de molleton en deux épaisseurs).

3° Après quelques jours d'immobilisation de l'intestin lavements d'huile.

RECTITES

L'emploi du rectoscope a notablement facilité le diagnostic différentiel entre les tumeurs du rectum et les rectites ; d'autre part, permis de distinguer entre elles les diverses variétés de rectite.

En présence d'un malade accusant les troubles fonctionnels qui indiquent une localisation rectale, c'est-à-dire les *douleurs ano-rectales*, le *ténesme*, les *évacuations fréquentes de matières glaireuses, sanguinolentes, purulentes*, ou la *constipation*, la première question à résoudre est celle de savoir s'il s'agit d'un rétrécissement rectal par tumeur, le plus souvent cancéreuse, ou syphilitique, ou tuberculeuse, ou s'il s'agit d'une rectite proprement dite.

Le toucher peut déjà donner quelques indications précieuses, si le doigt peut atteindre la partie rétrécie; mais il n'en est pas ainsi pour les rétrécissements haut situés. Il est donc de toute nécessité de lui adjoindre la recto-sigmoïdoscopie. Lorsqu'il s'agit d'une *tumeur cancéreuse* il montre la tumeur en chou-fleur, saignant au moindre contact, de l'épithélioma ; parfois les tumeurs sessiles, framboisées, constituées par des *adénomes* ou un *polype pédiculé...* ou bien le rétrécissement fibreux constitué par la sclérose consécutive au *syphilome*.

S'il s'agit de rectite proprement dite, dans le cas de *tuberculose* on note des ulcérations multiples à bords décollés, parsemés de granulations jaunâtres. Les autres rectites, quelles que soient leurs causes, se présentent sous l'aspect de rectite catarrhale (muqueuse rouge, tuméfiée avec de nombreuses arborisations vasculaires); de rectite folliculaire; ulcéreuse avec hémorragies; enfin nécrotique (muqueuse recouverte d'un exsudat diphtéroïde).

Il faut alors rechercher s'il s'agit d'une simple *rectite hémorroïdaire*, d'une *rectite due à l'abus des lavements*, d'une *rectite blennorragique*, d'une *rectite dysentérique* (amibienne, bacillaire), d'une *rectite syphilitique secondaire ;* les commémoratifs, l'examen du malade permettent de préciser le diagnostic. En ce qui concerne la rectite dysentérique, en l'absence d'antécédents nettement caractérisés, il y aura lieu de faire l'examen des glaires, des mucosités pour y rechercher les amibes, les bacilles, les kystes. En cas de doute sur la nature d'un rectite, on ne négligera aucun des moyens propres à dépister la syphilis.

TRAITEMENT

Le *traitement* des diverses rectites a bénéficié de l'emploi du rectoscope puisque cet instrument permet de porter directement les topiques au niveau des parties malades. ·

Outre ces topiques : *nitrate d'argent* en solution à 1 p. 100 ou *argent colloïdal* en solution à 1 p. 50, *pâte au dermatol*, on a utilisé les *lavements d'eau oxygénée* à 15 p. 100, *d'argent colloïdal* à 1 p. 1.000, d'*eau boratée* à 10 p. 1.000, *d'eau formolée* à 1 p. 2.000. etc.

ULCÈRE DU DUODÉNUM

Sa fréquence est très diversement appréciée, les auteurs américains appelant ulcère duodénal l'ulcère juxta-pylorique des auteurs français et indiquant comme limite entre le duodénum et le pylore une petite veine, la veine pylorique, au-dessous de laquelle se trouve l'ulcération. La valeur de cette limite anatomique a été contestée en France.

Ces divergences d'interprétation expliquent d'une part les appréciations si différentes sur le degré respectif de fréquence des ulcères du duodénum et de l'estomac ; elles permettent également de comprendre que le plus souvent il y a identité de symptômes entre les deux catégories d'ulcère.

Mais à côté de l'*ulcère juxta pylo.ique* appelé indûment ulcère duodénal par les auteurs américains, il y a un *ulcère duodénal vrai*, siégeant à distance du pylore, en plein duodénum sans aucun contact avec l'anneau pylorique. Cet ulcère présente certaines particularités cliniques qui le différencient, et comporte des indications thérapeutiques spéciales.

Tout d'abord il peut être absolument *latent* jusqu'au jour où il se révèle brusquement par une hémorragie abondante ou une perforation.

Dans sa forme commune, il est caractérisé par des alternatives de paroxysmes et de périodes silencieuses.

Lors des *paroxysmes* on note des douleurs tardives, très violentes, avec maximum à droite, entre l'ombilic et le rebord des côtes, vers la région vésiculaire, des hémorragies sous forme de mélæna (bien que l'hématémèse puisse se produire). Pendant ces crises, le ventre est rétracté comme dans la colique de plomb.

Les troubles digestifs n'ont rien de pathognomonique en dehors des douleurs tardives ; ce sont ceux de la dyspepsie banale. L'appétit est conservé et les vomissements sont rares. L'ictère est assez fréquent.

Dans une dernière forme il existe des *troubles permanents* ; les douleurs, continues, ne sont calmées par aucun moyen. Ces cas correspondent aux ulcères ayant gagné en profondeur, déterminé la production d'adhérences avec les organes voisins, notamment avec le pancréas.

L'examen du chimisme gastrique, la recherche des hémorragies occultes dans les fèces, enfin l'examen radioscopique sont des compléments indispensables :

L'*hyperchlorhydrie* existe, mais sans hypersécrétion notable. Sous l'écran on constate que l'*estomac n'est pas dilaté* ; on note la *persistance de l'ombre duodénale*, dans le segment supérieur de cet organe ; le *signe de la tache ou de la niche*, c'est-à-dire l'imprégnation du bismuth sur la partie ulcérée ; la *douleur à la pression correspondant à la tache* ; parfois la *fixation du pylore* par des adhérences ; l'*exagération des contractions péristaltiques de l'estomac*, mais l'absence de dilatation de cet organe, du sillon de contracture spasmodique, etc.

Le diagnostic avec l'ulcère gastrique est donc relativement aisé.

Quant à la confusion avec la lithiase biliaire, confusion possible et commise parfois, elle ne saurait cependant persister. Les douleurs de la lithiase n'ont pas la périodicité, la régularité de celles de l'ulcère ; elles ne sont pas calmées par les alcalins ou le bismuth ; enfin la lithiase ne s'accompagne pas de melæna.

TRAITEMENT

Le *traitement médical* ne diffère pas essentiellement de celui de l'ulcère de l'estomac. Le *régime lacté*, puis le *régime mixte* de lait, d'œufs, de bouillies, de pâtes convi.nt également à l'un et à l'autre.

La nécessité de calmer les crises conduit à l'emploi de l'*opium*, mais surtout de la *belladone* et de l'*atropine*, plus efficaces. Dans l'intervalle des crises on a recours au *bismuth*, aux *mélanges alcalins et alcalino-terreux*.

L'indication de l'intervention est plus précise, plus précoce surtout que dans l'ulcère gastrique. Il faut toujours craindre en effet les accidents graves, inopinés de l'hémorragie et de la perforation. A la *gastro-entérostomie* doit être associée l'*exclusion du pylore* ; sinon le passage du chyme à travers le duodénum entretient l'ulcère.

CONSULTATION

a) En période de crise

1º Diète absolue.
2º Applications de compresses humides chaudes.
3º Lavement avec :

Antipyrine	1 gramme 50
Laudanum	XV gouttes
Eau bouillie.	100 gr.

4º Injection sous-cutanée de un cent. cube de la solution suivante :

Sulfate neutre d'atropine..	1 milligramme
Eau distillée.	10 grammes

Répéter l'injection à quatre ou cinq reprises.

b) En période de calme

1º Régime lacté exclusif : trois litres de lait, en huit doses espacées de deux en deux heures; puis régime comprenant un litre et demi de lait; des bouillies, des pâtes, des gelées de fruits; des œufs.

2º Prendre avant et après chaque repas une cuillerée à café de la poudre suivante :

Bicarbonate de soude.	
Craie préparée	àâ P. E.
Magnésie calcinée	

CANCER DE L'INTESTIN

Le cancer de l'intestin est un de ceux qui donnent le plus de satisfaction au chirurgien, car une résection large est souvent suivie d'une très longue survie. Il est donc d'un intérêt majeur d'en faire le diagnostic précoce ; mais ce diagnostic n'est pas toujours porté, soit que les symptômes du début soient imprécis ; soit que le médecin néglige de tenir compte de certains symptômes avertisseurs, ou de compléter l'examen clinique par le recours à la radioscopie, au rectoscope, voire même au simple toucher rectal.

PREMIÈRE PHASE

La *première phase* ou phase de début est marquée par l'apparition de troubles intestinaux et gastriques, par une modification de l'état général.

Les troubles intestinaux consistent en *constipation entrecoupée de débâcles diarrhéiques*, ou bien en *diarrhée persistante* (quand le cancer siège dans les parties basses). On néglige parfois à tort de se faire présenter les selles d'un malade qui accuse ce symptôme en apparence banal : la diarrhée ; cependant cet examen peut révéler des particularités intéressantes ; il peut montrer qu'il s'agit de fausse diarrhée, que des scybales nagent dans le liquide ; il peut montrer, ce qui est beaucoup plus significatif, quelques glaires, des traînées sanguinolentes.

Il est rare en effet qu'à certains moments le malade n'évacue pas du *sang*, en petite quantité, une ou deux cuillerées à café, sang qui enduit les matières, mais ne les recouvre pas comme le sang hémorroïdaire. Parfois le sang précède la garde-robe proprement dite.

Plus rarement se produit subitement une *hémorragie* abondante de sang rouge chez un sujet qui jusqu'alors n'avait présenté que des troubles intestinaux pour ainsi dire négligeables.

Les *douleurs*, à cette période, consistent en quelques coliques, ébauche des crises d'occlusion qui se manifesteront ultérieurement; lorsque le cancer siège au niveau du cæcum ou de l'appendice, la localisation douloureuse devient une cause d'erreur.

Les *troubles gastriques* peuvent faire défaut ; mais ils peuvent aussi prédominer, d'où nouvelle cause d'erreur ; l'anorexie, un vomissement isolé attirent l'attention vers l'estomac.

Les symptômes généraux peuvent également faire défaut au début ; en tout cas un léger *amaigrissement* peut passer inaperçu. Le teint peut également n'être pas modifié ; des sujets jeunes, à teint floride, sont atteints de cancer du rectum. Dans certains cas au contraire une *anémie intense* est pour ainsi dire l'unique symptôme d'un cancer au début. On se souviendra qu'en présence d'une anémie de cause inconnue, si l'examen du sang permet d'éliminer la leucémie, il faut avant tout penser à un cancer des voies digestives.

DEUXIÈME PHASE

La *deuxième phase* est celle où la *tumeur* apparaît, phase déjà bien tardive pour une intervention efficace ; encore la tumeur, en raison de son siège, peut-elle être inaccessible au palper.

L'appréciation de son volume, de son siège exact peut être gênée par l'adjonction de certains éléments : réaction inflammatoire de voisinage, accumulation de matières fécales au dessus de l'obstacle, spasme (qui peut d'ailleurs siéger loin de l'obstacle).

Il est essentiel de s'assurer de la *mobilité de la tumeur*, condition favorable pour une intervention radicale.

A cette période dominent les *symptômes d'occlusion incomplète* (voir le chapitre de l'occlusion intestinale) qui se manifestent par petites crises d'abord atténuées et espacées, puis plus intenses, plus rapprochées.

Peuvent survenir également des *accidents brusques d'occlusion complète*, après une phase demeurée inaperçue de troubles intestinaux divers ; cette occlusion brusque peut induire en erreur.

A cette période peuvent encore survenir des *abcès*, en particulier dans les fosses iliaques droite ou gauche ; des névralgies sciatiques.

TROISIÈME PHASE

La *troisième phase* ou phase de généralisation est marquée par la constance et la gravité des symptômes d'occlusion, par la permanence de selles glaireuses, sanguinolentes, putrides ; par des douleurs dues non seulement à l'obstruction, mais à l'extension aux organes voisins, aux ganglions, au sacrum ; par la généralisation cancéreuse (foie notamment), par l'ascite, par la cachexie...

DIAGNOSTIC

Chez tout sujet ayant dépassé la quarantaine, surtout chez ceux qui sont exempts de passé digestif, l'apparition des symptômes énumérés plus haut doit éveiller l'attention du clinicien. On est inexcusable de s'arrêter au *diagnostic* de constipation, d'entérite, de troubles gastriques, d'anémie, avant d'avoir procédé à un examen complet du malade ; même chez un sujet jeune, on doit toujours penser au cancer, car le cancer du rectum s'observe assez fréquemment à un âge inférieur à l'âge moyen où se manifestent les cancers.

Le toucher rectal est le premier moyen à employer ; on ne doit le négliger en aucun cas. Grâce au toucher on peut reconnaître des cancers du rectum au début que rien ne pouvait laisser soupçonner. Pour la même raison on ne peut se passer de l'examen rectoscopique qui seul peut déceler les cancers haut situés du rectum ou de la partie terminale du côlon iélo-pelvien.

Enfin la radioscopie montre l'arrêt du bismuth en un point de l'intestin ou sa filtration lente sous forme de trainée noire à ce niveau ; la dilatation du segment supérieur de l'intestin, etc.

Muni de ces divers renseignements on ne sera pas exposé à rattacher les troubles intestinaux à une *constipation simple*, à une *colite simple* ou *ulcéreuse* ; les troubles gastriques, à un *cancer de l'estomac*, etc.

Quand les troubles généraux prédominent, il est également facile d'éliminer la *leucémie*, la *tuberculose*.

Tout abcès de la fosse iliaque chez un sujet âgé doit amener au diagnostic de cancer et non en détourner.

La constatation d'*hémorroïdes* n'autorise en aucune façon à éliminer le cancer, car elles coïncident souvent avec lui.

La tumeur est perceptible : dans ce cas il faut éviter la confusion possible avec le *tuberculome du cæcum*, l'*appendicite chronique* (cancer de l'appendice), l'*actinomycose iléo-cæcale*, la *sigmoïdite chronique*, la simple *tumeur stercorale*, etc.

DIAGNOSTIC DU SIÈGE

Il reste à faire le diagnostic du siège.

Le *cancer de l'appendice* est méconnu au début ; mais souvent le diagnostic précoce est porté « involontairement » à la suite de l'intervention pratiquée pour l'appendicite supposée.

Le *cancer du cæcum* donne lieu à une tumeur accessible au palper, tumeur à distinguer de celles qui ont été énumérées plus haut.

Le *cancer du transverse* donne lieu à une tumeur mobile (tout au moins au début), que l'on peut croire siéger dans l'estomac. L'examen radioscopique permet d'éviter l'erreur.

Le diagnostic du *cancer des angles* colique et splénique est difficile, car la tumeur est inaccessible au palper. Cette localisation donne surtout lieu à des accidents précoces d'occlusion.

Le *cancer du côlon descendant et du côlon iléo-pelvien* est celui dont le diagnostic est le plus aisé, car c'est lui qui donne lieu aux symptômes « classiques » du cancer intestinal : selles dysentériformes, crises fréquentes d'occlusion incomplète, spasme, hémorragies, etc... Il suffit de signaler la confusion possible avec la dysenterie.

Quant au *cancer du rectum*, il semble qu'il suffirait de le signaler puisque le toucher rectal et la rectoscopie en permettent le diagnostic d'emblée. Il est cependant bien souvent méconnu, parce que trop souvent « on n'y pense pas ».

Les symptômes de début sont la constipation ou la diarrhée, symptômes d'ordre banal ; les traînées sanguinolentes qu'il faut toujours rechercher, (le sang vient parfois avant la garde-robe) ; le ténesme qui peut être précoce.

A la période d'état, les selles sont mélangées de mucosités opaques remplies de pus, de sang. Les mucosités sont parfois émises dans l'intervalle des garde-robes et présentent une odeur putride.

A cette période encore il peut y avoir constipation, entrecoupée par des débâcles ; diarrhée chronique. Il s'agit d'ailleurs souvent d'une fausse diarrhée (des scybales sont mélangées au liquide) ; mais il peut y avoir diarrhée véritable (quand le cancer se greffe sur des polypes du rectum). Les douleurs, à cette période, sont violentes ; elles peuvent s'irradier au sacrum, aux lombes ; elles sont plus marquées dans la position assise.

Le toucher rectal montre une induration latérale ou circonférentielle ; dans ce dernier cas le doigt peut avoir la sensation du

col utérin (refoulement de la muqueuse rectale par le néoplasme)
Il peut encore déceler une tumeur végétante (en chou-fleur).

La rectoscopie complète les renseignements donnés par le toucher,
ou révèle des lésions que le doigt n'a pu atteindre ; elle permet
d'éliminer les *ulcérations tuberculeuses, dyscutériques*, la *rectite
hémorroïdaire, blennorragique*, le *syphilome du rectum*.

DÉCISION THÉRAPEUTIQUE

Il ne suffit pas de constater le cancer « de visu » ; il faut encore —
ce qui est essentiel pour la *décision* à intervenir, — déterminer si la
paroi vaginale, si la prostate, si les ganglions accessibles au toucher
sont envahis, rechercher les signes de généralisation du côté du foie.

Si le cancer intestinal est opérable, on a recours à la *résection*.
Le plus souvent c'est après la laparotomie exploratrice que l'on
reconnaît si le cancer peut être réséqué ou non. La laparotomie
montre souvent des adhérences, une extension ganglionnaire qui
ne pouvaient être soupçonnées à la suite de l'examen clinique. Si le
cancer est inopérable ou si des accidents brusques d'occlusion
nécessitent une intervention immédiate, on établit un *anus arti-
ficiel*.

Le *traitement médical* est purement palliatif (voir la consultation).

CONSULTATION

1º Régime : lait ou kéfir ; bouillies ; jaunes d'œufs ; pâtes, riz,
purées de pommes de terre et de légumes secs, quelques légumes
verts passés, compotes et gelées. Eviter tout aliment laissant des
résidus abondants.

2º Prendre tous les trois jours deux cuillerées à café d'huile de
ricin ou de magnésie.

3º Dans l'intervalle, lavements de 150 ou 200 cmc. d'huile tiédie ;
s'abstenir de lavages, sauf dans le cas de cancer du rectum où
l'on désinfectera le bout inférieur de l'intestin par de petits lavages,
pratiqués sous pression, au moyen d'un demi-litre d'eau additionnée
de l'un des paquets :

Permanganate de potasse.   .   o gr. 10

pour un paquet.

4° Introduire le soir, dans l'anus, l'un des suppositoires :

        Chlorhydrate d'éthylmorphine . . o gr. 02

ou :

        Extrait thébaïque. . . . o gr 02
        Extrait de belladone . .. o gr 01
        Beurre de cacao   qs. p . un suppositoire

5° Prendre XII gouttes de :

        Teinture thébaïque . . . 10 grammes
        Teinture de belladone . . 5 gr.

6° Pratiquer chaque jour une injection sous-cutanée d'une ampoule d'un cent. cube de solution de cacodylate de soude à 5 p. 100. Série de 12 injections.

7° Prendre à la fin de chaque repas dans de l'eau additionnée de curaçao une cuillerée à café de la mixture suivante :

        Extrait fluide de cola . |
        ·   de quinquina . | ââ P. E.

OCCLUSION INTESTINALE

L'occlusion intestinale, hormis les cas exceptionnels où elle est due à une accumulation stercorale, est exclusivement du ressort chirurgical. Il suffira donc de donner quelques brèves indications relatives à son diagnostic.

OCCLUSION AIGUE

Celui de l'*occlusion aiguë* ne comporte aucune difficulté : les douleurs subites, le ballonnement rapide et excessif de l'abdomen, les vomissements d'abord alimentaires, puis bilieux, finalement fécaloïdes, l'absence totale de selles et d'émission de gaz; le fléchissement rapide de l'état général (traits tirés, petitesse et fréquence du pouls, etc...), sont des symptômes qui ne peuvent laisser aucune prise à l'erreur ; l'absence de fièvre suffit à distinguer l'occlusion de la péritonite.

Le diagnostic de la cause de l'occlusion aiguë reste souvent en suspens : il est impossible de reconnaître un *étranglement interne*, un *volvulus*, une *occlusion* par *brides*. Par contre l'occlusion par

invagination a des symptômes et des signes spéciaux qui sont
pathognomoniques : jeune âge des sujets, selles sanguinolentes,
tumeur en boudin perceptible par le palper et le toucher rectal,
etc... On soupçonnera l'occlusion par *calculs biliaires* chez les
sujets qui présentent des antécédents de colique hépatique.

En présence d'un cas d'occlusion aiguë la *laparotomie* immédiate
s'impose ; le salut du malade dépend de la rapidité de la décision.
La laparotomie n'est contre-indiquée que si l'occlusion date de
plusieurs jours, chez les malades profondément intoxiqués ou chez
les sujets âgés. Dans ces cas c'est à l'*anus contre nature* qu'il faut
avoir recours, sauf plus tard, en cas d'amélioration, à pratiquer la
laparotomie.

OCCLUSION CHRONIQUE

L'occlusion chronique, incomplète, peut être méconnue à ses
débuts parce qu'elle procède par crises d'abord ébauchées et espacées
avant d'être nettement caractérisées et rapprochées.

Le malade depuis un temps plus ou moins long a des selles irrégulières, insuffisantes ; mais il peut aussi présenter des selles
fréquentes, exclusivement diarrhéiques qui peuvent induire en
erreur, si on ne les examine avec soin, si l'on n'y recherche quelques
débris de scybales, nageant au milieu d'un liquide diarrhéique,
habituellement fétide. Les gaz peuvent manquer ou continuer à
être émis ; c'est donc là un signe inconstant ; il en est de même des
vomissements qui font rarement défaut, il est vrai ; qui, en tout cas,
n'ont pas le caractère fécaloïde, sont simplement alimentaires,
muqueux ou bilieux ; ils n'ont d'ailleurs pas la fréquence et la
continuité de ceux qui accompagnent l'occlusion complète. S'ils
manquent, ils sont alors remplacés par des nausées.

Quant au tympanisme il existe toujours, mais à un degré plus
ou moins atténué, ce qui nécessite une observation attentive. Par
contre manquent rarement les ondulations péristaltiques, qui
peuvent être localisées de façon différente, suivant le siège de
l'obstacle ; ce signe, conséquence d'un spasme surajouté, suffit à
déterminer le diagnostic ; encore faut-il pouvoir le constater au
moment précis où il se produit, car il est intermittent. Il est vrai
que la palpation suffit habituellement à le provoquer.

Si l'intestin est souvent médiocrement distendu par les gaz
(d'où le météorisme atténué), par contre on peut souvent percevoir
un clapotage intestinal dû aux liquides qui séjournent dans l'in-

testin, ainsi qu'une matité déclive (fausse ascite). On devra distinguer ce clapotage intestinal du clapotage gastrique; en cas de doute, le tubage, l'examen radioscopique lèveraient l'hésitation.

Quant à l'état général il n'est que peu atteint au début, sauf dans le cas de cancer, où le mauvais état général est plutôt dû d'ailleurs à la maladie causale qu'à l'obstacle au cours des matières.

Lorsque les crises, par suite des progrès du rétrécissement, deviennent plus accentuées, que le tympanisme est plus marqué, qu'il y a arrêt de gaz, etc , la nature des accidents ne peut échapper à l'observateur le moins averti.

L'occlusion reconnue, il reste à en préciser le siège et la cause.

SIÈGE DE L'OCCLUSION

En ce qui concerne le siège souvent le malade accuse une *douleur* en un point déterminé, toujours le même, point où il peut survenir également une sorte de gargouillement. D'autre part le météorisme existe au-dessus de l'obstacle, fait défaut au-dessous ; la *limitation du météorisme* constitue donc une indication précise pour la localisation.

Il est évident que le siège sera aisé à déterminer s'il existe une *tumeur* accessible à la palpation ; toutefois on distinguera le *spasme intestinal* de la tumeur elle-même, le spasme réflexe pouvant affecter un segment de l'intestin éloigné de la tumeur.

La radioscopie est le complément indispensable de l'examen clinique ; le bismuth s'accumule au-dessus de l'obstacle dans une anse distendue.

Lorsque la sténose siège au niveau du *côlon ilio-pelvien* ou du *côlon descendant*, il existe une distension considérable de tout le gros intestin, facile à reconnaître car le gros intestin, très dilaté, forme comme une sorte de cadre saillant à l'intestin grêle.

Lorsqu'elle siège à la *terminaison du côlon ascendant* (angle colique droit), il existe une dilatation du cæcum et du côlon ascendant accompagnée de bruit de clapotage, bruit permanent, que l'on peut retrouver alors même que la crise d'occlusion a pris fin ; de plus on perçoit souvent une contraction en masse du cæcum.

Si la sténose siège au niveau du *cæcum*, l'intestin grêle seul est dilaté, d'où la forme spéciale de l'abdomen, globuleux comme un ventre de femme enceinte ; on y constate les contractions douloureuses de l'intestin, en point fixe, ainsi que les gargouillements déjà signalés (signe de Kœnig).

'La sténose peut enfin siéger sur un point quelconque de *l'intestin
grêle*, auquel cas le siège des douleurs est périombilical. Les vomis
sements sont très fréquents.On constate un clapotage considérable,
à distinguer du clapotage gastrique.

CAUSE DE L'OCCLUSION

L'examen radioscopique renseigne sur le siège, mais non sur la
cause. Il est donc nécessaire, pour la détermination de cette cause,
de prendre en considération certaines particularités et de compléter
l'examen par le toucher rectal, le toucher vaginal, surtout la rectoscopie, par l'exploration des orifices herniaires.

L'âge du sujet donne quelques indications : au dessous de dix
ans la cause habituelle de l'occlusion est l'*invagination intestinale* ;
à partir de 45 ans la cause habituelle est le *cancer* ; entre c s deux
âges, ce sont les *rétrécissements cicatriciels* et les *brides* auxquels on
doit songer en premier lieu, consécutifs à la tuberculose, la dysenterie, l'appendicite, à une intervention chirurgicale ; chez les sujets
très âgés, l'occlusion chronique est due soit au cancer, soit à la
stase stercorale. Il convient d'ajouter que l'on a observé parfois des
phénomènes d'occlusion chez des malades ayant subi la *gastro-
entérostomie* (ulcère peptique du duodenum).

Si l'examen des orifices herniaires permet d'éliminer une *occlusion d'origine herniaire* ; celui du rectum un cancer de cet organe
le toucher vaginal, une *tumeur déterminant l'occlusion par compression*, il ne reste plus qu'à incriminer l'*accumulation fécale*
que l'âge avancé des malades, l'existence d'une très ancienne constipation, la constatation de matières accumulées soit dans le
cœcum, soit dans l'ampoule rectale, permet de reconna'tre.

TRAITEMENT

Le *traitement* des différentes causes d'obstruction chronique est la
levée de l'obstacle, si toutefois elle est possible, après laparotomie
exploratrice ; en cas de tumeur adhérente, de généralisation ganglionnaire cancéreuse, de rétrécissements cicatriciels multiples, etc...,
on se bornera à créer l'*anus contre nature*.

Seule l'occlusion d'origine stercorale est justiciable du traitement
médical. On « amorce » la désobstruction par l'*huile de ricin* donnée
à petites doses réfractées, soit une cuillerée à café d'heure en heure ;
en même temps que l'on essaie de désagréger les matières par les
lavements d'huile, répétés à différentes reprises.Ces moyens combinés

suffisent souvent ; sinon c'est au *lavement électrique* qu'il faut avoir recours.

Il ne faut pas perdre de vue qu'une accumulation stercorale, chez le vieillard, peut dissimuler un cancer latent, éventualité à considérer avant d'employer le lavement électrique.

HÉMORROIDES

HÉMORROIDES SYMPTOMATIQUES

Symptomatiques de grossesse ou d'une tumeur pelvienne, d'un cancer intestinal, d'un rétrécissement du rectum, d'une affection du foie ou simplement d'une constipation opiniâtre, les hémorroïdes ne réclament d'autre traitement que celui de la maladie qui les a provoqués.

HÉMORROIDES IDIOPATHIQUES

Idiopathiques, elles sont justiciables soit d'un traitement médical, soit d'un traitement chirurgical.

Le premier suffit dans les cas les plus fréquents où le malade est atteint de quelques varices qui deviennent turgescentes et douloureuses par intermittences ou donnent lieu, également par intermittences, à un écoulement sanguin modéré. Par des soins d'hygiène générale et locale on remédie vite aux petits accidents hémorroïdaires.

Lorsque les hémorroïdes sont permanentes et procidentes, quoique réductibles ; quand elles forment un gros bourrelet irréductible ; quand elles se compliquent d'hémorragies incessantes, entraînant une anémie persistante ; de suppuration, de gangrène, de fissure déterminant des douleurs intolérables, de rectite tenace, le seul traitement est l'intervention (*dilatation anale* ou *excision au bistouri*).

CONSULTATION

1º Régime mixte, à prédominance végétarienne faisant une large part aux légumes, aux fruits ; excluant les épices, le foie gras, le gibier, le homard, les écrevisses, les truffes, le champagne, le vin pur, les liqueurs. Éviter les repas copieux.

2º Chaque matin friction au gant de crins imbibé d'alcool et de lavande. Exercice régulier, surtout la marche. S'abstenir de l'équitation de la pratique de la bicyclette.

Éviter les excès de coït.

3° Veiller au fonctionnement régulier de l'intestin ; user de préférence des laxatifs doux, tels que la macération de graine de lin ou de psyllium (une cuillerée à soupe dans un verre d'eau) ; la bourdaine en décoction (2 gr. d'écorce pour un verre d'eau), la magnésie, le soufre et la crème de tartre associés :

        Magnésie calcinée . . . . ⎫
        Crème de tartre . . . . ⎬ āā 20 gr.
        Soufre sublimé et lavé . . . . . . ⎭
        Essence d'anis. . . . . . .   qs.

2 cuillerées à café au repas du soir.

Se présenter à la selle régulièrement, à la même heure (avoir soin d'enduire la région anale de vaseline stérilisée).

4° Toilette minutieuse de la région anale à l'eau bouillie, matin et soir ; en tout cas après chaque évacuation.

5° Prendre 2 à 4 cuillerées à café par jour de la mixture suivante :

        Extrait fluide d'hamamelis. . . . ⎫
        Extrait fluide d'hydrastis canadensis. ⎬ āā 15 gr.
        Glycérine . . . .   90 gr.

ou à chaque repas V gouttes d'intrait de marrons d'Inde.
ou à chaque repas XX gouttes de :

        Extrait fluide de marrons d'Inde . ⎫
        Extrait de virburnum prunifolia . ⎬ āā 10 grammes
        Extrait d'hamamelis virginica.. . ⎭
        Extrait d'hydrastis canadensis. .   (A. Robin)

6° Si les hémorrhoïdes sont turgescentes, appliquer des tampons de coton imbibés de :

        Eau bouillie. . . . . 40 gr.
        Solution normale d'adrénaline. XL gouttes

ou la pommade suivante :

        Stovaïne . . . . 1 gramme
        Extrait fluide d'hamamelis. . . . . 2 gr.
        Extrait de ratanhia . . . . 3 gr.
        Vaseline . . . . 30 gr.

et introduire le soir l'un des suppositoires :

        Aristol . . . . 0 gr. 15
        Extrait d'hamamelis . . . . 0 gr. 10
        Solution normale d'adrénaline . . . . X gouttes
        Beurre de cacao. . . . . . .   qs.

pour un suppositoire.

7° En cas d'hémorragie lavement froid quotidien avec :

>   Eau froide . . . . 250 gr.
>   Chlorure de calcium . . . . 2 gr.

ou :

>   Teinture de ratanhia . . . . 10 gr.

PARASITES INTESTINAUX

On met sur le compte des différents parasites intestinaux : tœnias, oxyures, lombrics, un grand nombre de *symptômes* tels que *perversion du goût, fringales, vomissements, coliques, diarrhée, vertiges, convulsions,* etc... qui ne présentent aucun caractère pathognomonique et font d'ailleurs souvent défaut : le *prurit anal,* surtout nocturne, peut appeler l'attention sur la présence d'oxyures; par contre la lombricose peut donner lieu à des *accidents fébriles simulant la paratyphoïde, ou douloureux, simulant l'appendicite* qui contribuent à faire errer le diagnostic. Les lombrics, les oxyures, les tricocéphales sont accusés de favoriser l'*appendicite.*

En réalité le diagnostic n'est fait le plus souvent qu'à partir du moment où l'on constate le parasite dans les selles examinées à l'œil nu, ou les parasites infiniment petits ainsi que leurs œufs, sous le champ du microscope.

Il est à remarquer que les parasites microscopiques comme les tricocéphales, les ankylostomes, les giardia ou lamblia, les trichomonas, le balantidium-coli, les tetramitus mesnilii, d'autres encore dont le rôle n'est pas encore bien établi, sont ceux qui déterminent les désordres les plus graves : l'*anémie pernicieuse* des mineurs est due à l'ankylostome ; le lamblia donne lieu à une *entérite chronique* caractérisée par des alternatives de diarrhée et de constipation, avec selles glaireuses intermittentes, qui peut simuler la dysenterie amibienne, d'autant que l'état général est habituellement mauvais, que les malades sont pâles et anémiés ; d'ailleurs le lamblia coïncide fréquemment avec l'amibiase chronique et c'est à cette association que l'on attribue la résistance dans certains cas de l'amibiase au traitement habituel. Le balantidium-coli engendre des colites dysentériformes parfois fort graves et même mortelles.

En présence d'une entérite chronique, de cause indéterminée et rebelle aux traitements classiques, il faut toujours penser à une entérite parasitaire et procéder à l'examen des selles ainsi qu'à celui du SANG car l'*éosinophilie* est un signe de présomption en faveur de l'existence de parasites intestinaux ; cette recherche s'impose aussi bien chez les sujets qui n'ont pas fait de séjour aux pays chauds que chez les coloniaux.

Voici quelques particularités de l'examen des SELLES à retenir par les praticiens qui ont une pratique suffisante de la parasitologie !

Ascaris lumbricoïde ; œufs) ressemble à un grain de pollen d'artichaut ; coloration jaunâtre habituelle ; 50 à 75 μ. de long sur 40-50 μ. de large ; coque lisse entourée d'une cuticule très irrégulière.

Oxyure vermiculaire; œufs), ovale, asymétrique. de coloration jaune pâle, à parois épaisses (trois couches) ; 52-60 μ de long sur 20 à 30 de large.

Ankylostome duodénal ; œufs), ovalaire, à coque mince, contient 4 grosses cellules disposés en losange ; 60 à 70 μ de long. sur 40 de large, très nombreux dans les selles.

Tricocéphalus dispar ; œufs), en forme de citron, de baril, ou plutôt avec à chaque pôle un point translucide, coloration brunâtre; 50 μ de longueur sur 20 de large.

Trichomonas ; parasite) très mobile, porteur de flagelles libres à son extrémité et d'un flagelle recourbé à sa partie postérieure 15 à 25 μ de long sur 7 à 12 de large.

Lamblia ou Giardia ; parasite) ; parasite habituel de l'intestin du rat ; en forme de cœur de carte à jouer ; à sa face ventrale, sorte de cupule creuse en ventouse qui lui permet de se fixer sur les cellules épithéliales de l'intestin ; quatre paires de flagelles partant de la partie renflée ; (kystes), ovoïdes, mesurant de 10 à 15 μ de long sur 8 à 9 de large, de couleur grise, pourvus d'une mince enveloppe et contenant un groupe de 2 à 4 noyaux.

Tetramitus Mesnilii ; parasite) en forme de carotte dont la grosse extrémité porte trois cils.

Balantidium coli ; parasite) gros infusoire cilié, ovoïde de 30 à

200 μ de long sur 20 à 70 de large ; présentant un pôle antérieur avec fente oblique munie de cils, un pôle postérieur plus volumineux et présentant un orifice ; nombreux cils, un noyau.

TRAITEMENT

Le traitement des TÆNIAS, des LOMBRICS, des OXYURES est actuellement bien réglé : *extrait éthéré de fougère mâle ; pelletiérine* pour les premiers ; *santonine, calomel* pour les deux derniers, ainsi que divers lavements pour les oxyures (*eau salée, glycérinée, savonneuse, sulfureuse*, etc.). Il n'en est pas de même du traitement des autres parasites dont certains se montrent très rebelles. Contre l'ANKYLOSTOME on emploie la *fougère mâle*, le *thymol* ; contre les TRICOCÉPHALES, le *thymol*, la *santonine*, le *calomel* ; contre les LAMBLIA, le *thymol*, le *novarsenobenzol* en injections intra-veineuses, ou l'*hectine* en injections sous-cutanées et surtout le *soufre*, le moins infidèle des médicaments les lavements de nitrate d'argent ; il est plus difficile de faire disparaitre le lamblia des selles que l'amibe dysentérique. Contre les TRICHOMONAS on a employé les capsules d'*essence de térébenthine*, les *lavements de nitrate d'argent*.

CONSULTATION

I. TÆNIA

a) CHEZ L'ADULTE

1° Diète relative la veille du traitement ; repas très léger à midi.

Le soir une tasse de lait, de bouillon ou quelques cuillerées de potage.

2° Lavement en se couchant.

3° Prendre à jeun le matin :

<pre>
Extrait éthéré de fougère mâle . 0 gr. 50
Calomel . . . . 0 gr. 05
</pre>

pour une capsule. Prendre 12 à 16 capsules semblables de dix en dix minutes.

4° Deux heures après les dernières capsules, prendre une cuillerée à soupe de sirop d'éther ou :

<pre>
Sirop de nerprun. . . . . . .)
                                     } àā 10 grammes
Teinture de jalap composée . .)
</pre>

5° Lors des besoins d'évacuation, se présenter à la selle sur un vase plein d'eau tiède ; se garder d'exercer des tractions sur les anneaux qui se présentent.

En cas d'insuccès, reprendre le traitement au bout de trois mois

6° A l'extrait éthéré de fougère mâle peut être substitué le sulfate de pelletiérine (en solution tannique) :

> Sulfate de pelletiérine . . 0 gr. 30
> Tanin . . . . 1 gramme.
> Sirop tartrique. . . . . 30 gr.

7° Une heure après prendre 30 gr. d'huile de ricin ;

ou :

> Thymol. . . . . 1 gramme

pour un cachet n° 3.

b) Chez l'enfant

1° Faire prendre de 10 en 10 minutes deux des pilules :

> Extrait éthéré de fougère mâle 0 gr. 25
> Calomel. . . . . 0 gr. 02
> Scammonée . . . . . . 0 gr. 01

pour une pilule n° 8.

ou :

> Extrait éthéré de fougère mâle 2 grammes
> Sirop d'éther . . . . . . 20 gr.
> Looch blanc . . . . q. p. 150 gr.

ou :

> Extrait éthéré de fougère mâle 2 gr.
> Jus de réglisse . . . . . 10 gr.
> Sirop de fleurs d'oranger . . 20 gr.
> Eau distillée de menthe. . . 50 gr.

2° Autre traitement :　　　　　　　　　　　　　　(Railliet)

> Semences de courges. . . . 30-40 gr.
> Sucre . . . . qs.

Mélanger, piler et faire prendre dans une tasse de lait chaud.

II. ASCARIDES LOMBRICOIDES

a) Chez l'adulte.

1° Prendre :

> Poudre de semen contra   4-6 gr.

dans du miel, des confitures ou simplement du pain azyme.

ou :

> Santonine . . . . 0 gr. 10-0 gr. 20
> Calomel . . . . . . 0 gr. 50
> Sucre . . . . q. s.

en 2 cachets à prendre à 20 minutes d'intervalle ;

ou :

> Calomel . . . . . . 0 gr. 20
> Poudre de rhubarbe . 0 gr. 20
> Scammonée . . . . 0 gr. 20
> Sucre . . . . 0 gr. 60

pour 1 cachet. En prendre 2 à 4.

b) Chez l'enfant.

1° Faire prendre :

> Poudre de semen contra   1 gr.

dans du miel, des confitures, ou simplement du pain azyme ;

ou une tablette de santonine du Codex, (dosée à un centigramme) par année d'âge.

2° Une demi heure après prendre :

> Calomel . . . . . . 0 gr. 05

pour un cachet.

III. OXYURES VERMICULAIRES

1° Lavement quotidien de 250 gr. d'eau additionnée de :

> Sel marin . . . . 1 cuillerée à soupe

ou le suivant :

> Glycérine . . . . 60 gr.
> Thymol . . . . 0 gr. 25
> Savon . . . . 3 gr.

2º Prendre trois jours consécutifs, le matin à jeun, dans une cuillerée de lait sucré, le paquet suivant :

> Santoniné . . . . . o gr. 05
> Calomel. . . . . . o gr. 10

pour un paquet,

3º Pendant trois jours également, introduire dans l'anus une parcelle de la pommade :

> Glycérolé d'amidon . . . 20 gr.
> Onguent napolitain . . . 10 gr.

4º Lavages de la région anale à l'eau boriquée, et, en cas d'irritation, poudrer avec :

> Talc . . . . } ãã P. E.
> Oxyde de zinc . . . . . }

IV. ANKYLOSTOME DUODÉNAL

1º Prendre :

> Extrait éthéré de fougère mâle.   8 grammes

en 16 bols ou capsules.

Une heure après :

> Teinture de jalap composée . } ãã 15 grammes
> Eau-de-vie allemande . . . }

2º ou :

> Thymol . . . .   1 gramme

pour un cachet, 3 par jour.

Eviter d'administrer en même temps un purgatif huileux, de la glycérine, de l'éther.

3º Après le traitement prescrire :

> Protoxolate de fer . . . . } ãã o gr. 05
> Extrait de quinquina . . . }

pour une pilule, 8 par jour (aux repas).

4º Pour prévenir des récidives ne faire usage que d'eau bouillie ; nettoyage minutieux des mains au moment des repas; douches chaudes quotidiennes.

V. TRICOCÉPHALES

a) CHEZ L'ADULTE.

1º Prendre chaque jour pendant 3 jours consécutifs :

    Santonine . . . . . o gr. 10
    Calomel. . . . . . o gr. 20

pour un cachet.

2º Ou :

    Thymol. . . . . . 1 gramme

pour un cachet, 3 par jour.

b) CHEZ L'ENFANT.

    Thymol . . . . . . 1 gramme
    Huile d'olive. . . . . 4 gr.
    Gomme arabique . . . 2 gr.
    Sirop d'écorces d'oranges. 20 gr.
    Eau distillée . . . . 40 gr.

VI. TRICHOMONAS, CERCOMONAS, TETRAMITUS MESNILII

1º Prendre chaque jour 4 à 8 capsules de o gr. 50 d'essence de térébenthine.

2º Chaque jour prendre le lavement suivant :

    Nitrate d'argent . . . . . o gr. 20

ou :

    Protargol . . . . 1 gr. 20
    Eau distillée . . . . . . 1 litre

VII. LAMBLIA

1º Prendre trois fois par semaine, trois fois par jour l'un des cachets :

    Soufre sublimé et lavé. . . 1 gramme

pour un cachet.

2º Les jours alternes, 4 à 8 capsules de o gr. 50 d'essence de térébenthine, ou deux des cachets :

    Thymo . . . . 1 gramme

pour 1 cachet (boire exclusivement de l'eau).

Autre traitement : injection intra-veineuse répétée tous les 6 jours de o gr. 30 de novarsenobenzol, ou injection intra-musculaire quotidienne de o gr. 10 d'hectine.

3° Pendant trois jours consécutifs, prendre le lavement suivant :

a) Nitrate d'argent . . o gr. 50
Eau distillée. . . . 1 litre

b) Iodure de potassium . 5 grammes
Eau distillée. . . . 1 litre

c) Eau oxygénée . . . 60 gr.
Eau . . . . 1 litre

DIARRHÉES

La plupart des diarrhées, aiguës ou chroniques, se confondent avec les entéro-colites ; mais il en existe d'autres où l'élément infectieux ou inflammatoire est parfois absent ou effacé : telles les diarrhées consécutives à l'insuffisance ou l'absence d'un ferment digestif isolé ou de plusieurs de ces ferments, les diarrhées réflexes et nerveuses proprement dites, etc. Il est donc nécessaire de pro céder à une étude séméiologique des diarrhées en général, ce qui conduit à formuler des indications thérapeutiques distinctes en partie de celles des entérites proprement dites et à établir des types spéciaux de consultations.

Pour la détermination de la cause d'une diarrhée, les commémoratifs et l'examen clinique donnent des indications parfois suffisantes ; mais il est nécessaire, dans tous les cas, d'examiner les selles, cet examen comportant non-seulement l'épreuve de la vue, mais l'étude microscopique.

EXAMEN MACROSCOPIQUE

L'examen macroscopique renseigne sur les divers *aspects* que peuvent présenter les selles liquides :

Aspect séreux, muqueux, glaireux, sanguinolent, graisseux, mousseux, etc... ; présence de scybales, de gaz en abondance ; parfois de débris alimentaires, de parasites. La présence de mucus en excès (aspect brillant des selles) indique toujours une irritation intestinale, c'est-à-dire l'intervention de l'entérite ; il en est de

même de la présence de glaires, de sang qui dénotent la participation du gros intestin, l'existence d'une vive réaction inflammatoire
avec exulcérations...

Les selles graisseuses traduisent une insuffisance de sécrétion
pancréatique ou biliaire, surtout pancréatique. L'aspect mousseux
avec présence de gaz est l'indication d'une fermentation excessive
des hydrates de carbone ; enfin, lorsqu'il existe des scybales mélangées au liquide diarrhéique, cette particularité caractérise la
fausse diarrhée due à la constipation. La lienterie indique une
insuffisance de digestion due à l'évacuation rapide des aliments
dans l'intestin, c'est-à-dire l'achylie ou insuffisance de sécrétion
gastrique.

La *coloration* des selles donne quelques renseignements utiles :
les selles séreuses sont peu colorées ; les selles blanchâtres et graisseuses appartiennent aux diarrhées d'origine biliaire ou pancréatique ; les selles foncées, noirâtres, peuvent tenir à la présence de
sang ; mais elles sont dues habituellement à des putréfactions
ntenses, résultant du séjour prolongé des matières dans le gros
intestin (coprostase, cancer).

L'*odeur* particulièrement fétide des selles indique également des
fermentations intenses, liées soit à la putréfaction des matières
albuminoïdes, soit à une coprostase ancienne primitive ou due à
un cancer.

EXAMEN MICROSCOPIQUE

L'*examen microscopique* trop souvent négligé donne des indications
précieuses dans nombre de cas, tant au point de vue de la précision
du diagnostic que de l'orientation du traitement. Normalement les
selles ne contiennent qu'une quantité restreinte de parcelles alimentaires indigérées.

On n'y trouve qu'une petite quantité de fibres musculaires,
reconnaissables à leur forme rectangulaire à angles arrondis, sans
striation bien nette, à leur coloration jaunâtre due à la bile ; —
de graisses, rarement sous forme de gouttelettes brillantes, réfrin-
gentes, solubles dans l'éther, colorées en noir par l'acide osmique,
plutôt sous la forme dédoublée d'acides gras (cristaux en aiguilles
enchevêtrées, fondant sous l'influence de l'alcool et de la chaleur,
et de blocs de savons jaunes de calcium ou de magnésium, les
premiers larges, les seconds en aiguilles, etc.); — de fibres élas-

tiques formant des filaments d'un blanc jaunâtre, disparaissant sous l'action de l'acide acétique ; — d'amidon, grains ovales striés concentriquement, colorés en bleu par la teinture d'iode et d'enveloppes vides de cellules de pommes de terre ; — de mucus, masse amorphe gonflée par l'acide acétique, coloré en vert par le triacide d'Ehrlich.

A l'état pathologique on peut dans certains cas constater la présence en abondance soit de mucus, soit de débris alimentaires non digérés.

La présence de *mucus* en abondance est caractéristique de toute entérite ; celles de nombreuses *fibres musculaires* ayant conservé leur striation, une insuffisance des ferments digestifs en général et notamment une insuffisance pancréatique, surtout quand elles sont très abondantes et ont conservé leurs noyaux colorables (épreuve des noyaux de Schmidt).

Tand qu'à l'état normal le tissu conjonctif des tendons musculaires est à peu près complètement digéré par le suc gastrique, il n'en est pas de même dans le cas d'insuffisance de digestion gastrique ; on retrouve alors de nombreuses *fibres élastiques.*

La digestion de l'*amidon* commence dans l'estomac sous l'influence de la salive, s'achève dans l'intestin sous l'influence des ferments intestinaux ; lorsqu'il existe un trouble de sécrétion de ces différents ferments on constate sous la lamelle de nombreux grains d'amidon.

Les *graisses*, à l'état pathologique, se montrent en abondance sous forme de gouttelettes de graisses neutres et de produits de dédoublement, acides gras et savons. L'abondance de graisses et notamment de graisses non utilisées est fonction d'un défaut de bile ou d'un déficit pancréatique, distinction possible par l'épreuve du sublimé. En cas de déficit pancréatique, il y a surtout abondance de gouttelettes de graisse neutre.

La présence d'une grande quantité de *leucocytes* indique une réaction inflammatoire vive avec ulcérations ; elle est particulièrement accusée dans la dysenteri..

La coloration des lamelles par le réactif de Weigert-Escherich peut montrer la prédominance des *ferments saccharolytiques* : bacillus lactis aérogènes (flore rouge) ou des *ferments protéolytiques*, agents de fermentation des albuminoïdes, tels que le perfringens, le putrificus, etc. (flore bleue). Dans les cas de troubles de la digestion des hydrocarbones, la teinture d'iode colore en bleu de très nombreuses *levures* en chaînettes.

Ce rapide aperçu montre l'importance capitale que peut prendre dans certains cas l'examen coprologique, auquel il est facile de s'adapter et qui nécessite seulement quelques réactifs d'un maniement aisé.

Les épreuves plus complexes, telles que l'épreuve de Schmidt et celle de Strassburger qui mettent en relief la fermentation des hydrocarbones et aussi celle des albuminoïdes sont des procédés proprement dits de laboratoire ; au bout de 24 heures, on recueille dans l'éprouvette divers gaz tels que l'acide carbonique, l'hydrogène, le méthane provenant de la première fermentation ; vingt-quatre heures plus tard des gaz, à odeur fétide, provenant de celle des albuminoïdes.

DIARRHÉES INFECTIEUSES PRIMITIVES

Les *diarrhées infectieuses primitives* sont dues à des agents infectieux apportés par l'eau et le lait ou par les aliments ; leur soudaineté, leur caractère aigu, la fièvre, les symptômes généraux suffisent à les caractériser ; leur traitement a été indiqué au chapitre des entéro-colites aiguës.

DIARRHÉES DES MALADIES INFECTIEUSES

Parmi les *diarrhées des maladies infectieuses* qui ne s'accompagnent pas habituellement de déterminations intestinales, les unes peuvent être *accidentelles*, dues à un purgatif, à un médicament irritant, à un aliment (lait) non digéré par suite de l'insuffisance des ferments digestifs, etc. ; d'autres sont des *diarrhées terminales* d'états très graves (pneumonie, variole, scarlatine, etc.) ; d'autres enfin sont des *diarrhées critiques*, sans caractère de gravité, diarrhées séreuses, abondantes, survenant brusquement au déclin de la maladie, à titre d'épiphénomène critique comme les sueurs, la polyurie.

Il suffit de signaler à cette place les diarrhées des maladies infectieuses à localisation intestinale : diarrhées typhiques, para-typhiques, cholériques, dysentériques ; ainsi que celles d'un diagnostic parfois malaisé qui sont symptomatiques de la tuberculose, du paludisme ; les diarrhées chroniques, reliquat de la dysenterie.

Une entérite infectieuse aiguë peut persister après la conva-

l~scence ; la *diarrhée de la convalescence* est souvent due dans ces
, à une insuffisance de suc gastrique ou pancréatique déterminée
par la maladie (voir plus loin les diarrhées d'origine digestive).

Le première indication dans le traitement de la diarrhée des
états infectieux est la *diète hydrique*, stricte au début, diète d'ailleurs
commandée par l'état fébrile : eau, bouillon de légumes, thé léger
ou infusions chaudes diverses.

L'indication du purgatif se présente, mais il n'est pas urgent de
purger d'emblée. Au bout de deux ou trois jours, prescrivez :
huile de ricin ou *sulfate de soude*, de préférence au calomel.

A la diète hydrique sera substituée apr: amélioration la *diète
féculente* sous forme de potages à l'eau et aux farines : crème
d'orge, de riz, d'avoine, etc. En somme le régime des entérites
aiguës.

Si la constipation, ce qui est fréquent, succède à la diarrhée,
il suffira d'ajouter des fruits cuits au régime.

La désinfection chimique de l'intestin n'est ni toujours utile,
ni toujours efficace. La *limonade lactique* a surtout la valeur de la
diète hydrique qu'elle représente; quant au *benzonaphtol*, au *salicylate de bismuth*, ils sont surtout utiles quand la diarrhée persiste
malgré la diète féculente, de même que la *craie préparée* (on admet
l'influence des sels de chaux sur la sécrétion pancré tique). Il est
indiqué également à ce moment d'associer ces divers médicaments
aux préparations opiacées.

Si l'on peut incriminer pour les diarrhées traînantes post-infec-
tieuses l'insuffisance gastrique et pancréatique, il est indiqué
d'utiliser, de préférence aux médicaments indiqués ci-dessus, la
gastérine, l'*acide chlorhydrique*, la *pancréatine*.

DIARRHÉE TOXIQUES OU IRRITATIVES

Les *diarrhées toxiques ou irritatives* sont dues à divers médicaments, notamment aux *purgatifs drastiques*, au sulfate de soude ;
au *mercure* et en particulier au calomel qui peut donner lieu à une
entérite ulcéreuse des plus graves (selles glaireuses, sanguinolentes).
La *diarrhée arsenicale* se reconnaît à l'odeur alliacée, à la coloration noirâtre des selles. Il convient encore de rappeler à cette
place la *diarrhée d'amphithéâtre*, celle qui se produit à la suite de
brûlures étendues ; celle que parfois peut déterminer le *tabagisme*.

DIARRHÉES PARASITAIRES

Les *diarrhées parasitaires* n'ont pas toujours de caractères spéciaux ; c'est plus souvent à la suite de la constatation dans les selles des parasites ou de leurs œufs qu'on en fait le diagnostic.

DIARRHÉES PAR AUTO-INTOXICATION

Plus facile est le diagnostic des *diarrhées* par *auto-intoxication*, notamment de la diarrhée urémique, de la maladie d'Addison, etc.

ENTÉROCOLITES, CANCERS

Les caractères distinctifs des diarrhées dues aux diverses *entérocolites*, des diarrhées symptomatiques du *cancer* ont été déjà indiqués.

DIARRHÉES DES CONSTIPÉS

La *diarrhée des constipés*, quelle que soit la cause du séjour prolongé des matières dans l'intestin, est en général une *fausse diarrhée* dont le diagnostic est rendu facile par la constatation de scybales dans les selles, par les alternatives de constipation et de débâcles (diarrhées stercorales de Nothnagel). Le diagnostic peut errer temporairement si le malade est sujet presque continuellement à la diarrhée ; encore parviendra-t-on à en reconnaître la cause en constatant que la première selle est plus ou moins solide, les suivantes étant liquides ou inversement ; les selles contiennent du mucus en abondance, signe certain d'irritation intestinale.

DIARRHÉES D'ORIGINE DIGESTIVE

Le groupe des *diarrhées d'origine digestive* comprend des diarrhées de nature différente, notamment la diarrhée due à la putréfaction des matières albuminoïdes, celle qui est due à la fermentation des hydrocarbones.

Elle est déterminée par l'intervention en général combinée de divers facteurs qui sont : la mastication insuffisante, l'abus des aliments azotés ou inversement des hydro-carbonés, le séjour prolongé dans l'intestin des matériaux alimentaires, enfin et surtout l'insuffisance des ferments digestifs. Suivant les cas on peut incriminer l'insuffisance gastrique, hépatique, pancréatique ; nous avons indiqué que certains signes tirés de l'analyse coprologique pouvaient donner des indications sur la prédominance de l'une ou l'autre ; mais parfois ces diverses insuffisances s'associent. En dernier lieu il faut tenir compte de l'intervention des agents microbiens qui entrent en scène et modifient le tableau morbide en faisant fermenter les matériaux alimentaires qui n'ont pas subi une élaboration suffisante ; la digestion « microbienne » produit des acides, des gaz, etc.

A) DIARRHÉE PAR FERMENTATION DES HYDRO-CARBONÉS

La *diarrhée par fermentation des hydro-carbonés* se produit à la suite d'insuffisance des ferments, de l'usage prolongé du régime féculent exclusif institué pour le traitement d'une entérite. On en rencontre l'homologue chez le cheval et le bœuf qui, à la suite d'ingestion de grande quantité de fourrages, présentent subitement un météorisme aigu.

Elle se caractérise par l'émission abondante de gaz intestinaux plusieurs heures après le repas, en même temps que se produisent des coliques dues à ces gaz ; la production de gaz ne peut être confondue avec l'aérocolie qui se manifeste irrégulièrement, en dehors de tout horaire fixe.

Au début, les selles restent moulées, ne présentent pas de mucus; plus tard, l'irritation prolongée de l'intestin détermine des selles diarrhéiques, mousseuses, contenant de nombreuses bulles de gaz.

Lorsqu'il n'existe pas d'entérite tenace, le traitement consiste dans la suppression de la plupart des féculents, sauf les farines lactées ; dans l'institution d'un régime albumineux comprenant les œufs, la viande, les graisses (beurre), les sucres (confitures, gelées) ; dans la prescription de la maltine, la pancréatine. Si l'entérite existe on ne peut prescrire le régime albumineux exclusif qui peut présenter des inconvénients. Il faut par tâtonnements prescrire un *régime « à bascule »* comportant alternativement un régime albumineux ou un régime farineux prédominant. On permettra les farines de froment, la semoule, le riz, les biscottes, à l'exclusion des pommes de terres, des légumineuses.

Quand la diarrhée est persistante et qu'il y a lieu d'incriminer l'insuffisance des ferments, il est indiqué de prescrire la *gastérine* ou l'*acide chlorhydrique*, la *pancréatine*, la *maltine*, auxquels on peut associer la craie préparée, additionnée ou non d'une petite quantité de poudre thébaïque ou de poudre de racines de belladone.

B) DIARRHÉE AVEC PUTRÉFACTION DES MATIÈRES ALBUMINOÏDES

La diarrhée avec putréfaction des matières albuminoïdes s'observe chez les gros mangeurs de viande, qui de plus mastiquent mal et ingèrent de gros blocs alimentaires ; chez ceux qui consomment du gibier faisandé ; elle peut également survenir chez les sujets qui présentent de l'insuffisance de suc gastrique, chez ceux qui sont atteints d'atonie intestinale.

La première indication est de *supprimer totalement les aliments albuminoïdes* et même le lait ; de soumettre le malade au *régime féculent strict* ; la seconde, de modifier la flore microbienne intestinale en ensemençant l'intestin de germes saccharolytiques au moyen du kéfir ou des ferments lactiques, sous forme de bouillon de *culture en symbiose de bacille paralactique et de bacille bifidus* (H. TISSIER).

Le traitement sera complété par des *lavages intestinaux* avec une solution de tanin ; l'emploi du *charbon*, du *benzo-naphtol*, du *salicylate de bismuth*.

DIARRHÉES NERVEUSES

Le type le plus simple des *diarrhées nerveuses* est la *diarrhée émotive* qu'il suffit de signaler ; de même ordre est la *diarrhée des psychopathes* qui éprouvent des besoins impérieux de se présenter à la garde-robe quand, se trouvant dans un lieu public, ils ont l'obsession de ne pouvoir s'exonérer.

La diarrhée peut survenir au cours du *tabes*. Indépendamment des crises entéralgiques, on peut observer chez certains tabétiques des crises subites de diarrhée, qui revêtent le caractère de soudaineté et d'intensité tout à la fois, de nombreux accidents tabétiques ; ces crises cessent avec la même brusquerie qui avait marqué leur début. Elles sont rebelles à un traitement efficace.

Plus graves sont les diarrhées permanentes qui surviennent fréquemment chez les malades atteints de *goitre exophtalmique* et peuvent entraîner la mort par épuisement.

DIARRHÉES RÉFLEXES

Les *diarrhées reflexes* sont fréquentes ; on sait que l'appendicite chronique, que la lithiase biliaire ou la cholécystite peuvent la déterminer. La *diarrhée des hépatiques* se traduit généralement par une selle se produisant brusquement au début ou pendant le repas de midi; elle serait due au brusque passage de bile dans l'intestin. La *diarrhée des appendiculaires* chroniques n'est pas toujours rattachée d'emblée à sa cause, si les malades n'appellent pas l'attention sur les douleurs intestinales qu'ils rapportent plutôt à une entérite. Il faut se méfier de toute diarrhée rebelle au régime, au traitement habituel, s'accompagnant de nausées fréquentes, de douleurs intermittentes dans la hanche droite, d'amaigrissement, etc. et explorer avec soin la région appendiculaire.

Quant à la diarrhée reflexe d'origine hépatique, elle sera plus facilement décelée par la constatation du teint cholémique, l'examen du sérum sanguin, la connaissance d'antécédents lithiasiques, la constatation d'une douleur épigastrique précédant la selle.

Se produisent après le repas, comme les selles des lithiasiques, les selles des malades atteints d'hypopepsie ; mais alors les selles sont pâteuses, contiennent quelques débris alimentaires, surviennent sans être précédées de douleurs.

CONSULTATION

a) Diarrhée par fermentation des hydrates de carbone

1º *Régime* : au premier déjeuner, café ou thé avec biscottes, beurre et confitures.

A midi : viande, poisson ou œufs ; riz ou légumes verts ; fromage ; confiture ou gelée ; biscottes, un flacon de kéfir nº 2.

A 4 heures, cacao au lait.

Au dîner, potage de crème d'orge, de riz ; œufs ; gâteau de riz ou de semoule. Confiture ou gelée. Biscottes. Un flacon de kéfir nº 2.

2º Prendre au milieu de chaque repas deux cuillerées à soupe de gastérine ou à la fin du repas une cuillerée à soupe de :

> Acide chlorhydrique officinal.   .   2 gr.
> Eau distillée . . . . . . 200 gr.

où XV gouttes d'acide phosphorique officinal dans de l'eau additionnée de sirop de citron.

3º Plus tard remplacer ce traitement par le suivant :

A la fin de chaque repas une cuillerée à soupe de l'élixir suivant :

    Diastase fluide à titre 50°. . . 10 cc.
    Alcoolature d'orange . . . 40 gr.
    Sirop de sucre . . . . . 100 gr.
    Eau distillée. . . . qs. p. 250 gr. (Désesquelle)

ou, après chaque repas, deux des pilules :

    Pancréatine . . . . 0 gr. 15
    Bicarbonate de soude . . . . 0 gr. 25

pour une pilule kératinisée.

4° Et avant chaque repas l'un des cachets :

    Craie préparée . . . . . 1 gramme
    Poudre thébaïque . . . 2 centigrammes

pour un cachet.

b) DIARRHÉE PAR PUTRÉFACTION DES ALBUMINOÏDES

1° *Régime* : diète hydrique, puis régime féculent : potages farineux à l'eau ; pommes de terre, riz, pâtes sans œufs, bananes ; confitures. Deux ou trois flacons par jour de kéfir n° 2.

2° Prendre :

    Sulfate de soude . . . . 20 gr.

dans 1/2 litre d'eau tiède.

3° Prendre à chaque repas avec de l'eau lactosée à 50 p. 1.000 un verre à bordeaux de bouillon de culture de bacille paralactique et de bifidus.

4° Au début de chaque repas l'un des cachets :

    Poudre de charbon . . . ⎫
    Salicylate de bismuth. . . ⎬ āā 0 gr. 50

pour un cachet.

5° Lavage intestinal avec un litre d'eau bouillie tiède additionnée de l'un des paquets

    Tanin . . . . 5 gr.

pour un paquet.

DIARRHÉE D'ORIGINE VÉSICULAIRE OU CHOLÉMIQUE

1º Régime lacté partiel pendant quelques jours ; puis régime mixte à prédominance féculente.

2º Prendre trois fois par jour, une demi-heure avant chaque repas un demi-verre d'eau de Vichy (Célestins), tiédie au bain-marie, additionnée d'une cuillerée à soupe de :

Sulfate de soude . . .   30 gr.
Eau distillée . . . .   300 gr.

(Ajouter XX gouttes d'élixir parégorique au demi-verre pris avant le repas de midi.)

DIARRHÉE NERVEUSE DES ÉMOTIFS, DES PSYCHOPATHES

1º Régime mixte comprenant des bouillies, des viandes bien cuites, sans sauces, des poissons bouillis, des œufs à la coque, des pâtes et autres farineux, des gelées et confitures. Exclure les épices, les sauces, les graisses, les légumes verts et crudités, les fromages fermentés, le café, le vin pur.

2º Cure de repos prolongé (dans une maison de santé dans les cas rebelles).

3º Hydrothérapie tiède : douches à 36º en jet brisé, avec douche abdominale pluie, sans pression.

4º Cure thermale à Bagnères-de-Bigorre, Néris ou Plombières

5º Prendre au début de chaque repas III gouttes de :

Laudanum

CONSTIPATION

Le problème du traitement de la constipation, facile à résoudre si l'on se borne à le limiter à l'équation : constipation = laxatif, apparaît en réalité comme des plus complexes lorsque, négligeant le symptôme considéré isolément, on tente, comme il est légitime, de remonter à ses causes et à sa pathogénie pour en dégager les règles d'un traitement rationnel.

I. CONSTIPATION CHEZ L'ADULTE

FACTEURS PATHOGÉNIQUES ET ÉTIOLOGIQUES

Innombrables sont les *facteurs pathogéniques* : anomalies de position, de longueur, de calibre de l'intestin ; insuffisance musculaire ou spasme ; irritation de la muqueuse d'ordre alimentaire ou médicamenteux ; insuffisance ou viciation des ferments digestifs ; troubles de l'innervation centrale ou sympathique.

S'il n'est pas indifférent de déterminer ceux qui entrent en jeu dans un cas déterminé, il est surtout important et plus facile au demeurant de remonter à la cause.

La constipation peut être due :

1º A une cause intestinale (lésion ou compression); — 2º à une cause gastrique, hépatique ; — 3º à une maladie générale ; — 4º à une influence nerveuse ou réflexe ; — 5º à une hygiène alimentaire ou générale défectueuse.

INTERROGATOIRE

L'interrogatoire doit porter sur les antécédents héréditaires (hérédité nerveuse, arthritique) ; personnels (maladies antérieures, rechercher notamment l'existence d'une fièvre typhoïde d'une dysenterie ; maladies utéro-ovariennes, etc...) ; sur l'hygiène alimentaire (alimentation insuffisante ou trop riche en matériaux azotés) ; sur l'hygiène générale (vie sédentaire ou surmenage ; émotions, préoccupations ; négligence dans la présentation à la garde-robe, abus de médicaments laxatifs, de lavements, etc...)

EXAMEN

L'examen comporte celui de la paroi, de l'intestin et des autres organes contenus dans l'abdomen ; celui de tous les appareils. Il doit être complété souvent par la radioscopie, toujours par l'inspection des selles.

A l'inspection on constate l'état de la paroi : ventre rétracté ou bien au contraire paroi flasque, tombante ; on peut constater également que le ventre est volumineux, distendu par des anses dilatées (mégacolon) ou déformé par une tumeur.

Par le palper on se rend compte de l'état de l'intestin ; on peut constater un intestin mou, atone (intestin chiffon) ou bien au contraire en état de contracture spasmodique en certains points, notamment la corde colique, habituelle dans les ptoses ; une dilatation et une mobilité anormale du cæcum où l'on perçoit des bruits hydro-aériques.

Le palper permet encore de constater une grossesse, une tumeur : fibrome, kyste de l'ovaire, ou bien une tumeur siégeant sur les parois mêmes de l'intestin et dont il s'agit de déterminer la nature (tumeur stercorale molle à consistance pâteuse, siégeant dans le cæcum ; tuberculome, également cæcal ; néoplasme). Il renseigne aussi sur l'existence d'une lésion appendiculaire, d'une cholécystite.

Il ne faut pas négliger l'examen de la région anale (hémorrhoïdes, condylomes, fissure), non plus que le toucher rectal (polypes, rétrécissement cancéreux ou autre, hypertrophie de la prostate ; accumulation de matières dans le rectum).

Le toucher vaginal renseigne sur l'état de l'utérus et des annexes (fibrome, rétroversion, périmétrite avec adhérences, salpingite).

Quant à l'examen général il peut donner des renseignements précieux, notamment sur l'existence d'une lésion nerveuse organique (tabes), de myxœdème, etc...

La radioscopie décèle des anomalies ou lésions qui pourraient être méconnues : excès de longueur d'un segment de l'intestin (dolicholie) ; dilatation anormale (mégacôlon); elle montre la stase cœcale provoquée soit par la ptose du cœcum, soit par coudure de la fin de l'iléon (coudure de Lane).

Les selles des constipés peuvent conserver l'aspect moulé, être seulement sèches ; elles peuvent encore être fragmentées en boules ou scybales, ce qui est toujours l'indice d'une constipation ancienne et opiniâtre, et dans ce cas le plus souvent enrobées de mucosités. Enfin elles peuvent être aplaties, rubanées ou effilées, comme étirées à travers une filière, ce qui est l'indice soit d'un spasme, soit d'un rétrécissement de l'intestin.

FORMES CLINIQUES

Muni de ces divers renseignements on est armé pour le diagnostic ; en procédant par éliminations successives on peut aisément rattacher la constipation à l'une des catégories « cliniques » indiquées plus haut.

I. Parmi les causes locales les plus fréquentes sont les *rétrécissements* ou les *tumeurs* siégeant sur l'intestin ; la *ptose*, *l'atonie congénitale* (cancer, tuberculome, myasthénie congénitale, etc.) ou *acquise* (paralysie intestinale des vieillards) ; la *lésion des muscles élévateurs de l'anus chez les accouchées* ; *la compression de l'intestin par une tumeur* (utérus gravide, fibreux, en rétroversion ; kyste de l'ovaire, etc...) ; par l'*hypertrophie de la prostate*, par des *adhérences* (brides de péricolite ; périmétrite, salpingite) ; la *dilatation avec mobilité du cæcum* ; la compression ou les coudures déterminées par les *brides de péricolite*, l'*excès de longueur de l'intestin* (dolicholie), sa *dilatation* (mégacôlon).

Cette dernière cause est encore peu connue : caractérisée anatomiquement par une dilatation du côlon, le plus souvent du côlon pelvien seul, avec épaississement de ses parois, elle peut se manifester dès les premiers jours de la naissance, ou chez l'enfant sevré ou chez l'adulte. Quand le mégacôlon débute à la naissance, on constate dès les premiers jours une constipation opiniâtre et une distension considérable du ventre (forme de tonneau, de ballon) ; parfois la reptation des anses sous-péritonéales.

A tout âge, la constipation est opiniâtre ; les malades peuvent rester 4, 5, 6 jours sans aller à la selle (dans un cas un mois) ; à la suite de cette constipation opiniâtre, se produisent des débâcles diarrhéiques avec émission violente et répétée de gaz fétides. On perçoit un son tympanique élevé de l'abdomen, des tumeurs fécales mobiles, la dilatation du côlon ; la radioscopie la confirme, et permet de préciser le segment ectasié.

Cette affection retentit sur l'état général : anorexie, vomissements, amaigrissement, etc ; elle peut donner lieu à des accidents d'occlusion, d'intoxication (tétanie, troubles psychiques).

Ces caractères bien tranchés ne permettent pas la méprise avec le gros ventre rachitique (chapelet, thorax en carène, front olympien) ; avec le gros ventre des dyspeptiques, la péritonite tuberculeuse ; l'invagination intestinale ; chez l'adulte, avec une tumeur, une obstruction intestinale.

II. Les dyspepsies retentissent sur l'intestin, soit en provoquant la diarrhée, soit en provoquant la constipation. Cette dernière est habituelle chez les *hyperchlorhydriques*, alors que la diarrhée est extrêmement fréquente chez les hypopeptiques.

La *cholémie*, la *lithiase*, les diverses *cirrhoses* du foie, peuvent entraîner la constipation ; celle-ci est habituelle au cours des *ictères* par rétention.

III La plupart des maladies générales chroniques peuvent entraîner la constipation. l'insuffisance d'alimentation, le régime lacté exclusif, le régime azoté prédominant (dans les régimes de suralimentation des tuberculeux), le repos au lit ou à la chambre, l'état neurasthénique surajouté, l'affaiblissement dû à la maladie elle même, l'insuffisance des ferments digestifs, etc. sont autant de causes susceptibles d'être invoquées suivant les circonstances.

Parmi les maladies générales qui comptent la constipation au nombre de leurs symptômes habituels il convient de citer surtout l'*obésité*, le *diabète*, la *goutte*, la *chlorose*, la *saturnisme*, le *myxœdème*. Cette dernière cause est parfois méconnue ; cependant l'opothérapie peut triompher en peu de jours d'une constipation rebelle et très ancienne quand elle dépend d'une insuffisance thyroïdienne plus ou moins fruste. Si la constipation habituelle existe chez un sujet au teint blafard, à l'aspect apathique, bouffi, présentant une certaine torpeur intellectuelle, de l'alopécie ; accusant une frilosité excessive, des céphalées fréquentes, une tendance aux rhumes, etc... il faut sans tarder tenter l'épreuve décisive du traitement.

IV. La constipation est habituelle chez les *neurasthéniques* ; fréquente dans les états *psychasthéniques* où elle devient un véritable trouble mental ; dans les *psychoses* proprement dites, notamment la mélancolie où l'insuffisance d'alimentation joue un rôle important ; chez les *hystériques*, provoquée habituellement par auto-suggestion et susceptible de guérir par une suggestion contraire.

Il suffit de signaler la constipation des *hémiplégiques*, des *paraplégisiques*, des *tabétiques*, due à la paralysie de l'intestin et dont la cause est de toute évidence. Les affections douloureuses de l'abdomen : *appendicite chronique*, *métrite*, *cholécystite* ; la *fissure anale*, les *hémorrhoïdes* donnent lieu à des constipations spasmodiques, par voie réflexe.

V. Les erreurs dans l'hygiène alimentaire, l'hygiène générale défectueuse, sont autant de facteurs de constipation, auxquels il faut toujours penser, lorsqu'on a pu éliminer les causes locales et générales énumérées précédemment.

L'alimentation insuffisante chez les neurasthéniques et les mentaux, chez les femmes obsédées par le désir de maigrir, chez les anorexiques habituels, etc ; la *réduction excessive des boissons* chez les dyspeptiques hantés par la crainte de la « dilatation », le *régime lacté exclusif*, l'*alimentation azotée* intensive de cert~ins gros mangeurs ou imposée à tort dans les régimes de suralimentation des tuberculeux, sont autant de causes à rechercher.

D'autre part il faut s'enquérir avec le plus grand soin du genre de vie des constipés : la *vie sédentaire* ; inversement l'*abus des sports* conduisant à l'épuisement nerveux ; les *veillées*, les *émotions du jeu*, les *préoccupations* de toute nature, les *excès sexuels* conduisent à la constipation.

En dernier lieu il convient de se préoccuper de la *négligence apportée dans la présentation journalière à la garde-robe*. No.abre de personnes, notamment les jeunes gens, les jeunes filles, soit par insouciance, soit par une fausse pudeur résistent au besoin quand il se produit, de sorte que le réflexe normal de la défécation s'émousse à la longue.

On peut encore incriminer parfois l'*attitude défectueuse* prise au moment de l'acte de l. défécation (position assise sur un siège élevé au lieu de la position accroupie plus rationnelle, puisqu'elle favorise énergiquement l'action des muscles abdominaux et péritonéaux).

On ne doit pas oublier en dernier lieu de rechercher s'il y a abus des *laxatifs*, notamment des purgatifs salins ou drastiques qui déterminent un spasme permanent de l'intestin ; abus des *lavements* qui suppriment le réflexe normal ; usage habituel des *médicaments constipants*, comme l'opium, le fer, etc...

Il ne suffit pas d'avoir déterminé la cause de la constipation ; il faut encore en préciser le SIÈGE. On sait que la constipation est colique ou rectale, distinction surtout bien établie par les examens radioscopiques.

La *constipation cæcale* est favorisée par des conditions anatomiques spéciales : dilatation et mobilité de l'organe, facile à constater par l'examen clinique et radioscopique ; adhérences.

La *constipation rectale* est la conséquence d'affections de l'anus et du rectum (spasme du sphincter par fissure, hémorrhoïdes enflammées, sténose rectale, rectite) ; elle est fréquente chez les hystériques (anesthésie de la muqueuse), chez les vieillards (parésie), à la suite de négligence habituelle dans la présentation. Le toucher rectal révèle l'encombrement stercoral ; il existe parfois de vives douleurs dues à un bouchon stercoral, « accouchement rectal ».

Quant à la MODALITÉ ATONIQUE OU SPASMODIQUE de la constipation, elle n'est pas négligeable au point de vue thérapeutique, car elle donne lieu à des indications spéciales, bien qu'atonie et spasme puissent coïncider chez le même sujet ou bien alterner ; chez les malades atteints de ptose on peut constater simultanément la dilatation du cæcum et le spasme du transverse (corde colique).

Les *constipations atoniques* pures s'observent surtout chez les vieillards, les cachectiques, les sédentaires, chez les hémiplégiques, etc.

Les *constipations spasmodiques* sont l'apanage de certains névropathes, des saturnins, des malades présentant une affection douloureuse spasmogène : appendicite chronique, métrite, cystite ; un obstacle au cours des matières (sténose).

TRAITEMENT DE LA CONSTIPATION

Le *traitement* de la constipation varie donc suivant la cause qui constitue l'indication essentielle, suivant le siège et la modalité de la constipation.

LAXATIFS

Il y a lieu tout d'abord de donner quelques indications générales concernant l'usage des laxatifs et celui des lavements.

La plupart des malades usent des laxatifs les plus variés, au hasard des conseils donnés libéralement par des amis incompétents ou de la lecture de la quatrième page des quotidiens ; le résultat constant est, à la longue, soit une entérite secondaire, soit la transformation de constipation simple en constipation muco-membraneuse, douloureuse, soit une gastropathie grave et rebelle. Quant à l'abus des lavements, moins grave il est vrai, il n'en présente pas moins des inconvénients sérieux ; il supprime notamment le réflexe normal.

En somme le traitement de la constipation doit viser avant tout le traitement de la cause, les laxatifs et les moyens mécaniques d'exonération, lavements, suppositoires, n'étant que des palliatifs, indispensables il est vrai, mais dont il faut user avec la plus grande discrétion ; ce sont les « mouchoirs » de l'intestin et rien de plus ! Il faut surtout en éviter l'abus chez les névropathes obsédés par l'idée de la constipation, convaincus que la paresse de l'intestin peut entraîner chez eux les plus graves désordres. La guérison ne peut être obtenue que si l'on parvient à supprimer chez eux, grâce à une psychothérapie patiente, l'usage habituel des laxatifs et des lavements.

Le nombre des *laxatifs* usités est considérable, mais leur valeur est inégale ; beaucoup, dans le traitement de la constipation habituelle, méritent de rester dans l'oubli ; chacun a ses indications particulières. Les passer en revue serait dépasser le cadre de cet ouvrage ; il suffira de préciser les indications essentielles.

Dans le traitement des constipations bénignes dues à l'alimentation, à la vie sédentaire, etc... la magnésie, la rhubarbe, le cascara, la bourdaine, le soufre, etc., suffisent habituellement ; on peut même, dans ces cas, se limiter à des laxatifs plus anodins, c'est-à-dire à ceux qui agissent par leur mucilage, rendant les selles plus molles et plus volumineuses : graines de lin, de psyllium, aga -agar ou gélose... Le séné est très actif, mais son usage prolongé peut entraîner l'irritation de l'intestin ; l'aloès, également efficace, est passible des mêmes reproches ; il est surtout utile dans les cas d'atonie intestinale ancienne, dans la constipation des vieillards ; quant aux différents sels de soude ou de magnésie, employés à petites doses ou sous forme d'eau minérale, ils entraînent les matières en produisant une hypersécrétion séreuse, mais leur usage prolongé perpétue la constipation.

L'huile de ricin, à petites doses, est l'un des meilleurs laxatifs à utiliser lorsque l'on peut vaincre, et cela est aisé grâce à différents artifices, la répugnance de certains malades pour ce médicament ; elle est active, dépourvue en général d'action irritante et répond à la plupart des indications ; c'est d'ailleurs le seul médicament à employer dans les cas où il existe un obstacle au cours des matières.

La belladone est utile dans les constipations spasmodiques, notamment chez les névropathes, soit isolément, soit associée aux mucilages, à la magnésie, etc... ; l'huile de vaseline ou paraffine liquide est également utile dans la constipation spasmodique des hyperchlorhydriques.

L'extrait de bile, en lavement, est indiqué dans les cas de constipation liée à l'insuffisance fonctionnelle du foie.

LAVEMENTS

Le *lavement* présente sur les laxatifs l'avantage de ne pas irriter l'estomac, mais son usage réitéré peut irriter l'intestin et créer la colopathie muco-membraneuse ; il faut donc apporter dans son emploi certains tempéraments.

Les *lavements d'huile* sont préférables, notamment dans les constipations spasmodiques, ou dans les constipations atoniques très anciennes avec stagnation de matières dures, agglomérées en scybales.

SUPPOSITOIRES

Les *suppositoires* de glycérine solidifiée suffisent souvent dans les cas de constipation rectale à provoquer des contractions de ce segment de l'intestin.

THÉRAPEUTIQUE PHYSIQUE

Parmi les moyens physiques, le premier rôle doit être attribué à la *gymnastique suédoise* particulièrement utile dans les cas d'atonie congénitale par défaut de développement ou acquise à la suite d'affaiblissement général, dans les cas de ptose où il s'agit de refaire une sangle. Le port d'une *sangle* contribue puissamment chez les malades atteints de ptose, à améliorer la constipation habituelle, en supprimant les coudures formées par l'intestin ptosé.

Le *massage* présente une efficacité inconstable chez les atoniques, les obèses, les sédentaires, mais cette efficacité me semble inférieure à celle de la gymnastique qui présente l'avantage de pouvoir être pratiquée par les malades, sans le concours d'un assistant.

L'*exercice* en général, marche, sports divers, est indiqué chez tous les sédentaires, chez ceux dont les recettes sont supérieures aux dépenses. La *cure de repos* est au contraire salutaire chez les neurasthéniques, les épuisés.

Quant à l'*électricité*, sous différentes formes, elle donne des résultats très appréciables, notamment sous la forme de galvano faradisation ; mais il s'agit d'un traitement de longue haleine, onéreux qui, le plus souvent, peut être remplacé par la gymnastique.

HYDROTHÉRAPIE

L'*hydrothérapie* a surtout la valeur d'un moyen tonique, quand elle est employée *froide* (douches froides ou écossaises) ; elle agit comme excito-moteur intestinal, sous forme de compresses froides appliquées sur l'abdomen. L'hydrothérapie *tiède* est particulièrement utile chez les névropathes excités, atteints de constipation spasmodique.

CURES THERMALES

On ne peut accorder aux *cures thermales* qu'une valeur relative. Sans doute certains dyspeptiques, hépatiques ou obèses recueillent un bénéfice très appréciable de traitements à Châtel-Guyon, Aulus, etc... mais ces traitements ne valent qu'autant que le traitement alimentaire, général, est poursuivi avec persévérance après la cure. Les spasmodiques nerveux de trouvent bien de cures à Plombières, Néris, Bagnères-de-Bigorre ; les utérines de la cure à Luxeuil...

TRAITEMENT CHIRURGICAL

Quant au *traitement chirurgical*, aux colectomies, aux anastomoses conseillées récemment et pratiquées notamment dans les cas de stase cæcale invétérée, elles ne sont citées ici que pour être formellement réprouvées. Sans doute des résultats heureux ont été obtenus ; mais on passe volontiers sous silence les interventions mortelles. Exception doit être faite pour le mégacôlon, affection grave, rebelle à tout traitement médical ; dans ce cas on peut être amené à proposer la colectomie, parfois l'intervention plus bénigne de l'appendicostomie ; même exception pour la dilatation cœcale rebelle due à la ptose de cet organe, qui est justiciable de la cœcopexie avec cœcoplicature.

TRAITEMENT SELON LA MODALITÉ DE LA CONSTIPATION

Le traitement de la constipation doit s'adapter, indépendamment du traitement causal, aux variétés de siège et de nature. Dans le cas de *constipation colique*, les laxatifs sont indispensables ; dans le cas de *constipation rectale*, c'est aux suppositoires, aux lavements qu'il faut avoir recours, lorsqu'on n'est pas obligé (vieillards, paralytiques) d'avoir recours à la *curette* ou à la *désobstruction digitale*.

La *constipation atonique* exige l'emploi des laxatifs dotés d'une activité suffisante, notamment de l'huile de ricin, des diverses rhamnées auxquelles on peut associer la noix vomique-comme excito-moteur et la belladone comme correctif ; celui de l'hydrothérapie, de la gymnastique, du massage, de l'électricité, des sports, des moyens médicamenteux propres à réveiller la vitalité des

tissus : phosphate ; strychnine, arsenic (ces deux derniers en injections sous-cutanées), etc...

Au contraire la *constipation spasmodique* exige le repos, l'emploi
d s laxatifs mucilagineux, de la belladone, des lavements d'huile ;
de l'hydrothérapie tiède, des cures thermales sédatives...

TRAITEMENT DES CAUSES DE LA CONSTIPATION

Un mot maintenant du traitement de la cause :

I. Les diverses constipations de cause locale seront traitées par
les moyens appropriés à chaque cas en particulier : les tumeurs
énucléables seront enlevées ; dans le cas d'adhérences, brides péri-
coliques nettement constatées, l'intervention sera également
indiquée, ainsi que dans les cas de ptose cœcale ; on pourra pratiquer une hystéropexie en cas de déviation utérine très prononcée ou
se borner au massage gynécologique.

Lorsqu'il existe un rétrécissement très serré, un cancer inopérable, l'anus contre nature est le remède de nécessité ; quant au
traitement palliatif, il consiste uniquement d ns l'emploi alter-
natif de l'huile de ricin et des lavements d'huile.

Dans le c s de mégacôlon, on doit se borner aux lavages à la sonde
portée très haut, à l'huile de ricin ; en d rnier ressort proposer la
colectomie.

II. Chez les hyperchlorhydriques le régime lacté, la cure de repos
et le bismuth produisent cet effet paradoxal en apparence de faire
cesser une constipation rebelle. Toutefois il n'en est pas toujours
ainsi ; le bismuth notamment peut exagérer la constipation. Il
est alors indiqué de corriger ses effets constipants par l'association
avec la magnésie et de prescrire d'autre part des lavements d'huile.

Chez les cholémiques, les hépatiques, en général, avec fonctionnement défectueux du foie, les cures alcalines (Vichy), la cure alcalino-sulfatée (phosphate, bicarbonate et sulfate de soude) pratiquée
à domicile donne de très bons résultats; on peut y joindre accessoirement les laxatifs cholagogues : podophylline, évonymine,
l'extrait de bile.

III. Le traitement de la constipation liée aux maladies générales
est trop variable pour être esquissé ici. Non seulement il est nécessaire de traiter la maladie causale, mais encore de distinguer les
différents facteurs de la constipation et d'instituer une thérapeutique adaptée aux indications particulières.

Je rappelle que dans les cas d'insuffisance thyroïdienne, l'opothérapie thyroïdienne guérit rapidement des constipations rebelles.

IV. Lorsque la constipation est de cause réflexe, la suppression de la cause constitue l'indication essentielle (appendicite chronique). Les laxatifs, les lavements n'ont d'autre effet que d'augmenter le spasme intestinal, d'entretenir la colopathie muco-membraneuse.

Chez les neurasthéniques le traitement de la constipation se confond avec celui de l'état général ; c'est dire que la réalimentation, la cure de repos, etc. sont les éléments essentiels du traitement ; mais il faut encore déshabituer les malades de la manie invétérée qu'ils ont contractée d'abuser des laxatifs, des lavements. On y parviendra par une psychothérapie patiente, l'obligation imposée de se présenter à la garde-robe, l'usage discret et espacé des lavements d'huile, des mucilages, de l'huile de ricin à petites doses, par la réforme de l'alimentation et du régime des boissons. La cure de repos est obligatoire, lorsque l'on veut procéder à une rééducation rapide. Celle-ci est beaucoup plus malaisée chez les psychasthéniques qui sont aux confins des psychoses.

Chez l'hystérique la constipation cède en général aisément sous l'influence des moyens usités contre cette névrose ; parfois sous la seule influence d'un remède inoffensif présenté comme étant d'une efficacité remarquable !

Quant à la constipation des hémiplégiques, etc... elle nécessite l'usage des lavements, de l'aloès, de l'huile de ricin, du massage, etc.

V. La constipation, due à une hygiène alimentaire ou à une hygiène générale défectueuses, est la plus facile à combattre.

Lorsque l'on peut incriminer, ce qui est habituel, une alimentation azotée surabondante, il suffit de réduire la quantité des divers aliments azotés, d'instituer un régime demi-végétarien en supprimant complètement ces aliments au repas du soir ; d'autre part, de prescrire les aliments laissant des résidus abondants, tels que : les potages aux légumes, les hors-d'œuvre (radis, céleris, etc.), les salades, les divers légumes herbacés, les fruits en abondance ; de prescrire encore l'usage des fruits crus, pris au réveil : oranges, pommes en hiver; pêches, raisin, etc., en été; le pain d'épices, le miel; le lait caillé, le képhir. On veillera de plus à ce que les boissons soient suffisamment abondantes, beaucoup de femmes, par coquetterie, s'astreignant, dans le but de maigrir, à un régime sec absolu.

On instituera la réalimentation chez tous les sujets qui, pour des raisons diverses, avaient réduit à l'excès leur nourriture.

En ce qui concerne l'hygiène générale, il suffit de rappeler l'utilité de l'exercice sous toutes ses formes (marche, gymnastique suédoise, sports divers) aux personnes à vie sédentaire ; il faut prescrire, au contraire, le repos, la mise à l'écart des veillées, des émotions du jeu, etc., aux surmenés, aux nerveux, chez qui toutes ces causes déprimantes peuvent provoquer la constipation à caractère spasmodique.

Chez ces diverses catégories de malades, on sera particulièrement sobre de médicaments, les moyens hygiéniques indiqués suffisant d'habitude ; il suffira de prescrire discrètement des mélanges de poudre de cascara, de rhubarbe ou de bourdaine et d'agar-agar ; la vasolaxine, etc.

Il est impossible d'établir des consultations adaptées à toutes les variétés, si souvent complexes, de constipation, que l'on observe dans la pratique ; celles qui vont suivre s'adressent aux variétés les plus communes.

CONSULTATION

I. CONSTIPATION DUE A LA PTOSE

1º Alimentation substantielle répartie en trois repas : le premier déjeuner pris au lit, devant être composé de café au lait pain et beurre ou miel, compote ou confiture.

Régime mixte, mais avec prédominance de légumes verts passés, de fruits cuits.

Boire en petite quantité au cours des repas : eau pure, bière ou vin coupé (un verre en moyenne).

De plus, à longue distance du repas de midi et du dîner, deux verres en moyenne d'eau, de thé léger ou d'une infusion chaude.

2º Au réveil gymnastique suédoise.

3º Suivie d'une lotion froide ou d'un enveloppement dans le drap mouillé ; après essuyage friction au gant de crin imbibé d'alcoolat de Fioraventi ; puis repos au lit.

4º Massage adbominal quotidien.

5º Porter une ceinture-maillot.

6º Prendre tous les deux jours un lavement de 200 cent. cubes d'huile tiédie au bain-marie ; le sixième jour, après les deux premiers lavements d'huile, trois cuillerées à café d'huile de ricin ; puis recommencer.

II. CONSTIPATION ATONIQUE ANCIENNE SOUVENT D'ORIGINE CONGÉNITALE

1º Régime mixte, substantiel à prédominance végétarienne : le matin à jeun, fruits crus de saison : oranges, pommes, poires, raisin.

Le soir repas exclusivement végétarien.

2º Gymnastique quotidienne ; massage, sports divers.

3º Hydrothérapie sous forme de douches froides ou de douches écossaises.

4º Prendre tous les deux jours soit une ou deux cuillerées à café d'huile de ricin le matin à jeun, soit le soir l'une des pilules :

Aloès	âa o gr. 10
Scammonée	
Podophyllin	o gr 03
Extrait de belladone	o gr. 01

pour une pilule.

Ou tous les soirs, avant le diner, une cuillerée à café de :

Extrait fluide de racines de bourdaine

dans de l'eau sucrée avec du sirop d'orange.

III. CONSTIPATION CHEZ UNE FEMME NERVEUSE AVEC UTÉRUS CONGESTIONNÉ, EN RÉTROVERSION

1º Repos au lit pendant quelques jours.

2º Bain quotidien, avec spéculum à bain ; additionner l'eau de 100 gr. de carbonate de soude.

3º Tous les deux jours application sur le col d'un tampon imbibé de :

Sulfoichthyolate d'ammoniaque	10 gr.
Glycérine neutre	90 gr.

4º Après décongestion de l'utérus, massage gynécologique.

5º Prendre au début de chaque repas vingt gouttes de :

Teinture de viburnum prunifolium.	15 gr.
Teinture de belladone	5 gr.

6º Cure thermale à Luxeuil.

IV. CONSTIPATION CHEZ UN CHOLÉMIQUE

1° Régime à prédominance végétarienne, kéfir n° 2 aux repas ou dans leur intervalle.

2° Prendre le matin à jeun dans un verre d'eau tiède une cuillerée à café de la poudre suivante :

        Phosphate de soude sec. . . . .)
        Citrate de soude. . . . . } ãã P. E
        Bicarbonate de soude . . . .)

3° A midi l'un des cachets :

        Extrait de bile . . . . o gr. 50

pour un cachet.

4° Au coucher l'une des pilules :

        Evonymine . . . . o gr. 05
        Extrait de belladone . . . . o gr. 01
        Savon médicinal . . . . q. s.

pour une pilule.

Avec une tasse d'infusion de feuilles de boldo.

V. CONSTIPATION CHEZ UN HYPERCHLORHYDRIQUE

6° Régime : Lait, œufs, viandes braisées ou poissons bouillis, purée de pommes de terre et pâtes ; gelées de fruits.

2° Prendre le matin à jeun, et une demi-heure avant chacun des deux principaux repas, un verre à bordeaux de la solution suivante (tiédie au bain-marie).

        Phosphate de soude . . . . 6 gr.
        Bicarbonate de soude . . . . 4 gr.
        Sulfate de soude . . . . 3 gr.
        Eau distillée . . . . un litre

3° Une heure après chaque repas l'un des paquets :

        Carbonate de bismuth. . . . . . . 2 gr.
        Magnésie hydratée . . . . 1 gr.

4° Lavements d'huile.

5° Ultérieurement prendre le matin, avant le premier déjeuner une cuillerée à soupe d'huile de vaseline (aromatisée avec du sirop de framboises ou du cassis).

VI. CONSTIPATION CHEZ UN MALADE ATTEINT D'INSUFFISANCE THYROIDIENNE

1º Régime mixte à prédominance végétarienne.

2º S'abstenir de tout laxatif.

3º Prendre pendant huit jours à chaque repas un cachet de o gr. 10 de poudre desséchée de corps thyroïde, les huit jours suivants un cachet à un seul repas ; en dernier lieu deux cachets par semaine, comme ration d'entretien.

VII. CONSTIPATION CHEZ UN NEURASTHÉNIQUE

1º Régime alimentaire mixte, à prédominance végétarienne. Premier déjeuner copieux avec matières grasses (beurre, miel) et sucrées (compotes, confitures).

2º Repos au lit.

3º Massage général et abdominal, précédé de mouvements de gymnastique suédoise, d'un enveloppement dans le drap mouillé froid ou tiède, et d'une friction à l'alcoolat de lavande.

4º Pratiquer chaque jour une injection sous-cutanée du contenu de l'une des ampoules :

```
Cacodylate  de  soude . . . . . . o gr. 05
Glycéro-phosphate  de  soude . . . o gr. 20
Sulfate neutre de strychnine  . . . un milligramme
Eau distilée et stérilisée q. s. pour . un cent. cube
```

5º Prendre au dîner pendant quelques jours deux cuillerées à café de la poudre suivante :

```
Magnésie calcinée . . . . . . . . )
Crème  de  tartre . . . . . . . . )  āā 20 gr.
Soufre  sublimé  et  lavé . . . . . .
Essence  d'anis . . . . . . q. s.
```

6º Employer également les lavements d'huile (150-200 cmc.) en les espaçant le plus rapidement possible.

VIII. CONSTIPATION NERVEUSE, SPASMODIQUE CHEZ UN PSYCHOPATHE

1º Régime mixte : insister sur la division des aliments ; éliminer les épices, les condiments, la charcuterie, les salades et crudités, les fromages fermentés...

2° Observer une hygiène générale irréprochable : supprimer toutes les causes de fatigue ou de surmenage nerveux, c'est-à-dire l'abus des sports, le travail intellectuel intensif, les veillées, les excès de coït, etc...

3° Hydrothérapie tiède ou bains tièdes quotidiens prolongés.

4° Prendre avant chaque repas cinq gouttes de :

> Sulfate neutre d'atropine . . . . un centigramme
> Eau distillée . . . . 10 grammes

5° A chaque repas deux cuillerées à café d'agar-agar en paillettes.

6° Cure thermale à Plombières, Néris ou Bagnères-de-Bigorre.

IX. CONSTIPATION DE CAUSE ALIMENTAIRE
(GROS MANGEURS SÉDENTAIRES)

1° *Régime* : Au réveil un fruit de saison (orange, pomme, poire, pêche, raisin) ; café au lait avec miel ou pain d'épices.

A midi : hors-d'œuvre (céleris, radis, etc.), viande braisée ou rôtie ; ou poisson ou deux œufs ; purée de pommes de terre ; légumes verts ; fromage blanc, fruits crus ou cuits.

A 7 heures, potage aux légumes, ou crème d'orge ; légumes verts ; salade ; fruits. Bière légère ; parfois kéfir n° 2.

2° Au réveil gymnastique suédoise suivie d'une lotion froide et d'une friction sèche.

Exercice régulier : marche, bicyclette, canotage, tennis, etc...

3° Prendre le soir une tasse de décoction de racines de bourdaine, ou une cuillerée à dessert de :

> Magnésie calcinée . . . . 30 gr.
> Crème de tartre . . . . ⎱
> Lactose . . . . ⎰ à 20 gr.
> Essence de menthe. . . . . II gouttes

ou deux ou trois fois par semaine deux cuillerées à café de :

> Réglisse pulvérisé . . . . ⎱ āā 15 gr.
> Poudre de séné . . . . ⎰
> Soufre lavé . . . . ⎱ āā 10 gr.
> Fenouil . . . . ⎰
> Sucre en poudre . . . . 50 gr.

4° Cure thermale à Châtel-Guyon, à Miers, à Aulus.

II. CONSTIPATION CHEZ L'ENFANT

Les *causes* sont moins nombreuses que chez l'adulte ; dans l'immense majorité des cas la constipation est due à des *causes alimentaires* ; rarement à une *malformation intestinale* (mégacôlon); parfois à une *faiblesse congénitale* (hérédo-syphilis, hérédo-tuberculose, etc...).

Dans la première année la constipation d'origine alimentaire est due à la suralimentation lactée surtout chez l'enfant élevé au biberon; à l'usage du lait stérilisé; quelquefois à la qualité du lait de la nourrice soumise à une alimentation trop azotée.

A l'époque du sevrage elle est due à la même cause, les parents ayant une propension fâcheuse à donner une quantité de lait presque aussi forte que pendant la période d'alimentation lactée exclusive, et d'autre part aux bouillies qui par elles-mêmes sont constipantes.

Dans la deuxième enfance, l'abus de la viande, des œufs, le défaut d'exercice, la négligence dans la présentation à la selle sont les causes que l'on est amené à incriminer le plus fréquemment.

CONSULTATION

I. CONSTIPATION AU COURS DE LA PREMIÈRE ANNEÉ

1º Régler le nombre et l'abondance des tétées, proportionnellement à l'âge ; remplacer le lait stérilisé par du lait bouilli ; sucrer celui-ci avec de la lactose ; donner, à la fin de la première année, des bouillies de crème d'orge ou d'avoine, de préférence, des potages au bouillon de légumes; une ou deux fois par jour une cuillerée à café de jus d'orange ou de jus de raisin.

2º A chaque biberon ajouter une cuillerée à café de :

> Citrate de soude . . . . 2 grammes
> Eau distillée . . . . 120 gr.

3º De temps à autre 2 ou 3 grammes de manne dans du lait sucré, ou deux cuillerées à café de sirop de chicorée composé, de sirop de fleurs de pêcher, d'huiles d'amande douces ou une pincée de magnésie.

4º Employer alternativement les suppositoires de glycérine solidifiée (0 gr. 50), les lavements de miel de mercuriale (10 gr. pour

100 gr. d'eau), les lavements de décoction de racines de guimauve les lavements d'huile (50-60 cmc.).

II. CONSTIPATION CHEZ UN ENFANT DE 18 MOIS A 2 ANS

1° Régime : réduire la ration de lait à un demi-litre ; deux potages ou trois potages dont l'un au bouillon de légumes ou d'abatis de poulet avec farines d'orge, d'arrow-root, d'avoine (à l'exclusion des farines composées contenant du cacao) ou pommes de terre passées ; purée de pommes de terre ou pommes de terre cuites à l'eau, écrasées sur l'assiette et additionnées de beurre frais ; jaunes d'œufs en crème, délayés dans les potages ; épinards passés au tamis, compotes de pommes, de pruneaux.

2° Suppositoires glycérires : petits lavements d'huile (60 gr.).

3° Prendre deux fois par semaine une cuillerée à café de :

> Magnésie calcinée ou huile de ricin.

ou le soir vingt à trente gouttes d'extrait fluide de bourdaine dans de l'eau sucrée avec du sirop d'oranges.

III. CONSTIPATION AVEC COLITE GLAIREUSE
(DE DEUX A QUATRE ANS)

1° Régime végétarien exclusif pendant quelques jours, surtout si la constipation s'accompagne de symptômes d'auto-intoxication : subictère, vomissements, acétonique ; puis régime mixte faisant une large part aux légumes verts, aux fruits. Kéfir aux repas.

2° Débarrasser l'intestin par l'huile de ricin à dose purgative : 10 à 15 gr., et par deux ou trois lavages intestinaux avec un demi-litre de décoction de racines de guimauve additionné d'une cuillerée à café de gros sel.

3° Les jours suivants, faire prendre avant chaque repas une cuillerée à soupe de :

Phosphate de soude	6 grammes
Sulfate de soude.	2 gr.
Chlorure de sodium	1 gr.

4° S'il y a lieu, à chaque repas, une cuillerée à café d'agar-agar granulé.

ENTÉRO-COLITE MUCO-MEMBRANEUSE
ET ENTÉRO-NÉVROSE

La question du traitement de l'entéro-colite muco-membraneuse gagne en clarté et en précision si l'on est bien pénétré des causes et de la nature de ce syndrome.

Il s'agit d'un syndrome et non d'une entité morbide qui reconnaît des causes diverses, concourant toutes d'ailleurs au même effet.

SYMPTOMES

Cliniquement ce syndrome se traduit par trois *symptômes* essentiels : la constipation, l'expulsion de mucosités ou muco-membranes, les douleurs abdominales ; accessoirement et d'une façon inconstante, par des symptômes associés dont les uns sont la caractéristique de la maladie causale, dont les autres sont l'expression du retentissement de l'affection intestinale sur l'état général. Il en résulte un ensemble symptomatique souvent complexe, où il est parfois difficile de déterminer les symptômes de la maladie causale.

La *constipation* est opiniâtre, permanente ou intermittente, suivant les cas. Elle parait habituellement due à un spasme et non à une atonie de l'intestin, ce qui concorde bien d'ailleurs avec la nature des causes qui la déterminent.

Les *mucosités* dont l'aspect est divers, depuis le simple « crachat » intestinal, jusqu'aux rubans ou tubes reproduisant le calibre de l'intestin, sont constituées exclusivement par la mucine concrétée, ce qui implique l'absence de lésions graves de l'intestin.

Quant à la *douleur*, variable également dans sa continuité, son intensité, elle constitue un troisième témoignage de l'irritation du tube intestinal.

Dans un certain nombre de cas on constate des *troubles généraux* dont les uns traduisent l'état de souffrance du système nerveux sympathique, les autres, celui du système nerveux central : palpitations, pseudo-angor pectoris, céphalée, vertiges, etc...

On constate d'ailleurs qu'un très grand nombre de sujets sont des névropathes héréditaires ou acquis, ce qui explique «l'exubérance» des réactions nerveuses associées.

Ajoutons encore que le retentissement sur l'état général se traduit par les modifications du faciès, l'amaigrissement, des troubles divers de la nutrition.

EXAMEN

A l'*examen* on peut constater soit une *rétraction* de la *paroi abdominale*, soit un *état flasque* avec relâchement de la paroi, signe de ptose, coïncidant avec le *clapotage* stomacal, le clapotage cæcal, etc. Par le palper, on note les *battements de l'aorte abdominale* (coïncidant parfois avec des battements des artères du cou), une sensibilité très accusée au niveau du plexus solaire, des *points douloureux* répartis sur certaines parties du trajet de l'intestin. Dans le cas d'appendicite chronique, malgré la multiplicité des points douloureux, on parvient habituellement à constater un point plus douloureux, fixe et nettement localisé à la région appendiculaire ; on constate encore des zones intestinales en état de *spasme*, coïncidant souvent avec l'atonie d'autres segments (ptose). L'examen, dans tous les cas, doit être complété par le toucher vaginal, qui renseigne sur l'état de l'utérus et des annexes, par la radioscopie qui confirme l'existence de la ptose et parfois aussi la localisation exacte à l'appendice de la douleur provoquée par le palper au niveau de la fosse iliaque droite.

ÉVOLUTION

L'*évolution* du syndrome échappe à toute description précise. Si la cause n'est pas reconnue ou demeure inaccessible à une thérapeutique efficace, la maladie se perpétue ; dans le cas contraire, la guérison est certaine et aisée à obtenir.

Certains *épisodes aigus* interrompent le cours chronique de l'entéro-colite muco-membraneuse : fièvre, douleurs paroxystiques, débâcles diarrhéiques, voire même dysentériformes, sont la caractéristique clinique de ces épisodes aigus, ; ceux-ci sont la conséquence de la colite aiguë déterminée par la constipation persistante.

CAUSES

Ce qu'il importe surtout de connaître, ce sont les *causes* du syndrome : on a discuté à perte de vue sur ces causes, sur leur fréquence et leur importance relatives ; quelques-unes ont été méconnues pendant longtemps, dont l'influence est cependant prépondérante, telle : l'appendicite chronique. **L'*alimentation azotée*** est assez souvent responsable, quand elle agit sur un terrain prédisposé.

La *constipation*, a-t-on dit, est la cause de beaucoup la plus fréquente de l'entéro-colite ; ce serait, en tout cas, l'intermédiaire obligatoire entre la cause et l'effet. Mais les constipés sont légion et les malades atteints d'entéro-colite sont relativement rares proportionnellement au nombre des sujets constipés ; il faut donc qu'un facteur autre que la constipation intervienne, même dans les cas où la constipation parait être la cause initiale du syndrome ; ce facteur, on est au moins d'accord sur ce point, est le tempérament nerveux du sujet, qui favorise la mise en jeu du sympathique abdominal d'où l'excitation sécrétoire et sensitive ; l'abus des laxatifs, des lavements transforme souvent la constipation simple en colopathie muco-membraneuse.

Mais la constipation simple n'est pas toujours, il s'en faut, le primum movens. Nombreux sont les cas où elle survient brusquement en même temps que les autres symptômes, à la suite d'un *choc nerveux* : émotions déprimantes, traumatisme, surmenage ; ce sont les cas auxquels j'ai réservé le nom d'entéro-névrose et dont la réalité n'est pas douteuse ; on ne peut que discuter sur leur fréquence relative.

D'autres causes que la constipation simple ou les chocs nerveux peuvent déterminer le syndrome ; ces causes sont toutes les affections abdominales susceptibles de réagir par voie réflexe sur le sympathique abdominal ; les principales sont les *ptoses* dont l'effet est aisé à comprendre (tiraillement des filets nerveux du sympathique), les affections utéro-ovariennes et notamment les *déviations utérines*, l'*appendicite chronique*.

Cette dernière cause a été longtemps méconnue ; certains médecins admettent encore que l'appendicite chronique est une complication ; mais il est impossible d'admettre qu'un trouble du sympathique puisse déterminer une lésion inflammatoire, même chronique ; en réalité l'appendicite est l'épine irritative qui détermine l'excitation réflexe du sympathique.

TRAITEMENT

Le *traitement* comporte :
1º Celui de la cause ;
2º Celui des troubles intestinaux ;
3º Celui de l'état général.

Si parfois celui de la cause suffit à faire disparaître tous les symptômes qui en dépendent, dans d'autres circonstances, ceux-ci persistent, sublata causa, d'où la nécessité de combattre le spasme intestinal, l'état douloureux et de modifier le terrain nerveux.

En ce qui concerne la constipation, il est essentiel de retenir que la plupart des laxatifs sont nuisibles, parce qu'ils augmentent le spasme intestinal ; que l'abus des lavages est également nuisible, pour la même raison.

Les *laxatifs mucilagineux* (psyllium, graine de lin, agar-agar), *l'huile de ricin*, à petites doses ; les *lavements d'huile* sont les moyens à employer directement contre la constipation.

On a utilisé également, dans les formes primitives qui ne sont pas dues à une cause réflexe comme l'appendicite chronique par exemple, *l'électricité* sous forme de courants galvano-faradiques.

Le spasme et les phénomènes douloureux sont justiciables de l'emploi de la *belladone* ou de son alcaloïde, *l'atropine* ; des *applications locales chaudes*, des *bains chauds prolongés*, des *douches tièdes*, des cures thermales à *Plombières*, *Néris*, *Luxeuil*, *Bagnères-de-Bigorre*, etc.

On ne doit pas se désintéresser non plus du traitement de l'état général, d'autant que l'affection s'observe couramment chez des neurasthéniques, des névropathes déprimés, d'où l'indication de l'emploi des *phosphates*, du *cacodylate de soude* en injections sous-cutanées.

Les moyens hygiéniques : *cure de repos, séjour prolongé à la campagne ou à la montagne* ont une influence heureuse sur l'état général.

Quant à *l'alimentation* elle n'a pas toujours l'influence décisive qu'on lui a attribuée. S'il est indiqué d'instituer le régime végétarien strict, la cure de kéfir chez les gros mangeurs de viande, auto-intoxiqués, on peut autoriser ensuite et dans la plupart des cas le régime mixte banal des dyspeptiques, avec repas végétarien le soir ; les légumes verts, les crudités sont généralement mal tolérés.

Il y a lieu de distinguer, au point de vue thérapeutique :

L'entéro-colite liée à la constipation simple, survenant chez les neuro-arthritiques gros mangeurs, auto-intoxiqués et surmenés ;

L'entéro-colite liée à la ptose (difficilement curable) ;

L'entéro-colite secondaire à l'appendicite chronique, aux

affections utéro-ovariennes, à toutes les affections abdominales spasmogènes ;

L'entéro-névrose pure ;

Les crises aiguës de colite.

CONSULTATION

I. ENTÉRO-COLITE DES NEURO-ARTHRITIQUES CONSTIPÉS

PREMIÈRE ÉTAPE

1º Régime.

Régime strictement végétarien : potages aux légumes, aux farines ou pâtes.

Pommes de terre à l'eau, à l'anglaise, pâtes (sans œufs) additionnées de beurre frais à table ; riz, quelques légumineuses décortiquées (pois, lentilles, haricots, châtaignes), puddings cuits au lait avec sucre et jaune d'œuf et préparés avec du riz, de la semoule, du tapioca ; bananes, gelées de fruits, compotes de myrtilles, de pruneaux, de rhubarbe, de poires, de pêches. Biscottes. Boire de l'eau en petite quantité au cours des repas ; boissons aqueuses abondantes à longue distance.

DEUXIÈME ÉTAPE

Ajouter des légumes verts passés, quelques fruits crus, bien mûrs (pêches, raisin), du lait caillé ou du kéfir, du fromage blanc.

TROISIÈME ÉTAPE

1º Revenir progressivement et lentement à un régime azoté restreint, comportant trois fois par semaine à midi, puis tous les jours un œuf frais ou un poisson à chair maigre bouilli, accommodé avec une sauce mousseline, ou de la viande braisée, rôtie, de la volaille, des légumes verts tamisés, et les autres aliments autorisés précédemment. Bière de malt. Éliminer de l'alimentation le bouillon, les hors-d'œuvre, les épices et condiments, le homard, les écrevisses, les poissons gras, les graisses, les fromages faits, les pâtisseries, etc., les boissons alcoolisées.

2º Observer une hygiène générale rigoureuse : supprimer toutes les causes de surmenage physique ou intellectuel.

3º Exercice rationnel et progressif : gymnastique de chambre, marche ; puis sports tels que natation, canotage, tennis, bicyclette...

4° Séjour prolongé dans une station d'altitude.

5° Prendre le matin, à jeun, et le soir avant le diner un verre de la solution suivante :

Phosphate de soude	5 grammes
Chlorure de sodium	3 gr.
Eau distillée	un litre

Ou trois ou quatre fois par jour, au réveil, à 11 heures, à 6 heures et en se couchant un verre à bordeaux tiédi de la solution suivante :

Bicarbonate de soude	6 grammes
Phosphate de soude anhydre. . . .	4 gr.
Sulfate de soude	2 gr.
Eau distillée	un litre

6° Deux ou trois fois par semaine, au coucher, lavement de 150 à 200 cmc. d'huile tiédie au bain-marie. Se servir d'un oléo-clyseur ou simplement d'un entonnoir en verre auquel sera adapté le tuyau de caoutchouc d'un bock.

7° Après le traitement salin, entretenir, s'il y a lieu, le fonctionnement régulier de l'intestin, au moyen des lavements d'huile plus ou moins espacés et des préparations mucilagineuses, soit : avant le repas, dans un verre d'eau fraîche une grande cuillerée de graines de lin épurées ou à chaque repas une cuillerée à café d'agar-agar en paillettes (ou l'une des nombreuses spécialités à base d'agar-agar).

II. ENTÉRO-COLITE DES PTOSIQUES

1° Régime alimentaire mixte, dit d'exclusion, comprenant la majeure partie des aliments usuels ; insister sur la division des aliments et rationner les boissons prises au courant du repas, en buvant abondamment à longue distance des repas.

2° Porter soit une ceinture-maillot, soit une sangle de Glénard.

3° Gymnastique viscérale (voir le traitement des ptoses).

4° Vider régulièrement l'intestin, en prenant alternativement tous les deux jours, soit un lavement d'huile, soit deux cuillerées à café d'huile de ricin dans du jus d'oranges, de la bière mousseuse, du café noir.

5° Relèvement de l'état général au moyen des injections sous-cutanées de strychnine, de cacodylate de soude, etc...

III. ENTÉRO-COLITE SECONDAIRE A L'APPENDICITE CHRONIQUE, AUX AFFECTIONS UTÉRO-OVARIENNES

1º Traiter la cause, c'est-à-dire : faire pratiquer l'ablation de l'appendice, ou agir sur les déviations utérines par le massage gynécologique, le port d'un pessaire, l'hystéro-pexie, suivant les indications, ou sur la métrite par la dilatation utérine, les pansements intra-utérins, les pansements vaginaux à l'ichthyol, les petits lavements chauds (250 cmc.), à garder ; ultérieurement par une cure à Luxeuil, Néris ou Bagnères-de-Bigorre.

2º Régime mixte, peu azoté, continué jusqu'à amélioration définitive.

3º Évacuation de l'intestin par les moyens indiqués dans la consultation précédente.

IV. ENTÉRO-NÉVROSE (FORME NERVEUSE PURE)

1º Repos absolu, au lit d'abord, puis repos partiel, de préférence en plein air.

2º Régime mixte comprenant la plupart des aliments usuels, préparés sans sauces ni condiments, soigneusement divisés. Eau pure ou additionnée de vin.

Faire le soir un repas maigre.

3º Hydrothérapie tiède : enveloppement dans le drap mouillé tiède, ou lotions tièdes, ou douches tièdes en jet brisé à 36º, avec douche abdominale en pluie, ou bien encore bains tièdes prolongés, répétés quotidiennement.

Faire suivre l'emploi de l'eau tiède d'une friction légère avec un molleton imbibé d'alcoolat de lavande.

4º Appliquer pendant la nuit, sur la surface du ventre, un maillot humide chaud, recouvert de taffetas chiffon.

5º Cure prolongée au grand air, dans une station d'altitude de préférence, après une cure thermale à Plombières.

6º Traitement électrique sous forme de courant galvanique sans interruption.

7º Calmer les douleurs abdominales par l'usage de la belladone :

Teinture de belladone.

VIII à X gouttes au début de chaque repas ;

ou :   Teinture de belladone . . . . 5 grammes
          Teinture d'hamamelis . . . . 10 grammes

XV à XX gouttes, au début de chaque repas.

8° Prendre chaque soir un demi-verre avant le dîner une grande cuillerée de :

Graines de psyllium.

9° Si ces moyens ne suffisent pas, y ajouter un lavement d'huile, pris deux fois par semaine en moyenne.

V. CRISE AIGUE DE COLITE AU COURS DE L'ENTÉRO-COLITE MUCO-MEMBRANEUSE

1° Diète hydrique : eau, bouillon de légumes, thé léger, etc. ; puis potages au bouillon de légumes, purées de pommes de terre, pâtes, gelées de fruits, kéfir.

2° Maillot humide chaud abdominal.

3° Bain quotidien prolongé.

4° Faire au début, un seul lavage de l'intestin avec un litre de décoction de racines de guimauve.

5° Prendre chaque matin pendant quelques jours dans un demi-litre d'eau chaude :

Sulfate de soude. . . . . 10 gr.

LITHIASE INTESTINALE

Cette expression est préférable à celle d'entérite sableuse, car il n'est pas prouvé que, dans tous les cas d'élimination de sable intestinal ou de calculs, il y ait coexistence d'entérite. La composition du sable éliminé est d'ailleurs variable : tantôt il y a prédominance de phosphate de chaux et de carbonate de chaux ; tantôt une grande quantité d'oxalates (20 p. 100).

FORMES CLINIQUES

On admet donc deux *variétés* de lithiase : l'une due à une *irritation intestinale prolongée* (colite ou entéro-névrose muco-membraneuse ; entérites vraies) ; l'autre qui se produit chez des sujets dont l'intestin est indemne, mais ayant présenté à plusieurs reprises des accès de coliques néphrétiques ou hépatiques, des manifestations goutteuses. C'est une véritable *goutte intestinale*.

Le sable peut être découvert par hasard, à l'examen des matières fécales, au bruit qu'il produit en tombant. Mais dans certains cas, existent des phénomènes douloureux qui se produisent par crises. Le malade accuse une vive douleur au creux épigastrique, avec malaise général, sueurs froides, tendance à la lipothymie et la crise se termine par l'émission de sable ; il y a parfois des hémorragies intestinales.

On peut observer d'autre part certains troubles généraux, de l'anémie, de l'amaigrissement. Il en résulte, si l'émission de sable ou de calculs a passé inaperçue, que le diagnostic peut rester en suspens ; que des confusions peuvent se produire avec les différentes affections douloureuses de l'abdomen, notamment avec les coliques hépatiques ou néphrétiques ; que l'on peut croire indûment à l'existence d'une appendicite ou même d'un cancer.

Si la lithiase intestinale coïncide avec l'entéro-colite muco-membraneuse, une semblable confusion ne peut se produire. S'il n'y a pas association avec l'entérite, la connaissance d'antécédents goutteux ou d'autres manifestations sera de nature à fixer l'attention.

TRAITEMENT

Lors des crises, il faudra tout d'abord calmer la douleur par les *opiacés*, la *belladone*, l'*antipyrine* en lavement, etc. ; puis vider l'intestin au moyen de l'*huile de ricin*, des *lavements d'huile*.

Dans l'intervalle on traitera l'entéro-névrose muco-membraneuse, les entérites par les moyens habituels. Quant à la goutte intestinale on la combattra par les moyens propres à diminuer la production de l'acide oxalique : *régime, phosphate de soude, chlorure de calcium* à petites doses ; eaux de lavage (*Vittel, Contrexéville, Capvern*, etc.).

CONSULTATION

GOUTTE INTESTINALE

a) TRAITEMENT DES PÉRIODES SILENCIEUSES

Régime : Supprimer de l'alimentation la viande des animaux jeunes (agneau, veau, etc.) : le foie, le ris de veau, les cervelles, le caviar ; les coquillages et crustacés ; l'oseille, les pois secs, le céleri, les raves, les fèves, la rhubarbe ; les truffes, les champignons, le cacao et le chocolat ; l'alcool, le champagne et les divers vins mousseux.

2° Faire chaque matin une friction avec un molleton imbibé de :

Alcoolat de Fioraventi.

3° Du 1er au 10 de chaque mois prendre le matin à jeun, à 20 minutes de distance, deux verres d'eau de Contrexéville ou de Vittel.

4° Du 15 au 25 de chaque mois prendre le matin au réveil un verre à madère de la solution suivante :

Phosphate de soude . . . . . .)
Citrate de soude . . . . } ââ 10 grammes.
Sulfate de soude . . . . . .)
Eau distillée . . . . 500 gr.

5° En cas de constipation prendre deux fois par semaine, le soir, un lavement de 200 cmc. d'huile d'olives tiédie au bain-marie.

6° S'il existe des signes de déminéralisation, prendre à chaque repas l'un des cachets :

Phytine . . . . o gr. 50

pour un cachet.

Ou une cuillerée à soupe de sirop d'hypophosphite de soude.
7° Cure thermale à Capvern, Contrexéville, Vittel.

b) Traitement des crises

1° Diète hydrique : boissons chaudes.
2° Applications de compresses humides chaudes sur le ventre ou de compresses d'alcool à 90°, tiédi au bain-marie.
2° Administrer en lavement :

Antipyrine. . . . . 1 gramme

pour un paquet.

Et dix gouttes de :

Laudanum

Ou introduire dans l'anus l'un des suppositoires :

Extrait thébaïque . . . . deux centigrammes
Extrait de belladone. . . . . . . un centigramme
Beurre de cacao . . . . q. s.

pour un suppositoire.

ENTÉRO-SPASME

Pour les spasmes de l'intestin comme pour les spasmes de l'estomac une question préjudicielle se pose. Existe-t-il des spasmes d'origine nerveuse, indépendants de toute affection organique ?

Le fait qu'un examen attentif ne permet pas toujours de déterminer la cause du spasme n'implique pas nécessairement son origine nerveuse ; mais d'autre part, on ne peut contester a priori l'existence des spasmes nerveux.

FORMES CLINIQUES

Il existe donc deux catégories de spasmes intestinaux : les uns dus à une *affection abdominale ou de voisinage* ; les autres d'*origine nerveuse.*

Voici un malade chez qui on relève un passé de *colite* ayant abouti à une constipation intermittente qui s'accompagne de contracture douloureuse d'un segment de l'intestin.

Un autre malade, ayant dépassé la quarantaine, se plaint d'éprouver depuis un certain temps de l'irrégularité dans ses fonctions intestinales. Ses selles sont insuffisantes, parfois diarrhéiques, glaireuses, striées de sang ; l'abdomen est tympanisé et le palper permet souvent de constater des spasmes passagers ; l'état général a fléchi, l'amaigrissement s'est produit. Ce sont là des signes suffisants pour permettre de soupçonner un *cancer intestinal* que les examens rectoscopique et radioscopique permettront de confirmer.

Voici un troisième malade chez qui la constipation paraît être le point de départ, *constipation* affectant le caractère spasmodique que révèlent la douleur, la contracture constatée objectivement, l'aspect rubané des selles ; souvent la coexistence de muco-membranes. Ce malade est le plus souvent un nerveux, la prédisposition nerveuse constituant un trait d'union entre la constipation et le spasme.

Chez un quatrième, une femme, existent les signes habituels de la *ptose* : relâchement de la paroi abdominale, corde colique, douleurs abdominales et lombaires, etc... La ptose est une cause fréquente de spasme, dont il est aisé de comprendre la pathogénie (intervention du sympathique).

Chez un autre malade encore, existent, avec du spasme, des signes d'*appendicite chronique* : douleur localisée au point de Mac Burney, troubles gastriques, amaigrissement, etc. L'appendicite chronique est une épine irritative, cause provocatrice du spasme. D'autres sujets présentent des signes de *sigmoïdite,* ou bien sont porteurs d'*hémorroïdes,* d'une *fissure anale.*

Les brides de *péricolite,* en entravant le fonctionnement de l'intestin, peuvent déterminer le spasme. Le diagnostic de la péricolite est fort malaisé ; sans doute on peut et on doit la soupçonner chez les sujets qui sont atteints de colite chronique, qui souffrent presque continuellement du ventre, ont des alternatives de diarrhée et de constipation, parfois des vomissements ; mais ce sont là des symptômes trop peu précis pour entraîner la conviction. L'examen radioscopique lui-même ne donne que des renseignements inconstants ou d'interprétation douteuse. L'absence de mobilité de l'intestin n'existe pas toujours ; l'aspect piqueté de l'intestin n'est pas de constatation aisée.

Chez d'autres sujets on ne peut constater une affection intestinale, mais l'interrogatoire, l'examen révèlent soit une *métrite,* soit une *rétroversion* ou un *fibrome ;* une *prostatite,* une *cystite,* autant d'affections qui, par voie réflexe, peuvent entraîner le spasme.

Ces causes « locales » ou « de voisinage » éliminées, on ne pensera au spasme nerveux proprement dit qu'après s'être assuré que le sujet n'est pas atteint de *saturnisme,* soit du fait de sa profession, soit du fait d'une imprégnation anormale par le plomb (j'ai constaté un cas de spasme de l'intestin chez un homme qui avait bu pendant un certain temps du vin frelaté par addition de litharge), ou qu'il n'est pas atteint de *tabes.*

Le *spasme nerveux* proprement dit se présente de la façon suivante : un sujet habituellement bien portant, à l'occasion de surmenage, d'émotions, de quelques écarts de régime, parfois de l'usage de laxatifs, accuse une douleur localisée en un point de l'intestin, le plus souvent sur le trajet du côlon descendant, en même temps que de la constipation. Celle-ci n'est d'ailleurs pas onstante ; en tout cas n'est pas toujours très prononcée et peut aire défaut dans l'intervalle des accès spasmodiques. La palpation permet aisément de constater la contracture qui peut durer plusieurs jours. Il s'agit toujours de sujets nerveux, qui s'inquiètent sans cesse de leurs voies digestives. Chez un de mes malades le spasme existe depuis plusieurs années, toujours localisé au même point, mais ne se manifeste que de façon très intermittente. Rebelle à la plupart des médications, sauf à l'atropin , il disparaît spontanément dès que le malade se livre à des occupations qui détournent son attention de sa personne, notamment lorsqu'il va à la chasse.

TRAITEMENT

Il va sans dire que le *traitement* du spasme se confond avec celui de la cause. Il faut éviter les médications irritantes, notamment les laxatifs salins ou drastiques ; sont à employer au contraire tous les moyens susceptibles d'atténuer ou de supprimer la tendance spasmogène.

Les injections sous-cutanées de *sulfate neutre d'atropine* sont particulièrement efficaces.

CONSULTATION

SPASMES D'ORIGINE NERVEUSE

1º Régime mixté d'où doivent être exclus le gibier, la charcuterie, le homard, les écrevisses, les épices, les hors-d'œuvre, etc...

Viande et aliments azotés en général, en quantité restreinte. Passer au tamis les féculents, les légumes verts.

2º Veiller au fonctionnement régulier de l'intestin en prenant :

a) Une cuillerée à soupe de graines de Psyllium, avant le diner dans un verre d'eau froide.

b) Ou une cuillerée à soupe d'huile de paraffine avant le premier déjeuner.

c) Tous les deux jours un lavement de 150 à 200 cmc. d'huile tiède au bain-marie.

3º Prendre avant chaque repas l'une des pilules :

        Extrait de belladone . . . . . . |
        Poudre de racines de belladone . . . | àà un centigr.

pour une pilule.

Ou injecter chaque jour :

        Sulfate neutre d'atropine . . . . . un quart de milligr.
        Eau distillée et stérilisée. . . . . un cent. cube

pour une ampoule.

4° Bain tiède quotidien.

5° Application pendant la nuit, sur la surface de l'abdomen, de compresses humides chaudes, recouvertes de taffetas chiffon.

6° Vie calme, exempte de tout surmenage, de tout excès. Séjour à la campagne.

7° Cure thermale à Néris ou Plombières.

COLIQUES ; ENTÉRALGIE

La colique — comme l'étymologie de son nom l'indique -- est la douleur d'origine intestinale, que l'on doit donc distinguer des douleurs abdominales d'origine péritonéale, rénale ou surrénale, utérine, ovarienne, etc.., distinction faite aisément en général par le patient et par le médecin. Le caractère spécial de la douleur, les symptômes locaux qui l'accompagnent habituellement, tels que diarrhée ou constipation, abondante émission de gaz, permettent d'en préciser l'origine.

CAUSES

La cause la plus fréquente de la colique est l'*entérite aiguë* ou *chronique* ; dans le premier cas les douleurs sont plus vives, plus rapprochées ; l'indigestion intestinale donne lieu à de violentes coliques qui s'apaisent dès que le contenu de l'intestin est évacué. Si l'entérite est chronique, les douleurs sont espacées, plus tolérables ; elles s'exaspèrent lors des poussées aiguës.

La *colite muco-membraneuse* s'accompagne également de coliques qui précédent et accompagnent l'expulsion des muco-membranes, « véritable accouchement intestinal » Il en est de même des crises de *lithiase intestinale*. Ces diverses causes sont d'un diagnostic facile ; il en est de même encore de la *colique venteuse* due au passage ou à la rétention de gaz produits en excès, sous l'influence de l'alimentation (absorption de certains farineux), de l'aérocolie consécutive au passage de l'air qui a franchi le pylore, d'une coudure passagère de l'intestin, etc.

La colique venteuse est particulièrement pénible à la suite des *opérations abdominales* ; vingt-quatre ou quarante-huit heures après l'opération, l'émission des premiers gaz est accompagnée de douleurs souvent fort pénibles qui durent quelques heures.

Les *parasites intestinaux*, notamment les lombrics, le tœnia donnent lieu à des coliques dont on ne peut reconnaître la cause, qu'après expulsion spontanée ou provoquée des parasites.

La *colique appendiculaire* due à un calcul stercoral de l'appendice est caractérisée par sa localisation au lieu d'élection ; il est rare qu'au moment de la crise douloureuse la palpation ne révèle pas une douleur siégeant au point de Mac Burney situé sur le milieu de la ligne reliant l'épine iliaque antéro-supérieure à l'ombilic.

L'obstruction intestinale chronique donne lieu à des coliques qui s'accompagnent de météorisme, de rétention des matières, éliminées en quantité insuffisante, et sont précédées d'une phase préliminaire de fonctionnement intestinal défectueux, d'alternatives, de constipation et de diarrhée.

Dans ces différents cas (sauf dans ceux d'helmenthiase), la colique survient au cours d'un état morbide affectant manifestement l'intestin.

Il n'en est pas de même dans les cas où les coliques surviennent brusquement par crises d'une grande intensité et se terminent de même par un retour subit à l'état normal.

Les deux principales entéralgies symptomatiques sont la colique de plomb et la crise intestinale tabétique.

Le diagnostic de la *colique de plomb* (spasme intestinal d'une violence exceptionnelle), ne peut être méconnu, si le saturnisme est professionnel ; mais, dans le cas où la cause de l'intoxication saturnine ne dépend pas de la profession, il pourrait l'être si l'on négligeait dans les cas douteux de procéder à un examen méthodique. Mon maître Duguet insistait volontiers sur l'obligation de rechercher le liséré gingival saturnin chez tout sujet atteint de coliques violentes, survenant inopinément.

Il est rare que la *crise intestinale tabétique*, d'ailleurs peu fréquente, survienne chez un sujet dont le tabes est ignoré. Presque toujours la crise viscérale est précédée de douleurs fulgurantes, de troubles de la locomotion, etc... qui ont déjà appelé l'attention.

Il est difficile de rattacher à une étiologie précise les crises d'*entéralgie essentielle*, ainsi dénommées, parce que leur cause n'est pas encore déterminée. Ce que l'on sait c'est que certains sujets, fils de goutteux, de diabétiques ou grands nerveux sont pris, à intervalles variables, de crises intestinales très douloureuses qui s'accompagnent de ténesme, mais sans évacuation de matières ni émission de gaz ; les selles qui précèdent l'accès sont modifiées dans leur aspect, sont amincies, semblent passées dans une filière ; parfois la colique s'accompagne de vomissements, souvent de troubles nerveux divers : angoisse, palpitation, etc... Il s'agit en somme d'un spasme intestinal comparable à la colique de plomb, précédé et accompagné de constipation.

TRAITEMENT

L'étiologie si variable de la colique implique un *traitement* variant suivant chaque cas en particulier, indépendamment de la médication s'adressant directement à la douleur.

Dans le cas d'entérite, il faut *évacuer l'intestin* ; de même dans le cas de constipation spasmodique, mais en évitant les laxatifs irritants. Il faut encore *combattre la pneumatose*, moins par les remèdes préconisés habituellement qu'en réglant le régime, en régularisant le fonctionnement intestinal, etc. ; employer les *anthelmintiques* quand les parasites intestinaux sont en cause et *enlever l'appendice* lorsque les coliques appendiculaires se succèdent. Par contre dans les crises d'entéralgie saturnine, tabétique ou essentielle, la *médication de la douleur* par l'opium, la belladone, l'antipyrine, les applications chaudes, à défaut de médication directement efficiente, reprend toute sa valeur.

CONSULTATION

I. COLIQUE PAR PNEUMATOSE

1º Lavement évacuateur d'un litre de décoction de racines de guimauve.

2º Applications humides chaudes sur le ventre.

3º Prendre vingt gouttes de la mixture suivante :

> Liqueur ammoniacale anisée . . . . . 10 grammes
> Liqueur d'Hoffmann . . . . . . 2 gr.

dans de l'eau sucrée ;

ou vingt gouttes de :

> Teinture de noix vomique . . . ⎫ āā 4 grammes
> —   d'anis . . . . . . ⎭
> —   de belladone . . . . . . 2 grammes

4º Prévenir le retour des accidents en réduisant l'usage des farineux, notamment des haricots, des fèves ; du pain, des graisses et sauces ; des choux, du cresson, des fromages fermentés, etc.

II. ENTÉRALGIE ESSENTIELLE

1º Surveiller l'alimentation d'où seront proscrits : la charcuterie, le gibier, le foie gras, les hors-d'œuvre, les épices, etc...

2º Veiller au fonctionnement régulier de l'intestin en prenant soit le matin, avant le premier déjeuner, une cuillerée à soupe de :

Huile de paraffine ;

soit, le soir, avant le diner, une cuillerée à soupe de :

Graines de psyllium

dans un verre d'eau fraîche ;

soit, au milieu de chaque repas, dans de la purée, une cuillerée à café de :

Agar-agar en paillettes.

3º Lavement de 200 cmc. d'huile tiédie au bain-marie quand les selles prennent l'aspect rubané.

4º Prendre deux fois par jour X gouttes de :

Teinture de belladone . . . . 8 gr.
    —   thébaïque . . . . 2 gr.

5º Bain quotidien de 30 minutes de durée à 36º.

6º Application pendant la nuit de compresses humides chaudes, recouvertes de taffetas chiffon.

7º Cure thermale à Plombières ou Néris.

TYMPANITE

La présence de gaz dans l'intestin donne lieu à la distension du ventre, à des douleurs, qui cessent lorsque les gaz sont expulsés. Habituellement due à des *troubles de la digestion intestinale* qui surviennent à la suite d'ingestion de farineux en excès ou de repas copieux et indigestes, la tympanite peut être déterminée d'ailleurs par l'*aérocolie*, c'est-à-dire par l'accumulation dans certains segments de l'intestin de gaz ayant franchi le pylore chez les aérophages. Les circonstances dans lesquelles se produit l'aérocolie permettent aisément d'en reconnaitre l'origine ; sous l'écran on voit, sur le trajet du côlon, notamment au niveau des angles, des zones claires correspondant aux régions où sont accumulés les gaz. Ceux-ci sont expulsés avec la même violence et aussi fréquemment que les gaz rejetés par l'estomac.

La tympanite peut encore être due à un *spasme de l'intestin*, ou bien à une *tumeur* déterminant de l'obstruction incomplète ; elle s'observe au début de la *péritonite tuberculeuse*, à la période préascitique des *cirrhoses*, etc...

CONSULTATION

I. TYMPANITE SIMPLE

1° Supprimer de l'alimentation les fèves, les haricots, les pois ; les hors-d'œuvre, les sauces, les aliments gras, le boudin, etc...

Prendre des boissons chaudes (infusion d'anis par exemple).

2° Appliquer sur le ventre des compresses chaudes, recouvertes de taffetas chiffon.

3° Introduire dans l'anus une longue canule, qu'on laissera en place pendant quelques minutes.

4° Prendre avec une boisson chaude X gouttes de :

Liqueur ammoniacale anisée

ou la potion suivante :

Teinture d'anis	XL gouttes
Teinture de belladone	X gouttes
Sirop simple	30 gr.
Eau distillée de mélisse. . .q. s. pour	150 cc.

II. TYMPANITE PAR AÉROCOLIE

1° Prendre avant chaque repas une cuillerée à soupe de :

Bromure de potassium	āā 5 grammes
Sulfate de soude	
Eau distillée	300 gr.

Introduire en se couchant dans l'anus l'un des suppositoires :

Extrait de belladone.	o gr· or centigr.
Extrait de valériane	o gr. 20
Beurre de cacao. . . q. s. pour	un suppositoire

3° Prendre chaque jour une douche tiède à 36°.

HÉMORRAGIES INTESTINALES

CAUSES

Les *causes* des hémorragies intestinales chez *l'adulte* sont plus variées que celles des gastrorragies.

Ces hémorragies peuvent survenir dans le cours d'une maladie infectieuse ; d'une maladie générale à évolution chronique ; au cours d'une affection reconnue de l'intestin, au cours d'un bon état de santé, tout au moins apparent.

Toutes les *maladies infectieuses, à forme hémorragique*, ou même sans présenter cette forme, peuvent se compliquer d'hémorragie intestinale ; mais la fièvre typhoïde constitue presque tout le contingent des hémorragies de cette catégorie· Qu'elle semble provoquée par des purgatiors intempestives, par l'abus des lavages de l'intestin ; qu'elle survienne spontanément, l'hémorragie de la fièvre typhoïde, qui survient en général au cours du troisième septénaire, guérit habituellemert.

Certains maladies chroniques peuvent se compliquer d'hémorragie, notamment la *leucémie* qui est une maladie essentiellement hémorragique ; l'état anémique des malades, leur asthénie, l'hypertrophie splénique, celle de la rate, etc... permettent aisément un diagnostic qui vient confirmer le résultat de l'examen du sang. Le diagnostic de la cause des hémorragies qui peuvent se produire au cours des *affections du foie* ou *du rein* ne comporte pas non plus de difficulté.

Les causes les plus fréquentes sont les affections de l'intestin tout d'abord *l'ulcère du duodénum*, dont l'hémorragie peut constituer le premier symptôme révélateur, mais qui trahit son existence le plus souvent, avant l'hémorragie, par des douleurs tardives, la localisation juxta-pylorique de la douleur, etc. ; *l'ulcère simple de l'intestin* (côlon, rectum), qui se traduit habituellement par une douleur localisée en un point fixe, parfois même une induration (spasme ou péricolite le voisinage) ; la *polypose de l'intestin* (toucher rectal, rectoscopie) ; le *cancer intestinal*, où l'hémorragie est précédée d'une plus ou moins longue phase caractérisée par des alternatives de diarrhée et de constipation, les douleurs, l'amaigrissement, etc. ; la *colite muco-*

membraneuse où l'hémorragie est fort rare et n'a été observée par moi que dans les cas où le malade avait abusé des lavements et des purgatifs ; les *colites ulcéreuses* qui surviennent en général à la suite l'une coprostase ancienne ou d'une intoxication alimentaire ; la *dysenterie*, la *tuberculose*, la *syphilis de l'intestin*. Le diagnostic de ces deux dernières affections peut rester en suspens pendant un certain temps ; celui de la syphilis en particulier est malaisé, car les symptômes attribuées aux entéropathies syphilitiques n'étant pas pathognomoniques, l'épreuve de Wassermann, celle du traitement sont nécessaires.

Ce sont principalement les *ulcérations tuberculeuses du rectum* qui donnent lieu à des hémorragies abondantes ; l'examen rectoscopique permet de préciser à la fois le siège de l'hémorragie et la nature des ulcérations qui la déterminent : ulcérations à bords déchiquetés, parsemés de granulations jaunâtres, etc...

Il suffit de signaler l'hémorragie due aux *hémorroïdes*, hémorragie dont la cause peut être méconnue et qui peut entraîner, par sa répétition, une anémie des plus intenses. J'ai eu l'occasion de voir en consultation des malades que l'on avait cru atteints de cancer intestinal, en raison de l'anémie et des troubles généraux qu'ils présentaient.

Certains sujets, non atteints d'hémorroïdes, présentent une anémie plus ou moins accentuée et des hémorragies intestinales ; parfois l'hémorragie est occulte et ne peut être décelée que par l'analyse des fèces. Que l'hémorragie soit occulte ou manifeste, il y a lieu, en pareil cas, d'incriminer les parasites intestinaux, surtout s'il s'agit d'un mineur, d'un malade ayant séjourné aux colonies ; on examinera donc les selles pour y rechercher les œufs de l'*ankylostome duodénal*, du *tricocéphale* ou ces parasites eux-mêmes.

Lorsque le sujet présente un bon état apparent, on recherche si l'hémorragie n'est pas d'*origine traumatique*, (fragment d'os avalé avec les aliments) ; s'il n'a pas absorbé du *sublimé*, volontairement ou par erreur ; s'il n'a pas usé de *purgatifs drastiques*, enfin s'il n'est pas *hémophile*. Il n'est pas rare chez des vieillards *artério-scléreux*, présentant des signes d'hypertension artérielle, des artères dures et sinueuses, de voir survenir inopinément des hémorragies intestinales, parfois très abondantes, dues à la rupture d'une artère scléreuse. Le pronostic de ces hémorragies n'est pas toujours fatal ; récemment encore j'ai pu observer un cas de ce genre chez une femme de soixante-treize ans qui parvint à guérir après avoir perdu plus de deux litres de sang.

Chez le NOUVEAU-NÉ, on a incriminé des causes diverses : en fait c'est à la *syphilis* que l'on doit toujours penser et dont on recherchera les stigmates.

Dans la PREMIÈRE ET LA SECONDE ENFANCE, la cause la plus fréquente est l'*invagination intestinale* ; viennent ensuite les *polypes du rectum* et les *parasites intestinaux*.

En présence d'une hémorragie intestinale, il faut parer aux conséquences de l'hémorragie, si celle-ci est abondante, et traiter la cause, si possible ; le *traitement* de l'hémorragie ne diffère pas de celui qui s'applique aux grandes hémorragies en général, et par conséquent de celui qui a été indiqué pour les gastrorragies.

A. HÉMORRAGIE INTESTINALE CHEZ UN TYPHIQUE

1º Diète absolue, puis eau glacée ou thé glacé, par cuillerées à café.

2º Supprimer les bains froids.

3º Appliquer sur le ventre une vessie remplie de glace.

4º Prendre, de trois en trois heures, la potion suivante :

      Chlorure de calcium. . . . . 4 grammes
      Sirop d'opium . . . . 20 gr.
      Eau distillée . . . . . . q. s. pour 150 cc.

8º Injection sous-cutanée de :

      Ergotine fluide . . . . 1 cc.

ou de :

      50 cc. de sérum gélatiné à 2 p. 100

ou de :

      250 cc. de sérum glucosé à 47 p. 1.000.

B. HÉMORRAGIE INTESTINALE CHEZ UN NOUVEAU-NÉ

1º Espacer les tétées.

2º Faire prendre dans du lait ou de l'eau sucrée :

      Chlorure de calcium . . . . 0 gr. 20

pour un paquet.

3º Injecter 10 cmc. de sérum glucosé.

4º Bains chauds.

5º Frictions quotidiennes avec un gramme d'onguent napolitain.

APPENDICITE

I. APPENDICITE AIGUE

L'appendicite peut débuter d'une façon dramatique par une *douleur en coup de poignard*, des *vomissements* alimentaires, puis bilieux, une forte *élévation de température* avec *fréquence, petitesse du pouls, altération des traits*, en même temps que le *ventre se contracte* et présente à la palpation une sensibilité telle dans certains cas que le simple frôlement de la peau est insupportable au malade.

La *douleur objective peut être généralisée d'emblée* ; le plus souvent, sauf dans le cas où la perforation de l'appendice détermine une péritonite généralisée, *elle est localisée à la fosse iliaque droite*, en un point correspondant en général au milieu d'une ligne fictive reliant l'ombilic à l'épine iliaque antéro-supérieure (point de Mac Burney) ou situé plus bas (point de Lanz) ; quand on s'éloigne de la région le ventre reste encore sensible, mais il est facile de percevoir une différence notable dans l'intensité de la douleur provoquée. Le palper pratiqué avec douceur à ce niveau décèle une *contracture des muscles droits*, une « défense » qui est d'ailleurs de bon augure, car elle indique que le péritoine organise la défense. Il se peut que la palpation réactive moins nettement la douleur ; c'est le cas quand l'appendice est rétro-cæcal, éloigné par conséquent de la main qui explore.

Parfois le tableau est encore plus inquiétant : d'emblée le malade présente des *vomissements de coloration noirâtre* (vomito negro apperdiculaire) ; son *pouls est misérable*, incomptable : *l'anurie* s'installe, le *faciès est grippé* ; bref, l'aspect du malade autorise à tout redouter ; les craintes sont d'autant plus justifiées que ces symptômes d'appendicite hypertoxique correspondent en général à la forme gangréneuse.

Le plus souvent le début, tout en étant rapide, n'a ni la soudaineté ni les allures alarmantes du début à grand fracas qui vient d'être rappelé. Le malade, qu'il y ait ou non chez lui un passé appendiculaire connu, est pris d'une douleur nettement localisée au point indiqué, d'intensité modérée ; d'une légère élévation de température; les traits ne sont que peu ou point altérés ; le pouls, quoique accéléré, n'a pas les caractères du pouls péritonéal ; bref, tout semble concourir à faire prévoir une crise bénigne..

Cependant ces crises appendiculaires d'apparence rassurante peuvent s'aggraver rapidement et aboutir à une perforation de l'appendice ; inversement les crises à début dramatique peuvent tourner court sous l'influence d'un traitement rigoureux institué immédiatement. Il peut donc y avoir *discordance fréquente entre la gravité apparente des symptômes et la gravité réelle de la maladie ;* cette discordance est, aux yeux de nombreux médecins, un argument de haute valeur en faveur de l'intervention immédiate dans tous les cas sans exception.

Que va devenir cette appendicite à début d'intensité variable ? Trois éventualités peuvent se présenter : ou bien, et c'est heureusement le cas le plus fréquent, sous l'influence d'un traitement rationnel et précoce, les phénomènes douloureux vont s'amender progressivement, la fièvre va diminuer et disparaître en deux ou trois jours, le pouls se relèvera et reprendra son caractère normal ; bref, l'appendicite entrera dans la voie du « refroidissement » ; ou bien, après une « accalmie traîtresse », la fièvre s'élèvera de nouveau en présentant des oscillations, indice de suppuration, les douleurs persisteront avec irradiations dans la région lombaire, vers la partie supérieure du ventre et le plastron, après s'être étendu, présentera un même temps qu'une sensibilité très vive, malgré l'application de glace, un point fluctuant — ou bien, une péritonite généralisée se manifestera avec ses signes habituels, indiquant une perforation de l'appendice ou le malade succombera aux suites d'une appendicite gangréneuse après avoir présenté tous les signes d'une toxémie suraiguë : les vomissements noirs, l'anurie, l'altération profonde des traits, le collapsus cardiaque, etc.

J'ai indiqué d'un mot que les symptômes immédiats pouvaient être trompeurs ; l'évolution de la maladie suivie pas à pas peut-elle donner des indices certains concernant la gravité réelle de là maladie ou sa bénignité, indices dont il soit possible de déduire des indications thérapeutiques précises, indiscutables ? Oui, ces signes existent et c'est leur observation attentive qui permet de décider de l'intervention précoce ou de la temporisation. Le malade ayant été soumis d'emblée au traitement classique : diète absolue, application de glace, deux alternatives peuvent se présenter : ou bien, en même temps que s'atténue rapidement la douleur, la température présente une tendance à la décroissance, le pouls à diminuer de fréquence ; si, d'autre part les vomissements cessent ; si les urines sont suffisamment abondantes, si le malade rend quelques gaz, si le faciès présente un aspect rassurant, il y a les plus grandes chances pour que la maladie prenne un cours favorable et que la crise puisse guérir médicalement ; ou bien, au bout de huit ou dix heures d'application de glace, la température reste élevée ou même s'élève davantage ; le pouls reste fréquent et petit, même si la température s'abaisse légèrement ; les vomissements reparaissent, s'ils avaient cessé momentanément ; le faciès reste altéré et fait mauvaise impression ; la douleur locale, après avoir diminué d'intensité, reprend de plus belle et se manifeste par accès, enfin le ventre se ballonne ou reste rétracté avec une dureté ligneuse. Ces différents signes et symptômes sont l'indice certain d'une aggravation de la maladie et exigent une décision immédiate.

DIAGNOSTIC

Avant d'instituer un traitement, encore faut-il que le *diagnostic* soit certain. S'il est aisé dans la plupart des cas, il en est d'autres où, en raison de la bénignité ou de l'imprécision des symptômes, des erreurs ont été commises par des médecins de valeur, surtout s'ils n'ont pu assister au début des accidents, si leur tâche n'est pas facilitée par la notion de crises antérieures. Une simple *indigestion* peut être prise pour une crise d'appendicite (erreur commune) ; une *grippe* à forme gastro-intestinale, une *fièvre typhoïde* à début brusque, une *pneumonie* à point de côté abdominal (cas fréquent), une *cholécystite*, une crise de *coliques hépatiques* ou *néphrétiques*, une atteinte brusque de *typhlo-colite*, ou de *torsion de cæcum mobile*, une *salpingite*, un *kyste de l'ovaire tordu*, une *rupture* de *grossesse tubaire* méconnue, etc... peuvent prêter plus ou moins facilement à confusion, erreurs sans conséquences si l'on se borne à l'expectative dans la plupart des cas, regrettable si l'on fait opérer d'emblée le patient. Il est vrai qu'il est plus regrettable encore de méconnaître une appendicite et de perdre ainsi un temps précieux !

TRAITEMENT

Le *traitement* de l'appendicite aiguë est médical dès la première heure et peut rester médical ; mais il peut devenir chirurgical après les premières heures, soit par nécessité, soit systématiquement, car il existe deux écoles, l'une interventionniste de parti pris, l'autre opportuniste. Le recul du temps, l'observation de milliers d'appendicites n'a pas encore permis de réunir l'unanimité des suffrages en faveur d'une règle de conduite uniforme.

Avant ces dernières années la majorité des médecins et chirurgiens s'était prononcée en faveur de la *temporisation*, avec observation attentive du malade ; on alléguait, ce qui est exact, que la plupart des malades atteints d'appendicite traitée médicalement, dès le début, s'acheminent vers la guérison et peuvent être opérés « à froid » quelques semaines plus tard, dans des conditions absolues de sécurité ; on n'intervenait au bout de quelques jours que si un abcès se formait, opération d'ailleurs bénigne par elle-même.

Les partisans de l'*intervention systématique précoce* sont devenus de plus en plus nombreux. Leurs arguments sont impressionnants ; ils invoquent l'impossibilité de savoir dès le début si l'appendicite sera grave ou non ; la facilité de l'opération, comparable à celle de l'intervention à froid. r, pendant les deux premiers jours et parfois plus longtemps, la maladie reste au stade appendiculaire sans foyer de péritonite ; l'avantage pour les malades d'être guéris rapidement alors que le refroidissement exige quelques semaines et met le malade à l'épreuve, par la perspective d'une opération différée ; enfin, l'incertitude où l'on sera de pouvoir intervenir aussi facilement à froid, car la production d'adhérences multiples peut rendre laborieuse l'intervention. Le principal argument en faveur de l'intervention précoce est que cette intervention est susceptible de préserver l'existence d'un certain nombre de malades qui auraient succombé si l'on s'était abstenu.

L'intervention précoce est donc indiquée dans les conditions admises, que l'on peut appeler idéales, à savoir que le médecin a été appelé dès les premiers heures, que le diagnostic a été établi sans conteste, que le malade n'a subi aucun traitement intempestif, tel que purgation violente, que son ventre est plat, souple, sans météorisme ni empâtement, qu'enfin il n'existe aucune contre-indication telle que diabète, mal de Bright, artério-sclérose, tuberculose plus ou moins avancée, etc...

Mais en est-il toujours ainsi ? Très souvent le médecin n'est appelé qu'au bout d'un jour ou deux ou même davantage ; dans ce cas ou bien la maladie a une allure bénigne et il est alors préférable de s'en tenir au traitement médical, ou bien une péritonite diffuse se déclare, presque toujours consécutive à la perforation ou la gangrène de l'appendice, ou bien se forme un abcès intra-péritonéal (péritonite enkystée). En présence d'une péritonite diffuse, aucune hésitation n'est permise, si minimes que soient les chances de salut. S'il existe des symptômes de péritonite enkystée, un plastron inflammatoire étendu, mieux vaut s'abstenir et n'opérer qu'en cas de nécessité en se bornant alors à une simple incision avec drainage.

Le traitement médical qui doit être institué sans perdre un instant ne comporte aucune discussion.

Diète absolue (quelques gorgées d'eau de Vichy dans la bouche de temps à autre pour la rafraîchir et tromper la soif) ; *application permanente sur le ventre d'une large vessie de glace* sont les deux indications essentielles. Il faut s'*abstenir d'opium*, médicament qui peut amener une détente trompeuse ; d'ailleurs la glace suffit à calmer la douleur. Il faut, est-il besoin de l'écrire ?, s'*abstenir rigoureusement de l'emploi de tout purgatif et de lavement*.

Si l'état général est mauvais, s'il existe des signes non équivoques de toxémie, l'emploi du *sérum en injections sous-cutanées* s'impose, ainsi que celui de l'*adrénaline*, des injections d'*huile camphrée*.

Le second jour on fait prendre quelques cuillerées à café d'eau bouillie ou d'eau d'Evian ou de thé, de grog ; les jours suivants on permet de boire assez abondamment et l'on autorise le lait, dès que la fièvre est tombée, c'est-à-dire en moyenne le troisième ou quatrième jour.

Si le malade souffre de douleurs dues aux gaz accumulés dans l'intestin et qui ne peuvent être expulsés, on peut le soulager notablement en introduisant une *sonde dans le rectum*.

Quant à la constipation, on ne s'en occupera qu'au bout de quelques jours, quand tout danger est écarté. Parfois un simple suppositoire suffit à provoquer la première selle ; ou bien il est nécessaire d'administrer un *lavement d'huile*. L'*huile de ricin* ne sera prescrite qu'en dernier ressort, à dose laxative.

II. APPENDICITE CHRONIQUE

Affection d'une très grande fréquence, trop souvent encore méconnue malgré les innombrables travaux dont elle a été l'objet. l'appendicite chronique se traduit par un ensemble de symptômes très complexes, diversement associés, parmi lesquels les troubles intestinaux n'occupent pas toujours le premier plan, d'où de nombreuses erreurs de diagnostic.

Il existe en effet, à côté des formes complètes où la douleur localisée appelle d'emblée l'attention sur l'appendice, des formes frustes où cette attention est détournée soit vers l'estomac, soit vers le système nerveux, voire même l'appareil respiratoire.

Quoi qu'il en soit, l'appendicite chronique peut se traduire par des troubles gastriques, intestinaux, nerveux, pulmonaires, généraux.

TROUBLES GASTRIQUES

Les troubles gastriques n'ont rien de très caractéristique ; c'est même leur incohérence fréquente qui doit éveiller l'attention. *L'appétit est capricieux* et l'on observe des bizarreries inexplicables en ce qui concerne la digestibilité des aliments; le malade peut digérer fort bien des aliments notoirement indigestes et inversement présenter une intolérance absolue pour le lait par exemple. Il existe habituellement une sensation de *barre épigastrique*, qui se produit après le repas, parfois des sensations de *brûlures*, des *douleurs* qui font songer à l'ulcère. La pression du plexus solaire détermine en général une vive douleur. Les *nausées* et les *vomissements* sont les seuls troubles gastriques auxquels on puisse accorder une signification d'une certaine précision, mais si les nausées font rarement défaut, le vomissement peut manquer. Lorsqu'ils surviennent, c'est en général sans cause bien appréciable ; ils peuvent se manifester, en dehors de toute influence alimentaire, à la suite de mouvements brusques, d'une course en voiture, de jeux ; ils se produisent fréquemment la nuit.

Parfois chez l'enfant surviennent des *crises de vomissements cycliques avec ou sans acétonémie.* Dans d'autres circonstances, les troubles gastriques se manifestent sous la forme d'*embarras gastriques fébriles.*

TROUBLES INTESTINAUX

Les troubles intestinaux consistent en *constipation rebelle*, simple ou accompagnée de rejet de *muco-membranes* ; ou bien en *diarrhée* également rebelle au régime, aux médicaments, souvent très fétide. On peut observer des alternatives de constipation et de diarrhée. Dans certains cas le fonctionnement intestinal est pour ainsi dire normal.

Les *douleurs spontanées* font assez rarement défaut, mais il s'en faut que par leur localisation précise elles attirent d'emblée l'attention sur l'appendice. En général les malades accusent une sensation plus ou moins pénible de tiraillement dans la fosse iliaque droite : « ils sentent qu'ils ont un ventre » ; cette sensation peut être rapportée assez nettement par eux à la région appendiculaire, mais souvent aussi le maximum de la douleur est accusé soit à l'ombilic, soit au niveau de la région épigastrique, parfois dans la fosse iliaque gauche. Ces localisations diverses de la douleur s'expliquent par le fait des tiraillements que subissent les filets nerveux du plexus mésentérique supérieur qui innerve, en même temps que l'appendice, le cæcum, le côlon ascendant et la moitié droite du côlon transverse ; elles s'expliquent aussi par la situation anormale de l'appendice fixé par des adhérences.

Plus significatives que la localisation de la douleur spontanée sont les conditions dans lesquels elle survient : c'est habituellement à la suite de mouvements, d'un jeu chez l'enfant qu'elle se manifeste ; elle dure plus ou moins longtemps, parfois quelques instants seulement au cours desquels l'enfant pâlit, contracte ses traits, puis reprend ses ébats suspendus. La douleur est souvent provoquée par l'administration d'un lavement ; elle est réveillée ou exacerbée par l'approche des règles.

En plus de la douleur abdominale, certains malades ressentent des *douleurs dans la hanche droite*, dans la *cuisse* du même côté ; on les traite pour sciatique...

La *douleur provoquée* est pathognomonique, par sa localisation ; alors même qu'il existe des points douloureux multiples, on peut constater le plus souvent l'existence du point classique ; la pression exercée à ce niveau éveille non seulement la douleur locale, mais parfois aussi par irradiation, la douleur de la région épigastrique. Cependant la localisation peut rester douteuse dans le cas d'appendice rétro-cæcal.

TROUBLES NERVEUX

Les *troubles nerveux* n'ont rien de caractéristique ; ce sont des troubles d'apparence neurasthénique : *sensation de fatigue continuelle, céphalée, sommeil troublé, modifications du caractère*, etc., qui s'observent surtout chez des prédisposés.

MANIFESTATIONS PULMONAIRES

Très singulières et difficilement explicables sont les *manifestations pulmonaires* sur lesquelles de nombreux médecins ont appelé l'attention et dont j'ai moi-même observé quelques exemples très nets. Certains malades atteints d'appendicite chronique présentent une *toux brève, opiniâtre* ; l'auscultation est imprécise ; mais pour peu qu'il existe parfois une *légère fièvre vespérale*, ces symptômes rapprochés de l'amaigrissement habituel suffisent à faire suspecter une lésion pulmonaire qui n'existe pas.

ÉTAT GÉNÉRAL

L'état général, dans la majorité des cas, reflète la lésion appendiculaire ; en plus de l'*amaigrisssement* parfois très prononcé et de la perte des forces, le sujet présente un *teint pâle ou légèrement subictérique* ; ses *traits sont tirés* et ont l'expression de la souffrance, etc. Il existe à la fois des symptômes d'auto-intoxication et de dénutrition.

EXAMEN DU SUJET

L'examen révèle l'existence de *points douloureux multiples* ou simplement de la *douleur localisée*, ou bien encore ne donne pas de résultats décisifs ; il permet aussi de constater parfois des *spasmes localisés de l'intestin*.

La langue est habituellement saburrale et *le foie parfois légèrement hypertrophié*.

Le toucher rectal peut permettre de trouver un point douloureux correspondant à l'*appendice adhérent au rectum* et le toucher vaginal révèle parfois une *salpingite droite*, fréquemment associée à l'appendicite chronique.

Quant à l'*examen radioscopique*, s'il ne permet pas toujours de situer l'appendicite, il permet en général de constater si la douleur localisée correspond exactement à l'appendice et par conséquent de ne pas confondre cette douleur avec celle que provoquent un pylore abaissé, un cæcum mobile, etc.

ÉVOLUTION

La maladie a une évolution capricieuse ; elle peut rester silencieuse pendant des semaines ou des mois ; puis se manifestent à nouveau les symptômes habituels.

La *marche* chronique de l'affection peut être entrecoupée par de *petites crises subaiguës*, avec élévation de température qui facilitent le diagnostic.

DIAGNOSTIC

Ce *diagnostic* est relativement aisé à la condition de toujours penser à l'appendicite chronique dans les cas où l'on observe des troubles gastriques ou intestinaux, d'allure paradoxale, de longue durée, rebelles à tout régime, à tout traitement et ne pouvant être rapportés à une cause définie. Doivent particulièrement attirer l'attention les vomissements faciles, à répétition, survenant dans les conditions indiquées plus haut, notamment les vomissements nocturnes chez l'enfant ; les nausées fréquentes, la douleur de la hanche et de la cuisse droite, la douleur provoquée par les lavements ; l'amaigrissement, l'altération des traits, l'expression de souffrance, le subictère, l'état neurasthénique qu'aucune cause ne peut expliquer.

Il ne peut prêter à confusion si l'on constate nettement une douleur localisée, si l'on sait que le malade a été atteint dans le passé de petites crises suffisamment caractérisées. Cependant des méprises sont encore commises dans nombre de cas par des médecins instruits ; elles sont facilitées par l'absence possible de douleur nettement localisée, par la coïncidence d'une affection comme la salpingite, l'entéro-colite chronique, la ptose, le cæcum mobile, qui peut faire méconnaître l'appendicite ; elles sont fréquentes dans les formes frustes qui revêtent les apparences d'une affection pulmonaire, d'une affection gastrique, d'une affection intestinale, etc.

On a donc confondu l'appendicite chronique avec *l'ulcère de l'estomac*, la *lithiase biliaire*, le *cæcum mobile*, la *ptose*, la *péricolite*, *l'entéro-colite*, avec *l'entérite muco-membraneuse* qui en est souvent la conséquence réflexe ; dans ce dernier cas, la localisation de la douleur principale a une grande importance. On l'a confondue encore avec les *douleurs provoquées par l'établissement des règles*, avec *l'ovarite*, avec la *tuberculose pulmonaire*, la *neurasthénie primitive*, avec la *sciatique*, etc. Il est inutile d'énumérer les éléments du diagnostic différentiel qui repose sur l'examen attentif du malade, sur l'observation de la marche de la maladie.

Ce qu'il convient de ne pas perdre de vue c'est que la constatation de la ptose, du cæcum mobile, de la salpingite, etc., ne suffit pas à permettre d'éliminer le diagnostic d'appendicite, puisque ces affections coïncident souvent avec cette dernière. Chez les jeunes filles qui souffrent du ventre au moment des règles, il faut explorer avec grand soin la région appendiculaire, surtout s'il y a coïncidence de nausées, de selles diarrhéiques, de légère élévation de température.

S'il est fréquent de méconnaître une appendicite chronique, il n'est pas très rare de commettre une erreur inverse et de croire indûment à l'existence de cette maladie. La *lombricose*, par les douleurs abdominales parfois localisées à la fosse iliaque droite, les nausées, les vomissements qu'elle détermine, peut prêter à une confusion inévitable, tant que l'on ne retrouve pas d'ascaris dans les selles ; j'ai commis une erreur de ce genre chez une jeune fille qui présentait tous les symptômes d'une appendicite avec douleur très nettement localisée à la région appendiculaire, mais d'une intensité un peu anormale ; cette douleur qui se répétait par crises, disparut complètement et définitivement après l'expulsion d'un lombric.

Un *pylore abaissé* jusqu'au point de Mac Burney et douloureux peut être pris pour un appendice malade : la radioscopie permet d'éviter une erreur prolongée.

Certaines femmes hystériques, après avoir vu un cas d'appendicite dans leur entourage, s'auto-suggestionnent, se plaignent d'éprouver des douleurs localisées par elles dans la fosse iliaque droite et réalisent ainsi une *appendicite nerveuse*. Le diagnostic est en général facile car l'auto-suggestion ne va pas jusqu'à reproduire certains symptômes qui peuvent rester ignorés des malades ; néanmoins il conviendra de rester sur la réserve au début et de faire appel à tous les moyens de contrôle, notamment à la radioscopie, étant données la fréquence de l'appendicite et la possibilité de voir provoquer par elle des manifestations hystériques.

TRAITEMENT

Le *traitement* ne comporte pas de discussion. Le régime, le repos, la belladone n'apportent qu'un soulagement momentané. Il faut donc déterminer le patient à subir une opération inoffensive.

Cette *intervention* n'est suivie d'un succès complet que si elle est elle-même complète, que si l'on réséque l'épiploïte chronique, libère les adhérences qui peuvent coexister; si l'on fixe le cœcum mobile et si l'on en réduit le calibre (cœcopexie, cœcoplicature).

D'autre part s'il y a coexistence d'entéro-colite chronique, il sera prudent d'avertir le malade qu'il aura à se soigner pour cette entéro-colite dont la guérison sera d'ailleurs facilitée par l'ablation de l'appendice.

Chez les nerveux, la persistance d'un état douloureux et spasmodique comporte certaines indications spéciales : repos à la campagne, hydrothérapie tiède, cure thermale à Plombières.

V

MALADIES DU FOIE ET DU PANCRÉAS

LITHIASE BILIAIRE

I. LE TERRAIN CHOLÉMIQUE

En dehors des crises de coliques hépatiques, la lithiase biliaire est latente ; toutefois le *terrain cholémique* sur lequel elle se développe habituellement se manifeste par certains signes révélateurs : le teint « bilieux » avec les pigmentations mélanodermiques fréquentes, le xanthélasma, l'urobilinurie, la cholémie, l'état dyspeptique, les troubles nerveux.

II. COLIQUES HÉPATIQUES

La lithiase donne lieu, à des intervalles plus ou moins espacés, à des crises douloureuses dues à la migration des calculs dans le canal cystique et le cholédoque ; ces crises constituent les *coliques hépatiques* classiques.

La *douleur* survient inopinément, en général trois ou quatre heures après le repas, de préférence dans la nuit ; elle débute dans la région du foie et de la vésicule, s'irradie vers le creux épigastrique, vers l'épaule droite et revêt parfois une telle intensité qu'elle arrache des cris au malade et détermine une vive agitation. En même temps surviennent des *vomissements* d'abord alimentaires, puis bilieux, parfois des frissons et une légère élévation de température.

Chez les vieillards la douleur est modérée ; souvent ce sont les vomissements ou les nausées, l'*élévation de la température* qui constituent le syndrome .

Au palper on constate la *douleur cystique* à l'intersection du bord externe du muscle droit et de la sixième côte.

L'accès peut être unique ou constitué par une série de crises douloureuses séparées par des intervalles de calme relatif, jusqu'au moment où la douleur disparaît définitivement et où se produit une euphorie qui est l'indice du passage du calcul dans l'intestin. Le malade conserve une certaine sensibilité subjective et objective de la région vésiculaire, présente une légère teinte subictérique, des urines foncées, des matières au contraire décolorées.

La recherche des calculs faite à ce moment, par le tamisage des matières, permet fréquemment de retrouver le corps du délit.

Cet ensemble symptomatique ne peut prêter à confusion, exception faite pour les *crises frustes*, particulièrement fréquentes chez les vieillards, chez qui la nature de la fièvre, des troubles digestifs peut être méconnue ; pour les *formes ébauchées* que l'on peut rattacher indûment à une douleur gastrique passagère.

III. LITHIASE VÉSICULAIRE

Dans certains cas, les calculs, trop volumineux pour passer dans les canaux biliaires demeurent dans la vésicule dont ils irritent les parois, à certains moments, donnant lieu alors à des accidents douloureux, souvent de longue durée, auxquels on réserve le nom de *lithiase vésiculaire.*

La douleur dans ces cas ne présente ni la soudaineté, ni l'intensité, ni la brièveté, ni la tendance à la cessation brusque que l'on observe dans la colique expulsive. *La douleur est permanente,* en général tolérable bien que pénible par sa continuité. Elle s'accompagne parfois de vomissements, tout au moins de *nausées.* Comme dans le cas précédent elle est exacerbée par la pression exercée au niveau de la vésicule ; de plus, et c'est là le fait le plus caractéristique, on peut souvent percevoir la vésicule sous l'aspect d'une *tumeur en boudin cylindrique,* ou bien d'une masse globuleuse et de gros volume.

La durée très variable peut être très longue ; il existe un véritable « état de malbiliaire.»

Au cours de la colique vésiculaire peuvent s'observer des accidents de diverse nature, notamment des troubles nerveux (convulsions, tétanie, délire), des troubles du côté du poumon (congestion de la base droite et même épanchement pleural), cardiaques (asystolie), etc...

La localisation bien nette des phénomènes douloureux à la région hépatique ne peut donner lieu à des erreurs de diagnostic.

IV. OBSTRUCTION DU CANAL CYSTIQUE

Le calcul peut ne pas parvenir dans l'intestin ; suivant les cas il est arrêté dans le canal cystique ou dans le canal cholédoque, d'où des accidents d'obstruction se révélant par des symptômes spéciaux.

Dans le cas d'*obstruction du canal cystique*, se produit une *dilatation de la vésicule biliaire* ou hydro-cholécyste, formant une tumeur régulière, arrondie, mobile, facile à délimiter par le palper et se déplaçant avec les mouvements respiratoires.

Cette tumeur peut disparaître brusquement soit que le calcul ait pu progresser et tomber dans l'intestin, soit qu'il soit retombé dans la vésicule ; ou bien elle diminue progressivement de volume pour aboutir à la sclérose avec atrophie de la vésicule.

Une autre éventualité peut se produire : l'infection de la vésicule, d'où *cholécystite suppurée* avec grands frissons, douleurs, vomissements, empâtement périvésiculaire, symptômes généraux d'infection.

Exceptionnellement la vésicule peut se rompre et une *péritonite* survenir.

V. OBSTRUCTION DU CANAL CHOLÉDOQUE

L'obstruction du canal cholédoque se traduit par l'*ictère* et les signes concomitants de l'ictère par rétention : *décoloration des fèces, coloration foncée des urines (cholurie), cholémie, hypertrophie du foie* qui conserve son aspect lisse, régulier ; la *vésicule ne peut être perçue* ; son atrophie est un signe capital au point de vue du diagnostic de la nature de l'obstruction (loi de Courvoisier et Terrier).

La *fièvre* peut manquer ou ne se manifester que par de petites poussées intermittentes.

A ces signes essentiels s'ajoutent le prurit, la bradycardie, l'amaigrissement, etc.

Si l'ictère se prolonge quelques mois il peut aboutir à la *cirrhose biliaire : foie augmenté modérément de volume, dur, accès, fébriles ; absence de splénomégalie.*

Souvent l'obstruction disparaît spontanément. Dans d'autres..

circonstances les accidents s'aggravent, l'insuffisance hépatique ou l'infection nécessitent une intervention.

En présence d'un ictère par rétention, il s'agit d'en déterminer la cause ; en pratique le diagnostic est à faire entre l'obstruction lithiasique et l'obstruction par un cancer du pancréas.

L'obstruction lithiasique se reconnaît à son début brusque, à la suite d'un accès de coliques hépatiques, à la fièvre intermittente, aux variations de l'ictère, à l'impossibilité de percevoir le vésicule.

L'obstruction d'origine pancréatique survient chez un sujet âgé ; l'ictère s'installe progressivement, puis devient de plus en plus foncé, sans présenter d'oscillations ; la fièvre fait défaut, mais la vésicule est grosse ; il existe parfois une grosse rate, une tumeur pancréatique perceptible ; les selles contiennent une grande quantité de graisse. L'amaigrissement et la cachexie sont rapides.

VI. MIGRATION DES CALCULS

La migration des calculs hors des voies naturelles est relativement rare ; la vésicule peut se rompre soit en déterminant un foyer de *péritonite localisée* ou des *abcès fistuleux*, s'il existait des adhérences préalables ; soit dans la grande cavité péritonéale d'où *péritonite généralisée*. L'accident le plus fréquent est l'*occlusion intestinale*.

VII. ACCIDENTS D'INFECTION

Les *accidents d'infection* se produisent sans obstruction ou au cours d'obstruction, cas le plus fréquent. L'*angiocholécystite* se traduit par la fièvre intermittente, rémittente ou continue. Souvent la *vésicule suppure* (empyème de la vésicule) ; on peut la percevoir par le palper, constater qu'elle est le siège d'une vive douleur ; la fièvre est rémittente à grandes oscillations. L'infection peut siéger hors de la vésicule, donner lieu à des *abcès aréolaires intra-hépatiques*, à des *périhépatites suppurées*, à la *pyléphlébite*, à des *pleurésies purulentes* ou non, des *endodardites*, des *méningites*, etc...

TRAITEMENT

Le *traitement* de la lithiase est surtout un traitement préventif tendant à prévenir la formation de nouveaux calculs, à modifier le terrain, puisqu'il n'existe aucun moyen de dissoudre les calculs, ni de moyen décisif pour en provoquer l'expulsion.

La théorie de l'origine infectieuse de la lithiase s'appuie sur des arguments cliniques probants (fréquence de la lithiase à la suite de la fièvre typhoïde), sur des données expérimentales incontestables, mais les conditions de terrain considérées autrefois comme étant les seules causes de la lithiase conservent toute leur valeur et l'on n'a pu réduire à néant les enseignements séculaires de la clinique tendant à démontrer l'importance des « troubles humoraux », la filiation de la lithiase avec le groupe des affections dites arthritiques : goutte, gravelle, obésité, diabète sucré. Certains prédisposés comme les femmes gravides, ont un excès de cholestérine dans le sang et l'hypercholestérinémie serait la cause favorisante directe de la formation des calculs.

Il faut aussi tenir compte comme cause prédisposante de la stase biliaire favorisée par la vie sédentaire, le port d'un corset trop serré, l'hépatoptose avec coudure du cholédoque.

On ne peut combattre l'infection par des armes efficaces, car l'urotropine ne donne que des résultats contestables.

Il faut donc surtout pour le traitement de la lithiase se préoccuper d'éviter la stase biliaire, condition favorable à l'infection et, d'autre part, modifier le terrain cholémique et arthritique, combattre l'obésité, parer aux conséquences de l'alimentation azotée, épicée, de la vie sédentaire, etc.

Pour éviter la stase, il faut recommander le port d'un *corset* prenant son point d'appui sur le ventre, parfois celui d'une *ceinture* ; prescrire les cholagogues : *salicylate, benzoate de soude, l'huile de Harlem, l'huile d'olive,* le *calomel,* qui déterminent un écoulement actif de bile ; les alcalins proprement dits, c'est-à-dire le *bicarbonate de soude* qui rend la bile plus fluide, soit en nature, soit sous forme de cure thermale (Vichy) ; les *eaux de lavage* comme Vittel, Contrexéville. Lors des crises à répétition, l'*huile d'olives,* l'*aspirine* sont particulièrement indiquées.

Pour modifier le tempérament cholémique et arthritique, on dispose du *régime* et de tous les *moyens physiques* qui activent la nutrition.

Le traitement étant institué d'habitude à la suite d'un premier accès de coliques hépatiques, il est indiqué de débuter par le régime lacté exclusif, en n'autorisant que le lait écrémé (voir le traitement de la lithiase vésiculaire).

On institue ensuite un régime mixte dont les éléments essentiels sont : la réduction alimentaire en général, la réduction des aliments albuminoïdes et des graisses en particulier ; la suppression des épices, des aliments riches en cholestérine (pois, cervelles, etc.), des aliments fermentescibles, de l'alcool ; l'usage des boissons aqueuses en abondance.

Le traitement physique comporte les frictions sèches ou avec un alcoolat, le massage, l'hydrothérapie, la pratique modérée des sports.

COLIQUE EXPULSIVE

Dans le cas de *colique expulsive*, les indications essentielles sont la mise au repos de la vésicule et la sédation de la douleur. On remplit la première indication en instituant la *diète hydrique* d'abord, puis celle de *lait écrémé ;* quant aux calmants de la douleur on en gradue l'emploi suivant l'intensité de celle-ci ; les *lavements d'antipyrine* et de *laudanum*, ceux de *chloral*, les *suppositoires opiacés et belladonés*, etc., suffisent dans les cas de moyenne intensité ; il faut y joindre les applications locales : *compresses chaudes, salicylate de méthyle, huile d'amandes dou···s gaïacolée (au tiers, etc.)*.

Si la douleur est particulièrement ··· lente l'*injection de morphine* s'impose ; mais on s'en méfiera lors de crises prolongées, avec irrégularité du pouls, troubles cardiaques.

Dans le cas de crises prolongées, subintrantes, il faut varier les moyens, prescrire l'*huile d'olives* prise le matin pendant trois ou lquatre jours consécutifs ; l'*aspirine*, les *capsules d'éther amylvaérianique*.

COLIQUE VÉSICULAIRE

Dans le cas de *colique vésiculaire*, le but à atteindre est de rendre la vésicule tolérante. On y parvient, à la longue, par le *repos prolongé au lit*, la diète stricte de *lait écrémé*, auquel on ajoutera ultérieurement des potages maigres, des purées de légumes, des compotes ; on calme la douleur par le *salicylate de soude*, l'*aspirine*, etc., les *applications locales chaudes*, les *bains chauds*.

Il faut s'abstenir des purgatifs, des cholagogues.

Quant au traitement de Vichy (Hôpital), il peut donner de bons résultats à la condition d'être employé avec prudence ; mais il peut aussi exacerber les crises.

La *cholécystectomie* n'est indiquée que si l'état douloureux persiste, entraînant l'affaiblissement des malades et retentissant sur leur système nerveux.

On trouve parfois des adhérences de la vésicule comme cause principale de l'état de mal.

HYDRO-CHOLÉCISTITE

Le même traitement est applicable à *l'hydro-cholécystite* qui guérit habituellement.

ICTÈRE PAR RÉTENTION

Dans le cas d'*ictère par rétention*, par obstruction du cholédoque, on institue le *régime restreint de lait écrémé*, puis le *régime lacto-végétarien* ; on prescrit d'autre part les *bains*, les *lavements froids* de temps à autre ; le *salicylate* et le *benzoate de soude* ; les *sels de soude* (phosphate, bicarbonate, sulfate) à petites doses, administrés dans de l'eau tiède ; l'*huile d'olive* ; l'*aloès*, la *gomme-gutte* pour régulariser le fonctionnement intestinal.

La principale question qui se pose est celle de savoir s'il faut intervenir et quand il faut intervenir. La durée de l'obstruction n'est pas une indication suffisante ; parfois au bout de trois mois d'ictère, ou même beaucoup plus longtemps, l'état général est encore satisfaisant, l'amaigrissement est modéré, la fièvre fait défaut, les malades s'alimentent. Inversement, en un délai plus court, l'amaigrissement, l'infection, le mauvais état général, la diminution du taux de l'urine et de l'urée commandent l'intervention précoce.

En somme c'est non la durée, mais l'infection, la déchéance qui légitiment l'acte opératoire : *cholécystostomie, avec cholédocotomie.*

CIRRHOSE BILIAIRE

La *cirrhose biliaire* exige la diète lactée, l'antisepsie intestinale.

En moyenne, mais c'est là une indication théorique, après ce qui vient d'être écrit, on peut intervenir au bout de 2 ou 3 mois.

OCCLUSION INTESTINALE

L'*occlusion intestinale* est une indication formelle à l'intervention, bien que le pourcentage de mortalité opératoire soit assez élevé.

INFECTION

Si l'*infection*, avec ou sans obstruction, se traduit par des accès fébriles intermittents (angiocholite), sans grand retentissement sur l'état général, sans que la vésicule paraisse intéressée, on peut se borner à instituer le *repos*, le régime de *lait écrémé*, l'*urotropine*, les *pilules bleues*, les *frictions au collargol*, etc.

Si la région vésiculaire est nettement douloureuse, on applique de la *glace*, on prescrit le *salycilate de soude*; l'intervention s'impose si ce traitement, rigoureusement appliqué, ne produit pas au bout de quelques jours la sédation des douleurs, l'abaissement de la température. La persistance des accidents indique une cholécystite suppurée et il faut pratiquer, sans tarder, la *cholécystostomie*; pour prévenir les accidents si graves d'infection à distance.

CONSULTATION

I. LITHIASE BILIAIRE DANS LES PÉRIODES INTERCALAIRES AUX CRISES DOULOUREUSES

1° Régime :

a) Après une série de crises.

Prendre exclusivement du lait écrémé, à raison de trois litres environ par jour, en huit doses espacées de 2 en 2 heures ; additionner chaque dose d'une cuillerée à café de :

Eau de chaux médicinale.

(Garder le repos au lit pendant la durée de cette alimentation lactée exclusive qui sera maintenue pendant 15 à 20 jours en moyenne.)

b) Ensuite régime lacté partiel :

Au réveil, un tiers de litre de lait écrémé.

A midi, un potage maigre aux légumes passés ou une bouillie au lait (semoule, crème d'orge, de riz, tapioca, etc.).

Deux œufs peu cuits.

Fromage blanc.

Fruits cuits.

Biscottes. Boissons chaudes.

A 4 heures, un tiers de litre de lait écrémé.

A 7 heures, potage, légumes verts passés au tamis ; gâteau de riz ou de semoule ; fruits cuits.

c) Régime normal.

Au réveil thé ou café très étendu de lait, biscottes ; à midi viandes blanches de préférence : veau, poulet, lapin, agneau ou viandes braisées très cuites, comme le bœuf à la mode. ; ou poissons : sole, merlan, barbue, turbot, perche, etc.,, cuits au court-bouillon ou grillés, assaisonnés avec du jus de citron.

Ou œufs à la coque, sur le plat.

Purée de pommes de terre, riz, pâtes (en quantité modérée).

Fromage blanc.

Fruits cuits ; pêches, raisin.

Pain grillé ou biscottes.

Eau de Vittel, de Contrexéville pure ou additionnée d'une petite quantité de vin blanc, d'extrait de malt.

A 4 heures, lait écrémé ou kéfir.

A 7 heures, potage maigre.

Légumes verts.

Gâteaux de riz ou de semoule.

Fruits.

S'abstenir de bouillon gras, potages relevés (bisque, bouillabaisse, soupe de poisson) ; foie gras, gibier, cervelles, pâtés, charcuterie ; poissons gras (thon, saumon, maquereau, alose, etc.) ; moules, écrevisses, coquillages, homard, huitres ; caviar ; hors-d'œuvre et épices (poivre, moutarde, vinaigre) ; de graisses (fritures, sauces à l'huile, etc...) ; de choux, oseille, petits pois, tomates, truffes, champignons ; sucreries et pâtisseries : glaces : bonbons : petits-fours, etc., fromages fermentés ; vins de Bourgogne, de Champagne, liqueurs.

2° Chaque matin friction sèche ou à l'alcool ; bains alcalins deux ou trois fois par semaine.

3° Vie en plein air ; exercice régulier (marche) ; éviter, dans la mesure du possible, les cahots de la voiture, les voyages prolongés en chemin de fer, les courses à bicyclette, l'équitation, la danse, le tennis.

4° Prendre pendant les dix premiers jours du mois, le matin à jeun et le soir une demi-heure avant le repas, un verre d'eau de Vichy (Célestins) tiédie au bain-marie.

Le verre du matin pourra être additionné d'une cuillerée à café de la poudre suivante :

Phosphate de soude sec	
Citrate ou bicarbonate de soude	ââ p. ég.
Sulfate de soude	

5º Pendant les 10 jours suivants prendre avant chacun des tros repas l'un des cachets :

> Salicylate de soude . . . . o gr 30
> Benzoate de soude. . . . . o gr. 60

pour un cachet.

6º Abstention de tout traitement pendant les dix derniers jours du mois.

7º Combattre la constipation s'il y a lieu, en prenant de temps à autre, au diner, l'un des cachets :

> Rhubarbe . . . . o gr. 50

pour un cachet.

Ou l'une des pilules :

> Évonymine . . . . o gr. 05
> Extrait de belladone. . . . . o gr. 01
> Savon médicinal . . . . q. s.

pour une pilule.

8º **Cure thermale** annuelle ou bis-annuelle à Vichy : Grande-Grille ou Hôpital, suivant la tolérance, avec bains et douches tièdes chaque jour alternativement ; ou à Vittel, si le traitement de Vichy est mal supporté,

En cas de sensibilité persistante de la vésicule, de petites crises ébauchées :

1º Prendre de temps à autre, le matin à jeun pendant trois jours de suite :

> Huile d'olives . . . . 100 gr.

Se rincer la bouche avant et après avec du kirsch ou du rhum.

2º Les trois jours suivants prendre le soir en se couchant, avec une tasse d'infusion de feuilles de boldo (2 gr. de feuilles) deux capsules d'huile de Harlem (huile essentielle de genévrier).

3º Prendre au repas de midi et au diner pendant trois jours consécutifs l'un des cachets :

> Aspirine . . . . o gr. 50

pour un cachet.

4º Et les trois jours suivants trois capsules d'éther amylvalérianique.

5° Appliquer sur la région vésiculaire une couche du liniment suivant :

    Menthol . . . . 1 gramme
    Gaïacol . . . . 5 gr.
    Salicylate de méthyle . . . . 10 gr.
    Huile d'amandes douces. . . . . . . 100 gr.

Si l'état cholémique prédomine :

1° Prendre pendant 10 jours par mois le matin à jeun un verre d'eau tiédie additionnée d'une cuillerée à café du mélange alcalin indiqué plus haut.

2° Pendant les vingt autres jours deux fois par semaine, le soir l'une des pilules :

Pilule bleue du Codex.

II. COLIQUE HÉPATIQUE EXPULSIVE

1° Diète absolue, puis hydrique, puis lactée (lait écrémé) poursuivie pendant quelques jours.

2° Appliquer des compresses humides chaudes, recouvertes de taffetas chiffon sur la région hépatique ou un sac d'eau chaude, ou l'un ou l'autre des liniments suivants :

    a) Salicylate de méthyle . . . . .   20 gr.
       Chloroforme . . . . }
       Laudanum . . . . } ää 10 grammes
       Huile de jusquiame. . . . . .   80 gr.

    b) Huile d'amandes douces . . . . 20 gr.
       Gaïacol . . . . 10 gr.

3° Bain tiède prolongé, si le malade peut être déplacé.

4° Prendre en lavement avec une poire, soit :

    Hydrate de chloral . . . . 2 grammes
soit :
    Antipyrine . . . . 1 gr.
    Laudanum . . . . X gouttes

Ou introduire une ou deux fois par jour l'un des suppositoires :

    Extrait thébaïque . . . . . . trois centigrammes
    Extrait de belladone . . . . . un centigramme
    Beurre de cacao . . . . q. s.

pour un suppositoire.

5° En cas de douleurs intenses injection sous-cutanée de :

> Chlorhydrate de morphine. . . . . un centigramme
> Eau distillée et stérilisée, q, s, pour   un centim. cube.

(N'injecter que la moitié de la dose à la fois chez les sujets âgés ou dont les reins sont suspects.)

6° En cas de vomissements incoercibles, glace pilée par cuillerée à café ; potion de Rivière ; eau chloroformée (une cuillerée à café dans une cuillerée d'eau glacée).

7° Si des accès fébriles succèdent à la colique, prendre pendant quelques jours deux ou trois fois par jour l'un des cachets :

> Urotropine . . . . }
> Salicylate de soude. . . . . . . } āā 0 gr· 50

pour un cachet.

III. COLIQUE VÉSICULAIRE

1° Repos absolu au lit.

2° Alimentation exclusive par le lait écrémé : deux litres à deux litres et demi par jour, pris par doses égales et régulièrement espacées.

3° Applications humides chaudes, en permanence.

4° Lavement d'huile d'olives tiède (250 cmc.), tous les deux jours, le soir de préférence.

5° Trois ou quatre fois par jour prendre une capsule d'acide oléique de 0 gr, 50.

IV. ICTÈRE PAR RÉTENTION (OBSTRUCTION DU CHOLÉDOQUE)

1° Diète lactée, mitigée par l'addition de potages au lait et aux farines ou à l'eau et aux légumes, de riz, de purée de pommes de terre, de compotes.

2° Huile d'olives prise la matin à jeun, tous les deux ou trois jours, à doses progressives depuis 50 cmc. jusqu'à 150 à 200 cmc.

3° Sulfate de soude, 20 gr. à prendre dans un demi-litre d'eau chaude une fois par semaine en moyenne.

4° Prendre trois fois par jour l'un des cachets :

> Salicylate de soude. . . . . 0 gr 30
> Benzoate de soude . . . . 0 gr. 60

5° Prendre le soir, tous les deux jours une pilule bleue du Codex ou l'une des pilules :

> Aloès . . . .} àà o gr. 10
> Gomme gutte. . . . .}

6° Lavement quotidien à 28°.

7° Intervention chirurgicale (cholécystectomie, cholédochotomie) après échec du raitement médical employé pendant un délai suffisamment prolongé.

V. INFECTION CONSÉCUTIVE A LA LITHIASE (ANGIOCHOLITE, CHOLÉCYSTITE)

1° Diète hydro-lactée.

2° Friction sur la région hépatique avec gros comme une noisette de pommade au collargol au 15°.

3° Application d'une vessie de glace sur la région vésiculaire (en cas de cholécystite).

4° Prendre trois fois par jour l'un des cachets :

> Urotropine . . . . o gr. 50

pour un cachet.

Avec association de salicylate de soude, s'il existe simultanément des douleurs vésiculaires.

5° De temps à autre le matin à jeun, l'un des paquets :

> Calomel . . . . o gr. 20
> Lactose . . . . 2 gr.

pour un paquet.

6° Cholécystostomie, si les accidents deviennent menaçants.

HÉPATITES AIGUES, INFECTIEUSES

Ces hépatites aiguës, infectieuses, dans un ouvrage essentiellement pratique ne méritent qu'une courte mention, car leur symptomatologie est imprécise et leur traitement nul. Nombre de maladies infectieuses, en particulier la *fièvre typhoïde*, la *variole*, la *pneumonie*, etc., peuvent retentir sur le foie. Les localisations hépatiques sont favorisées parfois par l'alcoolisme antérieur, des troubles digestifs anciens, la prédisposition générale aux infections biliaires et hépatiques (cholémie familiale).

Le plus souvent l'infection « fait de la graisse »; l'hépatite graisseuse peut guérir, car on a constaté fréquemment que le noyau des cellules surchargées de graisse conserve ses aptitudes à la coloration ; il n'en est pas toujours ainsi.

Plus rarement le foie est frappé de dégénérescence nécrotique; cette forme essentiellement grave conduit à l'insuffisance hépatique, à l'ictère grave.

SYMPTOMES

Les *symptômes* sont souvent peu accentués : le *foie est habituellement augmenté de volume*, légèrement *sensible* à la pression. L'*ictère* est inconstant, mais l'*urobilinurie* est habituelle. Quant au *rapport azoturique*, c'est-à-dire au rapport qui existe entre la quantité d'azote éliminé à l'état d'urine et celle de l'azote total urinaire, il est abaissé dans les cas graves jusqu'à 70 ou même 60 (au lieu de 85 à 90, chiffre normal).

De la *diarrhée*, des *vomissements* complètent ce tableau.

Parfois l'*abaissement de la température* survient ; c'est là l'indice des formes graves correspondant aux altérations nécrotiques du foie. Effectivement le *délire*, des *troubles nerveux* divers ne tardent pas à se produire et la mort survient en général dans le *coma*.

Sauf dans ces cas la guérison est habituelle, mais une *cirrhose* peut se développer au bout de quelques années.

TRAITEMENT

Le *traitement* consiste dans la *diète hydrique et lactée* : puis le *régime farineux* ; les *solutions alcalines chaudes*, etc., l'emploi du *calomel*, des *antiseptiques intestinaux....*

HÉPATITES CHRONIQUES ET CIRRHOSES

Il est souvent malaisé pour le praticien de s'orienter dans le dédale des hépatites chroniques et des cirrhoses. A côté des grands types nettement définis tels que la cirrhose veineuse atrophique de Laënnec ou la cirrhose veineuse hypertrophique, la cirrhose biliaire (type Hanot), l'hépatite graisseuse tuberculeuse, l'hépatite d'origine palustre, la syphilis du foie, la cirrhose pigmentaire des diabétiques ou diabète bronzé, le foie cardiaque, etc., s'il existe de nombreuses « sous-variétés » cliniques et anatomo-pathologiques résultant de la complexité des causes et des lésions, notamment de l'association des lésions dégénératives et scléreuses, les unes et les autres pouvant prédominer suivant les cas d'où des aspects cliniques multiples propres à dérouter l'observateur.

CAUSES ET DIAGNOSTIC DES LÉSIONS

Ce qu'il importe surtout pour la thérapeute c'est :

1° De déterminer la cause de la maladie hépatique, la notion de cause donnant au traitement une orientation particulière, bien que parfois plusieurs causes interviennent simultanément : par exemple alcoolisme et tuberculose, alcoolisme et diabète, alcoolisme et paludisme, alcoolisme et cardiopathie.

2° De déterminer le degré des lésions hépatiques,

Toutes les *infections* (particulièrement la *fièvre typhoïde*, la *tuberculose*, le *paludisme*), de nombreuses *intoxications* (avant tout l'*alcool*, puis le *plomb*), les *auto-intoxications d'origine digestive*, les *maladies de la nutrition* comme le *diabète ;* les *troubles de circulation* (*cardiopathies*), telles sont les causes habituelles des hépatites et des cirrhoses.

La plupart de ces facteurs étiologiques peuvent indifféremment provoquer l'atrophie ou l'hypertrophie du foie, avec ou sans ascite, avec ou sans ictère, avec splénomégalie ou rate normale, etc....

L'atrophie du foie est surtout l'apanage de l'alcoolisme, parfois de la tuberculose et de la syphilis ; la diminution du volume du foie permet donc d'éliminer de nombreuses formes de cirrhose et lorsqu'on constate un foie petit, c'est avant tout à l'alcoolisme qu'il faut penser. L'embarras est plus grand lorsqu'on se trouve en présence d'une hypertrophie du foie, chez un malade que l'on examine pour la première fois. Il s'agit non seulement de déterminer la nature de l'hépatite, mais encore de la distinguer d'avec les lésions qui ne sont ni dégénératives ni cirrhotiques, telles que le cancer primitif du foie, le kyste hydatique.

EXAMEN CLINIQUE

Un procédé clinique d'une certaine valeur consiste à rechercher les *variations de volume* du foie hypertrophié, au moyen de l'épreuve du « repos hépatique » que l'on s'efforcera de réaliser. A cet effet, on soumettra le patient au repos au lit, avec applications de compresses chaudes sur la région du foie ; à la diète hydrique prolongée pendant trois ou quatre jours, si possible ; puis au régime du lait écrémé. Sous l'influence de ces moyens, certains foies diminuent de volume, tel le foie des dyspeptiques (foie en accordéon), le foie des cardiaques (quand la sclérose n'est pas absolue), et même, dans une certaine mesure, les foies atteints de cirrhose hypertrophique veineuse et de cirrhose biliaire.

Ne diminuent pas de volume les gros foies des tuberculeux, des syphilitiques, des paludéens, des diabétiques, les foies cardio-tuberculeux, les foies cancéreux ou porteurs d'un kyste. Une observation prolongée montre que le foie cancéreux augmente progressivement et rapidement de volume.

Le degré de *consistance* du foie a une certaine grande importance pour le diagnostic de la nature des lésions ; les foies graisseux (tuberculeux en particulier) sont de consistance molle ; les foies durs, ligneux sont des foies cirrhotiques ou cancéreux.

La *forme* du foie a également une valeur diagnostique : un foie déformé, irrégulier, parcouru de sillons, est un foie syphilitique ou... plus rarement, tuberculeux.

Un foie saillant doit être soupçonné de kyste ; un foie bosselé est le plus souvent un foie scléro-gommeux syphilitique, car le cancer secondaire du foie, le seul qui s'accompagne de bosselures, succède à un autre cancer, le plus souvent de l'estomac.

Il va sans dire que pour éliminer le kyste hydatique, dont le diagnostic est souvent impossible par le palper, il faut avoir recours à deux moyens complémentaires d'examen : la radioscopie et la réaction de Weinberg ; que, dans tous les cas douteux, en ce qui concerne la nature de la lésion hépatique, il faudra rechercher la rédaction de Bordet-Wassermann.

I. CIRRHOSES ALCOOLIQUES

CIRRHOSE ATROPHIQUE

La forme classique, de beaucoup la plus commune, est la *cirrhose atrophique de Laënnec*. A la période préascitique, les *troubles digestifs :* anorexie, constipation, nausées peuvent appeler l'attention, mais surtout le *subictère*, la *cholémie légère*, l'*œdème fugace des membres inférieurs*, les *varicosités des pommettes*, les *épistaxis*, la *diminution du volume des urines avec urobilinurie, diminution du coefficient azoturique, l'amaigrissement,* etc. Le diagnostic s'impose. surtout quand la *circulation veineuse collatérale* (tête de Méduse) se dessine. Le diagnostic à ce moment repose sur trois symptômes : l'*ascite,* la constatation d'un *petit foie* que l'on peut reconnaître, si l'on a soin de déprimer brusquement la paroi au niveau de l'épigastre (signe du glaçon), celle d'une *grosse rate.*

L'hypotension artérielle est la règle ; elle a pour conséquence la *tachycardie* et, dans une certaine mesure, l'oligurie.

A cette période la tendance aux *hémorragies* (épistaxis, hémorragies gingivales, purpura), la diminution de l'urée, la glycosurie alimentaire sont plus prononcées qu'à la première période ; l'amaigrissement s'accuse.

Exceptionnellement la maladie subit un temps d'arrêt (guérison clinique et non anatomique). Après plusieurs ponctions l'ascite cesse de se reproduire, l'état général s'améliore et les malades, à la condition de suivre un régime sévère, de s'abstenir d'alcool, se maintiennent dans un état satisfaisant.

Le plus souvent les accidents s'aggravent et le malade succombe aux progrès de la cachexie, à l'insuffisance hépatique (coma), à une infection intercurrente (tuberculose pulmonaire surtout, pneumonie, érysipèle).

CIRRHOSES HYPERTROPHIQUES

La *forme hypertrophique* de la cirrhose (type Hanot-Gilbert) présente une symptomatologie qui se rapproche sensiblement de la forme précédente, avec cette différence, toutefois, que le *foie est gros et reste gros,* que l'*ascite est moins abondante* et récidive moins facilement, que les *signes d'insuffisance hépatique sont moins marqués* (conservation du taux normal de l'urée, absence de glycosurie alimentaire), qu'il y a une moindre tendance aux hémorragies, une conservation d'un bon état général pendant un temps fort long et que la guérison peut être obtenue plus facilement et plus fréquemment.

Il en existe une *variété anascitique* (Gilbert et Leriboullet) et une *variété avec glycosurie,* celle-ci pouvant être très abondante.

Dans ces formes les lésions sont interstitielles et non parenchymateuses ; dans les suivantes elles sont purement parenchymateuses ou mixtes, à la fois parenchymateuses et interstitielles.

STÉATOSE HÉPATIQUE

La *stéatose hépatique* est constituée par la dégénérescence graisseuse totale des cellules, sans participation du tissu conjonctif. Bien que fort grave elle se traduit par des symptômes peu accusés : quelques troubles digestifs, anorexie, nausées. Le foie est gros, mais non douloureux ; sa consistance est normale. L'examen des urines montre la diminution du taux de l'urée, etc.

Les malades meurent plutôt d'une affection intercurrente, comme la pneumonie, que de l'affection hépatique. Toutefois la guérison est possible si l'affection est reconnue à son début.

CIRRHOSE GRAISSEUSE

Dans la *cirrhose graisseuse* les lésions sont à la fois parenchymateuses et interstitielles. Il en existe une *variété hypertrophique* (Hutinel, Sabourin), une *variété atrophique*, à marche rapide (Hanot), souvent associée à la tuberculose.

La première variété a d'ailleurs également une marche rapide. Après une courte période marquée par des troubles digestifs, de l'amaigrissement, des douleurs sourdes dans l'hypochondre droit, surviennent des symptômes graves d'insuffisance hépatique : hémorragies, oligurie, puis diarrhée, vomissements, fièvre, troubles nerveux divers, notamment délire. Il existe de l'ictère ; le foie est gros, la rate est normale et l'ascite fait défaut.

II. HÉPATITES ET CIRRHOSES TUBERCULEUSES

Comme l'alcool la tuberculose « fait » de la graisse et de la sclérose, surtout de la graisse ; mais les deux ordres de lésions sont souvent associées ; elle fait encore de la dégénérescence amyloïde.

La plupart des tuberculeux pulmonaires (car la tuberculose hépatique n'est jamais primitive) sont atteints de lésions du foie ; l'*alcoolisme est une cause prédisposante* particulièrement fréquente.

HÉPATITE GRAISSEUSE

L'*hépatite graisseuse* est la forme la plus fréquente. Elle se caractérise par les *troubles digestifs*, notamment l'anorexie, la *décoloration des selles*, l'*hypertrophie du foie*, parfois considérable; par la *consistance molle* de cet organe, d'où la difficulté de le délimiter, par la *pâleur d'albâtre* du visage, l'*asthénie* ; les malades meurent en quelques mois, après avoir présenté les symptômes de l'ictère grave.

CIRRHOSE GRAISSEUSE

La *cirrhose graisseuse* s'observe surtout chez des alcooliques. Le *foie est gros et dur* ; les *urines rares* contiennent des pigments biliaires et de l'urobiline, une très faible quantité d'urée ; très rapidement l'état général devient mauvais : *fièvre élevée, teint subictérique, langue rouge et sèche, œdème, amaigrissement,* etc. Des *hémorragies* surviennent et le malade meurt, comme dans le cas précédent, d'insuffisance hépatique aiguë.

Il existe encore des formes rares, d'un diagnostic difficile, simulant la cirrhose atrophique ou hypertrophique et s'accompagnant d'ascite ; la fièvre et l'existence de lésions tuberculeuses aident à mettre sur la voie.

DÉGÉNÉRESCENCE AMYLOÏDE

· La *dégénérescence amyloïde,* survient chez les anciens tuberculeux ; le *foie, indolore, est considérablement augmenté de volume ainsi que la rate.* La *diarrhée* est habituelle, les urines contiennent une notable proportion d'*albumine.*

III. HÉPATITES SYPHILITIQUES

Voir le chapitre qui leur est consacré.

IV. CIRRHOSE D'ORIGINE CARDIAQUE

Pendant longtemps le foie, au cours des cardiopathies valvulaires, fait le jeu de bascule, subissant les oscillations de la lésion cardiaque et les effets du traitement, diminuant de volume avec la diète hydrique, les purgatifs, les saignées locales, la digitale, pour augmenter de nouveau lors des crises d'asystolie. Mais le foie peut devenir scléreux chez les alcooliques et les vieux cardiaques. Alors l'affection n'est plus influencée par les oscillations de la maladie ni par le traitement de la cardiopathie.

Les symptômes sont ceux de la cirrhose alcoolique avec gros foie ; la *rate est augmentée de volume, le foie gros et dur* ; l'*ascite* se reproduit après ponction.

La mort peut survenir par ictère grave ; en tout cas la maladie aggrave la cachexie cardiaque et prend une part importante dans les phénomènes terminaux.

CIRRHOSE CARDIO-TUBERCULEUSE DE L'ENFANT

Il existe chez l'enfant une *cirrhose cardio-tuberculeuse* due à la péricardite avec symphyse et association de tuberculose hépatique.

Le malade présente un *teint cyanotique*, un amaigrissement qui contraste avec l'augmentation de volume du ventre. Le *foie est très gros et très dur*, la *rate hypertrophiée* ; le ventre, sillonné à sa surface de *veines très développées*, contient une *grande quantité de liquide ascitique*. L'examen du cœur révèle la symphyse péricardique : augmentation de la matité cardiaque, fixité de la pointe, obscurité des bruits, etc., et, celui des poumons, l'existence de lésions tuberculeuses ; la radioscopie démontre également l'existence d'adénopathie trachéo-bronchique.

La mort survient par asystolie ou généralisation tuberculeuse.

V. FOIE LEUCÉMIQUE; CIRRHOSE PALUDÉENNE, DIABÉTIQUE

Il suffit de signaler le *foie leucémique* suffisamment caractérisé par l'hypertrophie considérable du foie et de la rate, les signes cliniques et hématologiques de la leucémie ; la *cirrhose pigmentaire paludéenne* : foie gros et dur, coloration bronzée du visage, anémie intense, etc., la *cirrhose pigmentaire du diabète bronzé* : gros foie et grosse rate, mélanodermie, symptômes habituels du diabète. Ces diverses affections sont rebelles à toute thérapeutique.

VI. HÉPATITE CHRONIQUE DES DYSPEPTIQUES

Il n'en est pas de même de l'*hépatite chronique des dyspeptiques* caractérisée surtout par un gros foie à surface lisse, sans ascite, sans splénomégalie. Il existe une légère douleur, du subictère. L'hypertrophie du foie subit des variations de volume subordonnées au régime.

VII. CIRRHOSES DE CAUSES INDÉTERMINÉES

Restent les *cirrhoses biliaires* dont la cause est obscure (troubles digestifs, infections diverses (antécédents de cholémie), mais dont la symptomatologie est des plus nettes : *ictère intense, avec coloration de matières ; prurit, xanthelasma, foie et rate très volumineux, durs, absence d'ascite*, urine contenant de *nombreux pigments biliaires*, mais *élimination normale d'urée*, ce qui explique l'absence d'insuffisance hépatique, *poussées fébriles*, etc., bénignité relative de la maladie, *conservation d'un bon état général*, de l'appétit (parfois boulimie), longue durée. Est également caractéristique la *marche par bonds successifs* avec recrudescence de l'ictère, fièvre, parfois *hémorragies* très sérieuses. .

L'évolution permet d'éliminer les ictères infectieux, les ictères chroniques par rétention (décoloration des selles) etc.

Cette description rapide s'applique à la cirrhose biliaire classique (maladie de Hanot) ; mais il existe des variétés hypersplénomégaliques (Gilbert et Fournier), microspléniques (Gilbert et Castaigne).

PRONOSTIC

Le *pronostic* est basé sur la constatation des signes de l'insuffisance hépatique : signes cliniques, signes urinaires.

TRAITEMENT ÉTIOLOGIQUE

Le *traitement* des hépatites chroniques et des cirrhoses vise tout d'abord la cause de la maladie que l'on ne peut combattre avec plus ou moins d'efficacité que dans certains cas, lorsque par exemple l'alcoolisme, la syphilis, le paludisme, une cardiopathie ou des troubles digestifs sont en jeu. Il comporte en second lieu un régime comprenant pour le foie un minimum d'aliments toxiques et susceptible d'ailleurs de variantes suivant le degré des lésions; diverses médications destinées à activer le fonctionnement des éléments sains du foie ou à suppléer à l'insuffisance de fonctionnement ; à exciter également le fonctionnement de l'autre émonctoire essentiel, le rein ; enfin des traitements symptomatiques dirigés contre les troubles digestifs, les hémorragies, l'ascite, etc.

RÉGIME

Un régime sévère, un traitement méthodique peuvent retarder souvent l'évolution de la maladie et même assurer une guérison apparente : cirrhose alcoolique hypertrophique, cirrhose biliaire ; mais le malade guérit, avec une lésion qui persiste ; son foie reste en état de méiopragie, particulièrement sensible aux infections intestinales, aux causes permanentes d'auto-intoxications. Tôt ou tard le mal reprend sa marche et s'aggrave soit progressivement, soit rapidement (ictère grave à marche rapide).

Le régime constitue le traitement essentiel des cirrhoses et le *lait* l'élément capital de ce régime. Il est souvent nécessaire de le prescrire sous forme de lait écrémé, notamment dans les cirrhoses des dyspeptiques, des lithiasiques, les cirrhoses biliaires; dans tous les cas où il existe une insuffisance hépatique marquée, on peut en alterner l'usage avec celui du *kéfir* ordinaire ou maigre (préparé avec du lait écrémé).

Le régime lacté exclusif, indiqué au début d'un traitement ou lors des périodes d'aggravation, ne peut être prolongé indéfiniment après amélioration. Il faut alors instituer un régime mixte, soit lacté-végétarien exclusif, soit comportant une petite quantité d'aliments azotés, les aliments végétariens et le lait conservant la prédominance. Il est d'ailleurs indiqué de soumettre le malade au régime lacté absolu, deux jours par semaine. La cure de fruits (raisin, oranges), associée aux aliments usuels exerce une influence favorable sur la diurèse.

TRAITEMENT MÉDICAMENTEUX

A la phase congestive des cirrhoses on peut utiliser certains médicaments auxquels on attribue une action modératrice sur la cellule hépatique, notamment l'*arséniate de soude*, à petites doses.

Le plus souvent c'est aux stimulants de l'activité hépatique qu'il est indiqué d'avoir recours : *salicylate de soude, phosphate de soude, sulfate de soude, combretum Raimbaulti* (extrait fluide), *aloès, gomme-gulle*, etc... Quant à l'*iodure de potassium*, très discuté aujourd'hui, tout au moins en ce qui concerne l'action antiscléreuse, il paraît, au début des cirrhoses, exercer une action sur la circulation intra-hépatique.

L'*opothérapie hepatique* est surtout efficace dans les phases peu avancées des cirrhoses (foie de porc frais, haché et macéré dans l'eau salée physiologique ou extraits secs de foie).

Il ne suffit pas de stimuler la fonction hépatique, d'agir sur la circulation de l'organe; il faut encore stimuler la fonction rénale, surtout avec la *théobromine*, accessoirement avec la *scille*, l'*acétate* et l'*azotate de potasse* ; agir à la fois sur le cœur, le rein et l'intestin par la *digitale* associée à la scille et à la scammonée (pilules de Lancereaux).

Il faut enfin créer une dérivation intestinale au moyen des *laxatifs salins*, de l'*aloès*, la *scammonée*, la *gomme-gulle*, du *calomel* ;

prescrire parfois les antiseptiques intestinaux : *benzonaphtol bétol*, etc.

Le traitement hydro-minéral n'est à conseiller qu'à la période initiale ; il est particulièrement indiqué dans les cas de gros foie d'origine dyspeptique, au début des cirrhoses alcooliques. Dans le premier cas on conseillera les cures de *Vichy, Pougues, Brides* ; dans le second celles de *Châtel-Guyon, Santenay*, d'*Évian*.

L'ascite nécessite la *ponction* ; il faut la répéter autant qu'il est nécessaire et sans se lasser, car assez fréquemment l'ascite cesse de se reproduire après un nombre élevé de paracentèses (cirrhoses curables).

La médecine des symptômes comporte des indications multiples : en cas d'hémorragies, le régime lacté absolu, l'opothérapie hépatique, les hémostatiques locaux sont à utiliser.

Le prurit doit être combattu par les bains alcalins, les lotions vinaigrées, les applications de poudre légèrement camphrée, les onctions de glycérolé d'amidon, etc.

CONSULTATION

I. CIRRHOSE ATROPHIQUE D'ORIGINE ALCOOLIQUE

a) PHASE PRÉASCITIQUE

1º Cure préliminaire de désintoxication : diète hydrique pendant deux jours (eau d'Évian, infusions chaudes, bouillon de légumes) ; puis régime lacté absolu (3 litres par jour) pendant 10 à 15 jours.

Ensuite régime mixte :

Lait : un litre par jour ou deux flacons de kéfir nº 2, k. ordinaire ou maigre, préparé avec du lait écrémé.

Potages maigres aux légumes ; bouil' ; au lait.

Viandes blanches de préférence (poulet, dinde, veau, agneau) ; bœuf à la mode, très cuit.

Poissons à chair maigre, de préférence poissons de rivière (jus de citron, sauce blanche).

Œufs très frais.

Pommes de terre à l'eau, en purée; riz, pâtes, purée de châtaignes.

Légumes verts : salades cuites, haricots verts, petits pois.

Fromages blancs.

Fruits (surtout pêches, raisin, oranges).

Puddings de riz, de semoule, crèmes.

Pain en quantité modérée, de préférence grillé. Biscottes, biscuits secs.

Beurre frais pour assaisonner ; saler modérément.

Boire aux repas de l'eau d'Évian, de Vittel, de Contrexéville ; café, thé léger.

Prendre le lait ou le kéfir dans l'intervalle des repas.

Les aliments azotés ne sont autorisés qu'une fois par jour, à midi ou seulement trois fois par semaine, également au repas de midi.

Deux jours par semaine, par exemple le lundi et le vendredi, régime lacté absolu.

Prendre le matin à jeun en été une à deux livres de raisin bien mûr et lavé ou deux pêches : en hiver deux oranges douces.

Aliments et boissons interdits : soupe de poisson, bouillabaisse ; bouillon de viande ; viandes grillées ou saignantes ; gibier, pâtés, foie gras, charcuterie ; poissons de mer, moules, huitres, écrevisses, coquillages ; caviar.

Sauces, épices, condiments (moutarde, sauces anglaises, etc.) ; graisses (pommes de terre frites, beignets, etc.) ; oseille, tomates, cresson, truffes, champignons ; fromage fermentés ; chocolat ; pâtisséries, bonbons.

2º Chaque matin friction générale avec le gant de crin imbibé de :

Alcoolat de lavande . . . . 250 gr.

3º Prendre pendant les dix premiers jours de chaque mois le matin à jeun, dans un verre d'eau chaude une cuillerée à café de :

Sel de Seignette . . . . 40 gr.
Bicarbonate de soude . . . . 20 gr.

ou une cuillerée à café de :

Phosphate de soude sec . . . . . .)
Citrate de soude . . . . } ââ P. E.
Sulfate de soude . . . .)

ou trois fois par jour, une demi-heure avant chaque repas, tiédis au bain-marie 100 gr. de la solution suivante :

Bicarbonate de soude . . . . 3 gr.
Phosphate de soude . . . . 4 gr.
Sulfate de soude . . . . 3 gr.
Benzoate de soude . . . . 2 gr.
Iodure de potassium . . . . 2 gr.
Eau distillée . . . . 1.000 gr.

(A. Robin).

(supprimer la cure de fruits pendant cette période).

1° Prendre du quinze au vingt-cinq de chaque mois, au repas de midi, dans du bouillon de légumes, l'un des paquets :

> Poudre de foie desséché . . . . 5 gr.

5° Prendre à chaque repas deux des pilules :

> Arséniate de soude. . . . . o gr. oo1
> Protoxalate de fer, ... } āā o gr. 05
> Extrait de quinquina . . . . . . }

pour une pilule..

6° Cure thermale à Châtel-Guyon ou Santenay.

b) PHASE ASCITIQUE

1° Régime lacto-végétarien alternant avec des périodes de régime lacté absolu ; autoriser de loin en loin deux œufs ou une petite quantité de viande blanche, un poisson de rivière.

2° Après ponction de l'ascite, prendre pendant 5 jours, matin et soir, l'un des cachets :

> Théobromine . . . . } āā o gr. 50
> Phosphate de soude . . . . . . }

3° Après cinq jours de repos prendre trois fois par jour, pendant cinq jours, l'une des pilules :

> Poudre de scille . . . . }
> — de digitale . . . . . } āā o gr. 05
> — de scammonée . . . . }

4° Prendre tous les matins dans un verre d'eau d'Évian l'un des paquets :

> Phosphate de soude. . . . . . . 2 grammes

pour un paquet.

5° Tous les cinq jours, au dîner, l'une des pilules :

> Aloès . . . . }
> Jalap. . . . . } āā o gr. 10
> Gomme-gutte . . . . }

En cas d'hémorragies :

1° Régime lacté exclusif.

2º Deux fois par jour prendre l'un des paquets :

> Poudre de foie desséché. . . . . 5 gr.

pour un paquet.

3º Prendre toutes les trois heures une cuillerée à soupe de :

> Chlorure de calcium . . . . 4 gr.
> Teinture de cannelle . . . . 5 gr.
> Sirop d'écorces d'oranges amères . . . 30 gr.
> Eau distillée q. s. p. . . . . 150 cc.

4º Combattre les épistaxis avec des mèches de gaze imbibées de la solution suivante :

> Antipyrine. . . . . 10 gr.
> Eau distillée . . . . 50 gr.

En cas de tympanisme prendre deux fois par jour l'un des cachets :

> Poudre de charbon de peuplier. . . . 0 gr. 75
> Magnésie calcinée . . . . 0 gr. 25
> Poudre d'anis . . . . 0 gr. 20
> Poudre de noix vomique . . . . . 0 gr. 02

pour un cachet.

c) PHASE ULTIME (INSUFFISANCE HÉPATIQUE, ICTÈRE GRAVE)

1º Diète hydro-lactée.

2º Injection sous-cutanée de 250 cc. de sérum glucosé à 47 p. 1000.

3º De plus injecter deux fois par jour un cent. cube de :

> Huile camphrée stérilisée au 10ᵉ . . . . . 20 gr.
> Ether sulfurique . . . . 2 gr.

4º Lavement froid quotidien.

5º Si possible, bains tièdes.

II. CIRRHOSE GRAISSEUSE D'ORIGINE TUBERCULEUSE

1º Lait écrémé ou kéfir maigre (un litre et demi par jour) ; pomme de terre à l'eau, riz, pâtes préparées sans œufs ; salades cuites ; fruits.

2º Supprimer l'huile de foie de morue, l'arsenic, la créosote.

3º Prendre deux fois par jour dans du bouillon de légumes, l'un des paquets :

> Poudre de foie . . . . 5 gr.

pour un paquet.

III. CIRRHOSES BILIAIRES

a) Crises aiguës fébriles :
1º Régime lacté absolu.
2º Matin et soir prendre en lavement l'un des paquets :

> Salicylate de soude . . . . 1 gr.

pour un paquet.

b) Périodes intercalaires :
1º Régime mixte à prédominance végétarienne.
2º Prendre chaque matin dans un verre d'eau d'Évian ou de Vittel l'un des paquets :

> Phosphate de soude . . . . 2 gr.

pour un paquet.

3º Prendre chaque soir, pendant quelques jours l'une des pilules :

> Calomel. . . . . un centigramme
> excipient q. s.

pour une pilule ou, tous les 5 jours, une pilule bleue du Codex.

IV. FOIE CARDIAQUE

1º Régime lacté exclusif.
2º Appliquer six ventouses scarifiées sur la région hépatique (saignée d'environ 150 gr.).
3º Pendant cinq jours, prendre trois fois par jour l'une des pilules :

> Poudre de scille . . . . ⎫
> — de digitale . . . . . . ⎬ ââ 0 gr. 05
> — de scammonée. . . . . . ⎭

pour une pilule.

4° Les jours suivants : prendre le matin à jeun un verre d'eau de Vichy chaude additionnée d'une cuillerée à café de :

> Bicarbonate de soude . . . . } āā P. E.
> Sel de Seignette. . . . . }

5° Et le soir l'une des pilules :

> Calomel . . . . o gr. o1

pour une pilule.

SYPHILIS HÉPATIQUE

En raison de son polymorphisme, du masque revêtu par elle, tout au moins chez l'adulte, de diverses affections hépatiques, la syphilis du foie comporte certaines difficultés de diagnostic.

I. SYPHILIS INFANTILE

Chez l'enfant la syphilis peut être précoce ou tardive.

SYPHILIS HÉRÉDITAIRE PRÉCOCE

La *syphilis héréditaire précoce* se manifeste chez un enfant qui dès la naissance présente les attributs de la syphilis : aspect de petit vieillard, coryza, pemphigus palmaire ou plantaire, plaques commissurales, anales ; parfois hémorragies intestinales le premier jour. Les lésions hépatiques ne font que jouer leur rôle dans un ensemble de manifestations de la plus haute gravité, habituellement suivies de mort rapide.

L'ictère bénin des premiers jours, sans pigments dans l'urine, sans décoloration des matières, sans altération de l'état général est un ictère hémolytique qui n'est pas particulier à l'hérédo-syphilis, mais s'observe fréquemment chez des prématurés des débiles atteints de cette maladie.

D'autre part, on peut observer dans les premières semaines, un *ictère par obstruction* due à la compression des voies biliaires par des ganglions hilaires, par une gomme du foie ou des cicatrices.

Certains *ictères toxi-infectieux précoce*, accompagnés de fièvre peuvent se manifester chez les hérédo-syphilitiques.

SYPHILIS HÉRÉDITAIRE TARDIVE

La *syphilis héréditaire tardive* s'individualise davantage. Chez un enfant né à terme, sain en apparence et dont le développement est normal pendant les premières semaines, apparaissent des *troubles digestifs* (vomissements, diarrhée), un *amaigrissement* fréquent, parfois quelques *hémorragies* nasales, intestinales qui doivent déjà attirer l'attention. Ce qui frappe d'ailleurs bientôt c'est l'augmentation de volume du ventre, contrastant avec l'amaigrissement général, due à l'*hypertrophie considérable du foie et de la rate*. Il n'existe pas d'ictère en général, les selles sont colorées et les urines ne contiennent pas de pigments biliaires. Le teint est habituellement terreux ou même complètement décoloré par une anémie intense.

La cirrhose peut encore affecter le type de la cirrhose biliaire, celui de la cirrhose veineuse avec dilatation des veines, ascite, etc. mais foie gros et dur, et même celui de la cirrhose cardio-tuberculeuse avec symphyse cardiaque.

Les causes d'erreur sont rares dans le jeune âge; le plus souvent on retrouve chez l'enfant certains stigmates qui permettent un diagnostic d'emblée ; il est donc exceptionnel que l'on confonde le syndrome hépato-splénique avec la *cirrhose tuberculeuse infantile ;* que la *splénomégalie* soit attribuée à la tuberculose, au rachitisme. Dans les pays où sévit le paludisme une méprise pourrait être commise avec la *cachexie palustre ;* l'examen du sang permet en dernier ressort de lever les doutes.

II. SYPHILIS CHEZ L'ADULTE

SYPHILIS HÉRÉDITAIRE TARDIVE

Il existe une *syphilis héréditaire tardive* qui peut survenir dans l'adolescence ou même plus tard, syphilis dont le tableau ne diffère pas de celui de la syphilis acquise.

SYPHILIS HÉPATIQUE SECONDAIRE, PRÉCOCE ET TARDIVE

Ainsi qu'il a été dit, les formes acquises sont polymorphes et leur aspect clinique varie d'ailleurs suivant la période de la syphilis au cours de laquelle elles se manifestent.

Au début de la période secondaire, c'est-à-dire dans les trois ou quatre premiers mois ou même avant la roséole (Castaigne), peut apparaître un *ictère simple* qui simule l'ictère catarrhal; il s'en distingue en ce qu'il est précédé ou accompagné de céphalée, de splénomégalie, d'albuminurie, de douleurs hépatiques et d'accidents cutanés ou muqueux. Dû habituellement à une hépatite l'ictère précoce peut être hémolytique et coïncide avec une anémie plus ou moins accentuée, la splénomégalie. L'examen du sang seul peut en révéler la nature. Même non traité cet ictère guérit habituellement en quelques semaines.

Beaucoup plus rare est l'*ictère grave syphilitique* qui n'est peut-être pas toujours sous la dépendance directe de la syphilis.

Il est à remarquer que ces manifestations hépatiques, comme celles plus tardives de la période secondaire, peuvent être favorisées par des troubles digestifs et surtout par l'alcoolisme, le paludisme antérieurs..

SYPHILIS TERTIAIRE SCLÉRO-GOMMEUSE

Le type habituel de la syphilis hépatique est la *syphilis tertiaire scléro-gommeuse*. Elle débute par des troubles sans signification précise : troubles digestifs, douleurs hépatiques intermittentes, légère hypertrophie du foie, etc.

Au bout d'un temps variable, si un hasard heureux n'a pas permis à un traitement précoce d'intervenir, les symptômes hépatiques s'accusent.

Le *foie hypertrophié* présente une dureté ligneuse, des *bosselures* et des *sillons*, des encoches qui le déforment (foie ficelé) ; la *rate est également augmentée de volume*. L'ascite apparaît, se reproduisant en général après chaque ponction. L'ictère est inconstant et peu accusé (acholurique et urobilinurique). On peut observer encore, dans certains cas, de la diarrhée, des hémorragies intestinales, des poussées fébriles.

Si la maladie n'est pas traitée à ce moment elle peut conduire à la dégénérescence amyloïde, à la cachexie progressive ou se terminer par l'insuffisance hépatique, l'ictère grave.

Le principal élément de *diagnostic*, en dehors des *anamnestiques* qui peuvent faire défaut, en dehors de la *réaction de Wassermann* qu'il faut rechercher dans tous les cas douteux, est la *forme si spéciale du foie*, constatée par la palpation, la forme du foie à la fois hypertrophié et atrophié par les sillons de sclérose.

Néanmoins des erreurs peuvent être commises : avec le *cancer nodulaire du foie* (dans ce cas la rate n'est pas augmentée de volume);

avec la *cirrhose de Laënnec* (surtout s'il existe des antécédents d'alcoolisme), avec le *foie tuberculeux ficelé* de Hanot, avec *les diverses splénomégalies* si l'augmentation de volume de la rate attire particulièrement l'attention, notamment avec les rates tuberculeuse, leucémique, paludéenne, etc.

Plus difficile sera la confusion avec la *cirrhose alcoolique hypertrophique*, avec le *cancer hépatique massif* avec le *foie cardiaque*, parce que dans ces divers cas le bord inférieur du foie n'est pas déformé.

Une gomme peut simuler la saillie que fait un *kyste hydatique* à la face antérieure. Mais on ne constate pas, en cas de gomme, la tumeur fluctuante, le frémissement hydatique. La radioscopie, dans le cas de kyste, montre une tumeur « en dôme » et non les bosselures que déterminent les gommes.

FORMES TERTIAIRES ANORMALES

On a signalé une forme d'*hépatite avec ictère chronique* reproduisant le type clinique de la cirrhose de Hanot, une forme d'*ictère chronique par rétention*, simulant l'ictère de la lithiase biliaire ; enfin un *ictère chronique hémolytique*, sans décoloration des matières, avec foie normal, rate grosse, état anémique, diminution de la richesse globulaire, etc.

TRAITEMENT

La maladie reconnue, il faut la *traiter*. Chez l'enfant on emploiera les *frictions d'onguent napolitain* (1 à 2 gr.) ou les *injections intramusculaires de biiodure ou de benzoate* à la dose de 0 gr. 005 ; au pis aller le *lactate de mercure* en solution au millième, à la dose de **XX** à **XXX** gouttes par jour suivant l'âge.

La question principale qui se pose pour le traitement de la syphilis de l'adulte est celle de savoir si l'on doit ou non employer les *composés arsenicaux*.

A la période secondaire, il sera prudent de s'en abstenir, car l'on sait combien le foie est facilement sensibilisé à cette période. On a d'ailleurs publié récemment des cas assez nombreux, d'ictères « syphilo-thérapeutiques » causés par les arsenobenzols, le galyl (Milian, Hudelo, Chabrol et Khoury, etc.), notament des cas assez nombreux d'ictère survenu peu de temps après un traitement arsenical ; parfois de cas tardifs, survenus après plusieurs séries de traitement ; on a signalé également des cas d'ictère grave survenu immédiatement après une injection de 606.

On a publié encore des cas plus rares d'ictère survenus à la période tertiaire au cours ou à la suite d'un traitement arsenical ; enfin des cas d'ictère chronique splénomégalique où l'ictère a été accentué par le traitement arsenical. Faut-il en conclure que le traitement arsenical est contre-indiqué dans tous les cas de syphilis hépatique ?

Je suis d'avis qu'il faut s'en abstenir au cours de la syphilis hépatique secondaire ; d'une façon générale chez tous les malades présentant une tare hépatique : cholémiques congénitaux, lithiasiques, alcooliques invétérés. Dans le cas de syphilis tertiaire, si le foie était indemne jusqu'au début des accidents syphilitiques, si la maladie n'est pas trop avancée et s'il n'existe pas de signes d'insuffisance hépatique, on pourra mettre en œuvre le traitement arsenical, en débutant par de très petites doses, soit o gr. 10 à o gr. 15 de novarsenobenzol, sans dépasser la dose de o gr. 45 à o gr. 60 et, bien entendu, en surveillant attentivement le malade. Le *traitement mercuriel* seul peut d'ailleurs dans nombre de cas, associé au *traitement ioduré*, assurer la guérison complète. L'emploi de l'arsenic ne dispense pas de celui du mercure dans les périodes intercalaires. Lorsqu'on institue le traitement mercuriel exclusif, il est préférable d'avoir recours aux injections intra-veineuses de cyanure (o gr. o1).

CONSULTATION

I. ICTÈRE SYPHILITIQUE PRÉCOCE

1° Injection intra-musculaire ou intra-veineuse quotidienne de l'une des ampoules :

> Cyanure de mercure . . . .   o gr o1
> Eau distillée et stérilisée, q. s, pour un cent. cube.

Prendre chaque jour le cachet suivant :

> Calomel. . . . .   o gr. o2 centigrammes.
> Lactose. . . . .   o gr. 20

II. ICTÈRE SYPHILITIQUE HÉMOLYTIQUE

1° Injection chaque jour d'une ampoule d'hectine A.

III. SYPHILIS SCLÉRO-GOMMEUSE

1° Régime lacto-végétarien, auquel après amélioration pourra être substitué rapidement un régime mixte.

2° Pratiquer tous les huit jours une injection intra-veineuse de novarsenobenzol : 1re à o gr. 15 ; 2e à o gr. 30 ; 3e à o gr. 45 ; 4e à o gr. 60 ; même dose pour les suivantes.

Série de huit ou dix injections qui pourra être renouvelée au bout de deux mois.

3° Dans l'intervalle pratiquer tous les deux jours une injection intra-musculaire de un centigramme de cyanure de mercure.

4° Prendre le matin avant les trois repas dans du lait une cuillerée à soupe de la solution suivante :

> Iodure de potassium . . . . . . 20 grammes
> Eau distillée . . . . 300 gr. .

5° Au repas de midi l'un des cachets :

> Poudre d'extrait hépatique. . . . . 1 gramme

pour un cachet.

LES ICTÈRES

VARIÉTÉS PATHOGÉNIQUES

Tout ictère a pour point d'origine la présence de pigments biliaires dans le sang ou cholémie. Lorsque cette cholémie est suffisamment intense pour entraîner le passage des pigments dans l'urine (cholurie), l'ictère est dit cholurique. Si la cholémie étant peu intense, les pigments ne passent pas dans l'urine, l'ictère est acholurique.

L'ictère acholurique comprend lui-même deux variétés ; dans la première il n'y a pas d'altérations sanguines ; dans la seconde il existe des altérations qui seront signalées plus loin ; l'ictère est dit alors hémolytique ; il est dû à l'action directe sur le sang de toxiques (comme l'hydrogène arsenié) par exemple, ou d'agents infectieux (paludisme, syphilis, etc.), de parasites, (ankylostomiase) ; alors que les autres variétés d'ictère, tant cholurique qu'acholurique, sont dues soit à l'altération du foie causée par une auto-intoxication, une intoxication, une infection ; soit à une obstruction siégeant en un point quelconque des voies biliaires.

Si l'ictère par rétention est toujours un ictère cholurique, si la cholémie familiale, état physiologique plutôt que morbide, est toujours un ictère acholurique, les autres causes d'ictère : intoxications ou infections peuvent déterminer indifféremment des ictères choluriques, acholuriques ou acholuriques-hémolytiques.

A ces différentes variétés pathogéniques d'ictère correspondent des caractères cliniques qui permettent de les différencier et certaines indications thérapeutiques spéciales.

FORMES CLINIQUES

ICTÈRES CHOLURIQUES

Les ictères choluriques sont les plus communs, car l'ictère par rétention (lithiase) est le plus fréquent des ictères. On les reconnaît aux caractères suivants :

a) *Coloration jaune des téguments, des muqueuses :* conjonctivales, etc., dont l'intensité varie suivant la cause, l'ancienneté de l'ictère du jaune clair au jaune vert ou au vert noir.

b) *Urines :* présentent une *coloration foncée ;* contiennent des *pigments* et des *acides biliaires*.. On décèle les premiers par la réaction de Gmelin (acide nitrique nitreux versé avec précaution au fond d'un verre conique à pied contenant de l'urine : il se produit, à la limite de séparation des deux liquides, de haut en bas, des anneaux, jaune, vert, bleu, violet, rouge et jaune avec prédominance de la teinte verte) ou de la réaction de Grimbert, plus sensible, mais plus compliquée. On décèle les *acides biliaires* par la réaction de Hay qui repose sur le principe de la diminution de tension superficielle des urines contenant des acides biliaires (addition d'une pincée de fleurs de soufre à la surface de l'urine, le soufre tombe au fond du verre).

Les urines contiennent encore, dans certains cas, de l'*urobiline* formée dans l'intestin aux dépens des pigments biliaires et éliminée par la grande circulation lorsque le foie devient insuffisant ou qu'elle s'est produite en trop grande quantité. On peut la reconnaître aisément à l'examen spectroscopique par le spectroscope à main (bande d'absorption entre le bleu et le vert) ou au moyen de la réaction de Grimbert (fluorescence vert intense, par addition d'une solution alcoolique d'acétate de zinc, à l'extrait chloroformique de l'urine).

c) *Sang.* Le sang est coloré en jaune et donne la réaction de

Gmelin. La résistance des hématies est normale et le sang contient peu d'hématies granuleuses.

d) Fèces. Les matières sont décolorées quand il y a obstruction ; elles peuvent être franchement bilieuses quand il y a hypersécrétion biliaire.

e) Signes d'intoxication biliaire. Consistent en troubles digestifs (anorexie, nausées, flatulence, etc.,) ; circulatoires (bradycardie), cutanés (prurit), généraux (fatigue, amaigrissement). Les malades ont la vision jaune des objets ((xanthopsie) et présentent au niveau des paupières des placards jaunes de xanthelasma, formés par un dépôt de cholestérine. Ce sont les « tophi » des ictériques.

ICTÈRES ACHOLURIQUES

a) L'ictère est peu prononcé et doit être recherché ; c'est plutôt un teint grisâtre ou olivâtre que jaune, teint que les émotions ne peuvent colorer. L'ictère est souvent localisé à la paume des mains, à la plante des pieds. La peau est parsemée de points mélanodermiques, de naevi pigmentaires ou grains de beauté, de taches de rousseur (éphélides, lentigo).

Les muqueuses et notamment la conjonctive ne sont pas colorées.

b) Urines présentent une *coloration qui varie du jaune clair à la teinte de bière forte ;* elles laissent sur le linge une teinte saumonée. *L'acide nitrique donne un disque acajou,* mais ne donne pas de reflets polychromes, puisqu'elles ne contiennent pas de pigments biliaires ; par contre elles renferment de l'*urobiline.*

La diurèse est normale dans le cas de cholémie familiale, diminuée dans les ictères acholuriques d'origine infectieuse, augmentée dans certains cas (néphrite).

c) Sérum est *d'un jaune vert peu foncé ; il contient des pigments biliaires* et donne la réaction de Gmelin.

d) Fèces sont *habituellement colorées.*

e) Il n'existe pas de signes d'intoxication biliaire. Dans la VARIÉTÉ HÉMOLYTIQUE, le sang présente des caractères particuliers : *diminution de la résistance globulaire, diminution du nombre des globules* qui peut tomber à deux millions lors des poussées hémolytiques fébriles ; *nombreuses hématies granuleuses ; microcytémie.* Corrélativement existent des symptômes d'*anémie ;* d'autre part le *foie et la rate sont augmentés de volume.*

Quelles que soient les variétés pathogéniques et les causes des ictères, on peut les classer en ictères aigus et ictères chroniques :

I. ICTÈRES AIGUS

Quelle que soit leur cause, les ictères aigus reconnaissent, dans la plupart des cas, une cause prédisposante qui est l'hérédité biliaire, se traduisant par les attributs habituels de la cholémie.

Les causes déterminantes peuvent être rangées sous quatre chefs : psychique, mécanique, toxique. infectieux.

ICTÈRE ÉMOTIF

L'*ictère émotif* survient à la suite d'une émotion intense ; il se produit sans doute une polycholie subite comparable à la polyurie du même ordre. S'il n'apparait pas d'emblée. s'il est précédé, quelques jours avant son apparition, de certains troubles digestifs, il ne se distingue en rien de l'ictère catarrhal.

ICTÈRE LITHIASIQUE

L'ictère passager par rétention a pour type l'*ictère lithiasique* qui succède à un accès de colique hépatique, le calcul étant rapidement évacué dans l'intestin.

ICTÈRES TOXIQUES

Les *ictères toxiques* sont dus à de nombreux poisons dont les uns agissent sur le foie par l'intermédiaire du sang. comme l'acide pyrogallique, la toluylène diamine, l'hydrogène arsénié, etc., dont les autres agissent directement sur le foie, comme l'alcool, le chloroforme, l'éther, le phosphore, les arsenobenzols, les poisons des champignons.

Ces divers ictères toxiques ne peuvent donner lieu à aucune difficulté d'interprétation.

L'*ictère arsenical* (mentionné au chapitre de la syphilis hépatique) est plus fréquent depuis le remplacement de l'arsenobenzol par le novarsenobenzol ; son apparition est précédée de symptômes gastriques : anorexie, nausées, langue saburrale ; de diarrhée, de fatigue, d'un léger état fébrile. L'icctère s'accompagne habituellement de décoloration des selles. Sa durée moyenne est de huit à quinze jours.

Quant à sa forme grave elle peut survenir avec une crise nitritoïde (Chabrol et Khoury), mais elle est habituellement tardive.

L'ictère grave d'emblée ou l'ictère aggravé peut être favorisé par un état hépatique antérieur (alcoolisme, grossesse, lithiase, etc.). Milian croit à l'origine « syphilitique » des ictères a'tribués aux arsenicaux et invoque comme preuve la guérison de l ictère par la continuation du traitement, mais l'origine toxique est admise communément.

Il faut traiter l'ictère par les moyens ordinaires, en reprenant rapidement l'alimentation carnée ; prescrire le calomel à doses fractionnées (deux centigrammes) et reprendre ensuite très prudemment le traitement arsenical, sauf dans le cas d'ictère aggravé.

ICTÈRES INFECTIEUX

Le groupe le plus intéressant des ictères aigus est celui des *ictères infectieux*. Les caractères communs à ces ictères sont l'*élévation de la température, la décoloration des matières* le plus souvent, parfois au contraire la *pléiochromie ; la rareté des urines* contenant souvent de l'albumine ; *l'augmentation ou inversement la diminution du volume du foie ; l'hypertrophie de la rate ; la tendance aux hémorragies ; des troubles nerveux variés* (somnolence ou agitation, délire, convulsion).

De ces ictères les uns sont primitifs, les autres secondaires. Bien que l ictère primitif survienne fréquemment chez des sujets prédisposés par une tare hépatique antérieure, il atteint parfois des sujets exempts de toute prédisposition ; c'est le cas de la spirochétose ictéro-hémorragique.

Le plus bénin des ictères primitifs est l'ICTÈRE CATARRHAL qui se produit à la suite de troubles digestifs, d'une intoxication alimentaire ou d'une infection légère. Bien que souvent en apparence on puisse admettre l'influence exclusive de l'auto-intoxication, il est probable qu'il s'y joint un élément infectieux, témoin l'élévation légère de la température. Dans certains cas on peut invoquer l'influence de l'inhalation de certains poisons ; c'est ainsi du moins que l'on peut expliquer la fréquence de l'ictère catarrhal chez les égoutiers, les tanneurs, les individus qui travaillent au curage des mares, etc.

L'ictère catarrhal, qui s'accompagne de décoloration des matières, de fébricule intermittente et des symptômes communs aux divers ictères, est en général bénin et guérit dans un délai moyen de quinze jours à trois semaines, en laissant à sa suite un certain degré de fatigue et d amaigrissement. Mais il s'aggrave dans certains cas établissant un chainon entre les ictères bénins et les ictères graves, ou se prolonge, reliant ainsi les ictères passagers aux ictères chroniques.

Avec l'ictère catarrhal l'ictère à spirochètes ou SPIROCHÉTOSE ICTÉRO-HÉMORRAGIQUE est le mieux individualisé. Il a été observé sur une large échelle pendant la guerre récente, mais était connu déjà depuis longtemps sous le nom d'ictère infectieux à rechutes ou maladie de Mathieu et de Weill.

Au début se manifeste un *état infectieux fébrile, d'allure typhoïde,* avec myalgies et arthralgies intenses, des hémorragies, de l'albuminurie ; de l'hypertrophie de la rate, de l'herpès labial, parfois des réactions méningées.

Au bout de deux à huit jours, l'*ictère* apparaît, en même temps que la *température s'abaisse* ; il se produit alors une *détente,* mais, après un délai variant de cinq à douze jours, la *température remonte, cependant que l'ictère est déjà très atténué.* La *mort* peut survenir par urémie (il existe dès le début une rétention uréique très prononcée) ; cependant la *guérison* est habituelle, le malade restant anémié pendant longtemps.

Il existe de nombreuses variétés cliniques, les plus bénignes simulant l'ictère catarrhal (on a retrouvé des spirochètes dans l'urine), les plus graves reproduisant le syndrome clinique de l'ictère grave avec anurie, agitation vive, myosis, dyspnée, convulsions, somnolence et finalement coma terminal.

Tout différent de cet ictère grave spirochétien est l'ICTÈRE GRAVE PAR ATROPHIE JAUNE AIGUE DU FOIE. Entre l'ictère à spirochètes et ce dernier, il existe de profondes différences qui s'accusent dans le domaine anatomique et physiologique ainsi que dans le domaine clinique.

Dans la spirochétose le foie n'est nullement atrophié, mais au contraire légèrement augmenté de volume ; les cellules hépatiques, au lieu d'être atrophiées, présentent au contraire une hyperplasie remarquable, la nécrose n'existant que dans ls formes graves, mortelles conjointement avec l'hyperplasie ; les lésions rénales, d'autre part, sont relativement minimes. En réalité dans la spirochétose il existe une polycholie avec passage dans la circulation sanguine des éléments de la bile, malgré la perméabilité des voies biliaires, d'où un ictère intense.

De même la fonction uropoïétique est exaltée ; il y a production intensive, mais en même temps rétention d'urée, d'où l'azotémie.

Enfin l'insuffisance hépatique manque dans l'ictère grave à spirochètes.

Dans l'ictère grave par atrophie jaune aiguë du foie, le début est également marqué par une *phase préictérique d'ordre infectieux* ; puis apparait un ictère léger et très rapidement se manifeste un état général de la plus haute gravité : *sécheresse de la langue, hypothermie, troubles cardiaques, état comateux* précoce entrecoupé par une agitation excessive. Des *hémorragies* très graves surviennent qui précipitent souvent l'issue fatale. Le *foie est notablement diminué de volume* ; la diurèse continue jusqu'à la fin.

Anatomiquement il existe une dégénérescence graisseuse du foie et du rein, caractéristique anatomique de cette variété d'ictère grave.

Les différences se poursuivent sur le terrain hématologique, car il y a absence de leucocytose, alors que la leucocytose existe dans l'ictère spirochétien. Physiologiquement l'insuffisance hépatique est la note dominante dans l'ictère avec atrophie, l'insuffisance rénale dans la spirochétose. L'agent infectieux responsable de l'atrophie jaune aiguë du foie est encore inconnu.

Les ICTÈRES INFECTIEUX SECONDAIRES peuvent survenir au cours de toutes les infections aiguës, en particulier de la fièvre typhoïde, de la pneumonie, l'érysipèle, la scarlatine, l'infection puerpérale, l'endocardite infectieuse, le paludisme, la syphilis.

Le plus souvent ils surviennent à la phase ultime d'une affection du foie (cancer, cirrhose et notamment cirrhose biliaire).

II. ICTÈRES CHRONIQUES

Ces ictères sont fort nombreux.

On les distingue habituellement en *ictères acholuriques et ictères choluriques.*

ICTÈRES ACHOLURIQUES

Les *ictères acholuriques* sont congénitaux ou acquis.

L'ictère congénital a reçu le nom de *cholémie* ; il est familial, car il se trouve le plus souvent chez plusieurs membres de la même famille, et héréditaire. La peau présente une *coloration très légèrement jaunâtre* ; cette coloration est d'ailleurs *souvent localisée* à la paume des mains, à la plante des pieds. La peau présente surtout une *tendance à la pigmentation* sous l'influence des rayons solaires, de l'application d'un vésicatoire, au niveau des points d'application d'un bandage, de jarretelles ; elle est souvent le siège de naevi, de taches de rousseur, de xanthelasma, de traces de grattage dû au prurit qui est fréquent, comme l'urticaire.

L'urine ne donne pas la réaction de Gmelin, mais contient de *l'urobiline* ; par contre le *sérum sanguin présente cette réaction* ; l'urine présente aussi parfois d'une façon intermittente de l'*albumine*.

Les *troubles digestifs* sont habituels : hyperpepsie parfois avec douleurs, hématémèses (pseudo-ulcère), constipation, crises d'entérocolite muco-membraneuse ; l'appendicite est fréquente.

Il existe de la *tendance aux hémorragies* et surtout des *troubles du système nerveux* : irritabilité, tendance à la mélancolie, fatigue habituelle, syndrome neurasthénique.

Cet état essentiellement chronique et qui constitue plutôt un « tempérament » (l'ancien tempérament bilieux) qu'une maladie peut cependant s'aggraver. Des *poussées d'ictère franc, d'insuffisance hépatique passagère* peuvent se produire, notamment au cours d'une infection intercurrente ; au cours de la grossesse les femmes cholémiques sont particulièrement sujettes aux vomissements, à l'hépato-toxémie. Enfin on a signalé l'évolution vers la lithiase, la cirrhose (C. biliaire de Hanot), le cancer.

Les ICTÈRES CHRONIQUES SIMPLES ne diffèrent guère de la cholémie que par l'existence d'un ictère franc, celle de légères poussées fébriles intermittentes ; le foie est souvent gros ainsi que la rate, les matières fécales sont colorées. On distingue des variétés hépato-splénomégaliques, hépatomégaliques, splénomégaliques.

Les ICTÈRES HÉMOLYTIQUES se distinguent par l'*absence totale des signes d'intoxication biliaire*, c'est-à-dire de prurit, de bradycardie, par l'existence d'une *anémie* marquée ; enfin et surtout par les *signes hématologiques*.

Il existe une *forme congénitale familiale* de cause inconnue ; une *forme acquise* qui parait consécutive soit à une infection (paludisme, syphilis), soit à une intoxication (chloroforme, plomb), à une anémie ?

Son pronostic peut être grave, en tout cas l'affection est rebelle au traitement.

Le diagnostic est facilité par ce fait que les malades présentent « plus d'anémie que d'ictère ».

ICTÈRES CHOLURIQUES

Les *ictères choluriques* peuvent *apparaître secondairement au cours d'une affection du foie, d'un kyste hydatique, d'une cirrhose.*

D'autre part, parmi les maladies qui s'accompagnent primitivement d'ictère, on peut distinguer la cirrhose biliaire de Hanot, où les selles restent colorées ; les obstructions du cholédoque, avec décoloration des selles.

La CIRRHOSE BILIAIRE constitue un type bien défini et d'un diagnostic facile : Les malades qui en sont atteints présentent une augmentation considérable de volume du foie et de la rate, un ictère très prononcé ; des urines hautes en couleur, contenant de nombreux pigments biliaires, et où les éléments azotés se trouvent en grande quantité ; il y a donc intégrité de la cellule hépatique, et cette intégrité explique la longue durée de la maladie. Il ne s'ensuit pas cependant que celle-ci soit bénigne ; des hémorragies rebelles abrègent souvent les jours du patient.

En présence d'un malade atteint d'ictère chronique cholurique avec décoloration des selles, la question se pose d'emblée de l'origine de l'OBSTRUCTION. S'agit-il d'une obstruction par calcul ou d'une obstruction cancéreuse ? Le diagnostic est en général aisé : dans la lithiase ne font jamais défaut les antécédents de colique hépatique (il est vrai qu'ils peuvent se retrouver dans ceux du cancéreux) ; le début est brusque, l'ictère est modéré et les selles présentent des irrégularités de coloration, car l'obstruction est rarement absolue ; enfin la vésicule est petite et l'état général reste bon pendant longtemps.

Au contraire dans le cas d'obstruction cancéreuse, le début est progressif et sans douleurs ; l'ictère est intense et irréductible ; la vésicule est grosse ; d'autre part l'état général décline rapidement ; l'amaigrissement, la perte des forces ne laissent aucun doute sur la nature de l'obstacle.

III. ICTÈRE DES NOURRISSONS

Au point de vue clinique, on peut distinguer trois variétés principales d'ictère chez le nourrisson : la première, la plus fréquente, est un *ictère passager*, acholurique, avec coloration des matières, absence des pigments biliaires dans l'urine ; cet ictère est de nature hémolytique.

L'*ictère par rétention* s'accompagne de décoloration des selles et les urines contiennent des pigments biliaires. Contrairement au premier qui apparaît dès la naissance, il ne se manifeste qu'au bout de quelques semaines et est dû le plus souvent à un nodule fibreux, cicatrice de gomme syphilitique.

La troisième variété est l'*ictère infectieux*, qui a pour point de départ une infection d'origine ombilicale (comme en témoignent les signes d'infection autour du cordon) ; c'est un ictère franc avec vomissements, teint cyano-ictérique du visage et coloration bronzée du reste du corps ; son pronostic est fatal.

TRAITEMENT

Le *traitement* des ictères comporte des indications générales concernant le régime, les moyens à mettre en œuvre pour provoquer la diurèse, le fonctionnement de l'intestin, pour rendre aseptiques les voies biliaires et l'intestin, exciter la fonction biliaire, enfin combattre les conséquences de l'ictère et les indications spéciales aux principales variétés cliniques.

Le *régime lacté* est le régime de début du traitement de tout ictère (lait complet ou écrémé) ; on peut associer d'ailleurs lait et kéfir. Ensuite on institue le régime *lacto-végétarien* habituel : lait, potages au lait et au bouillon de légumes, pommes de terre, riz, pâtes fraîches, fruits, fromages frais et quelques entremets au lait.

La diurèse est favorisée par les eaux diurétiques d'*Évian*, *Vittel*, *Contrexéville*, *Martigny*, etc. ; accessoirement par l'*opothérapie hépatique*, dans certains cas, la *théobromine*.

Pour obtenir un fonctionnement régulier de l'intestin, on a recours au *calomel* à doses purgatives ; au *sulfate de soude* à petites doses, aux laxatifs cholagogues tels que l'*évonymine*, la *podophylle* ; enfin aux *lavements chauds ou froids*. Ces derniers (Krull) exercent en même temps une action diurétique et cholagogue.

La purgation est l'un des moyens les plus sûrs de réaliser l'asepsie intestinale ; on peut d'ailleurs employer accessoirement le *benzonaphtol*, le *charbon*, etc. Lorsque l'ictère est infectieux, on peut agir sur les voies biliaires au moyen de l'*urotropine*; on peut notamment administrer par le procédé du goutte à goutte un *lavement de sérum glucosé* additionné de 1 gr. 50 d'urotropine (P. E. Weill).

Les agents de la médication cholagogue sont le *calomel* à petites doses (0 gr. 01) ; « digitale du foie » ; le *salicylate de soude*, le *bicarbonate de soude*, surtout sous forme d'*eau de Vichy*, le *boldo*, le *combretum* et surtout l'*opothérapie biliaire.*

Parmi les conséquences de l'ictère, il en est une, le prurit, qui cause de réels tourments aux malades. Sans doute le prurit persiste tant que la cause de l'ictère n'est pas supprimée, mais on peut du moins l'atténuer par de nombreux moyens : *bains alcalins, douches tièdes*; lotions avec *glycérine, alcool camphré, coaltar, chloral, vinaigre phéniqué*, etc. ; poudrages avec *poudres de talc, oxyde de zinc, amidon, sous nitrate de bismuth* additionnées de *menthol, acide salicylique*, etc.; application de *glycérolé tartrique.* L'*extrait thyoïdien* donne quelques résultats. Contre les hémorragies, on emploie le chlorure de calcium, l'opothérapie hépatique, les injections de sérum hématopoïétique, etc.

TRAITEMENT DE L'ICTÈRE CATARRHAL

- L'*ictère catarrhal* nécessite l'emploi diversement combiné des divers moyens précédemment indiqués (voir les Consultations).

TRAITEMENT DE L'ICTÈRE ÉMOTIF

L'*ictère émotif* est justiciable du régime lacto-végétarien, des moyens médicamenteux modérateurs du système nerveux, à l'exclusion des cholagogues.

TRAITEMENT DE L'ICTÈRE INFECTIEUX

Dans le cas d'*ictère infectieux*, le régime lacté exclusif doit être poursuivi jusqu'à amélioration. D'autre part il faut avoir recours au salicylate de soude de préférence en lavements, à l'urotropine, à l'aspirine ; utiliser l'argent colloïdal en pommade, l'électrargol en injections intra-musculaires ou intra-veineuses. Si l'ictère revêt la forme d'ictère grave, à ces moyens il faut joindre les injections de sérum glucosé, celles d'huile camphrée, etc., l'adrénaline.

TRAITEMENT DE L'ICTÈRE PAR RÉTENTION

Le traitement de l'*ictère par rétention* a été exposé dans le chapitre consacré à la lithiase.

TRAITEMENT DE LA CHOLÉMIE FAMILIALE

Quant à la *cholémie familiale*, elle est surtout justiciable d'un traitement hygiénique et physique : régime à prédominance végétarienne ; cures à Vichy, Évian, Vittel ; hydrothérapie, frictions ; massage général et massage direct du foie. On peut employer de façon intermittente le calomel, les pilules bleues, l'opothérapie biliaire, le salicylate de soude, le sulfate de quinine.

TRAITEMENT DES ICTÈRES CHRONIQUES

Le traitement des *ictères chroniques simples* ne diffère pas du précédent.

TRAITEMENT DES ICTÈRES HÉMOLYTIQUES

Les *ictères hémolytiques* sont peu accessibles à une médication efficace, si, ce qui est la règle, leur cause ne peut être reconnue. On utilisera le fer, le chlorure de calcium, le sérum hématopoïétique.

Dans le cas où le paludisme, la syphilis pourraient être incriminés, on traitera ces affections.

CONSULTATION

I. ICTÈRE CATARRHAL

a) PREMIÈRE ÉTAPE

1º S'alimenter avec du lait, coupé d'eau de Vals ou de Vichy (deux cuillerées à soupe par verre) ou du lait écrémé.

Après une première période de régime lacté absolu, prendre une partie du lait (soit un litre) sous forme de potages préparés avec les farines usuelles, un autre litre de lait étant pris pur, en quatre fois ; ajouter au lait progressivement des potages maigres, des pommes de terre à l'eau ou en purée, du riz, des pâtes, des légumes verts, des fruits.

Ne revenir au régime mixte normal, comprenant viande, poisson et œufs, qu'après recoloration des matières.

2º Prendre le matin à jeun et le soir une demi-heure avant la dernière prise d'aliments un verre de la solution suivante (tiédie au bain-marie) :

```
Phosphate de soude.  .  .  .  .  .  .  6 grammes
Bicarbonate de soude .  .  .  .  .  .  5 gr.
Eau distillée .  .  .  .  .  .  .  .  un litre
```

ou bien, deux fois par jour également, dans un verre d'eau une cuillerée à café de la poudre suivante :

```
Phosphate de soude anhydre .  .  .  .  ⎫
Citrate de soude  .  .  .  .  .  .  .  ⎬  áá P. E.
Sulfate de soude  .  .  .  .  .  .  .  ⎭
```

Au bout d'une dizaine de jours, remplacer les alcalins pa

l'eau d'Évian prise à raison de deux verres, le matin à jeun, à une demi-heure d'intervalle.

3° Prendre deux fois par jour l'un des cachets :

Extrait de bile. . . . .   o gr. 25

pour un cachet.

4° Lavement quotidien d'un litre d'eau bouillie, ramenée à la température de 28°.

b) DEUXIÈME ÉTAPE

1° Prendre trois fois par jour l'un des cachets :

Urotropine . . . .   o gr. 6o
Benzoate de soude . . . .   o gr. 40

pour un cachet.

2° Et le soir, au coucher, l'une des pilules :

Calomel . . . .   o gr. o1

pour une pilule.

Avec une infusion de feuilles de boldo.

3° Au bout de cinq jours remplacer les cachets d'urotropine par les pilules suivantes :

Boldine . . . .   o gr. oo5
Evonymine . . . .   o gr. o2
Extrait de rhubarbe. . . . . .   o gr. 20
Extrait de jusquiame . . . . .   o gr. o1

pour une pilule, deux par jour.

4° Cure thermale à Vichy (Grande Grille, Hôpital ; bains et douches).

c) Contre le prurit :

1° Bains alcalins tous les deux jours (avec 150 gr. de sous-carbonate de soude par bain) et les jours alternes douches tièdes en pluie, à 36°.

2° Lotions avec :

Eau additionnée d'alcool camphré (1 partie pour 3 d'eau) ; vinaigre phéniqué (1 partie pour 4 d'eau) ; coaltar (2 cuillerées à soupe par litre) ; chloral (20 gr. par litre) ; glycérine (50 p. 1000).

3° Onctions avec :

Glycérolé d'amidon . . . .   40 gr.
Acide tartrique . . . .   1 gr.

II. ICTÈRE ÉMOTIF

1º Régime lacto-végétarien.

2º Prendre trois fois par jour une cuillerée à soupe de la potion suivante :

Liqueur d'Hoffmann.	4 grammes
Eau distillée de fleurs d'oranger. .	30 gr.
Sirop de belladone	20 gr.
Eau distillée q. s. p.	150 cc.

3º Le soir en se couchant, prendre en lavement avec une poire l'un des paquets :

Bromure de potassium . . . . 1 gr.

pour un paquet.

4º Bain tiède quotidien.

III. ICTÈRES INFECTIEUX ; ICTÈRES GRAVES

1º Diète hydrique : eau d'Évian additionnée par litre de l'un des paquets :

Lactose . . . . 50 gr.

pour un paquet.

Infusions chaudes, bouillon de légumes.
Puis lait écrémé, fruits.

2º Bain tiède quotidien ou enveloppements dans un drap mouillé chaud (38º), répétés matin et soir, pendant une heure.

3º Prendre à midi et à sept heures l'un des cachets :

Urotropine	
Théobromine	āā 0 gr.50

pour un cachet.

Ou, chaque jour, en lavement, par le procédé du goutte à goutte :

Sérum glucosé à 15 gr.	un litre
Urotropine.	1 gr. 50

4º Après la garde-robe du matin et le soir avant de s'endormir en lavement avec une poire, l'un des paquets :

Salicylate de soude . . . . 1 gramme

pour un paquet.

5° Chaque jour onction avec gros comme une noisette de la pommade suivante :

```
Argent colloïdal  . . . . . . . . .  15 gr.
Lanoline  . . . . . . . . . . . .  35 gr.
Axonge benzoïnée.  . . . . . . . .  50 gr.
```

6° En cas d'anurie, de féchissement du cœur, d'hypothermie, de troubles nerveux :

a) Deux fois par jour injection sous-cutanée de :

```
Huile camphrée stérilisée au 10°  . .  un cent. cube
Camphre  . . . . . . . . . .  o gr. 20
```

b) Une fois par jour injection sous-cutanée de :

```
Sérum glucosé à 47 p. 1.000 .  . . . .  250 cc.
```

pour une ampoule.

c) Prendre trois fois par jour V gouttes de :

```
Solution normale d'adrénaline au 1.000°  .  .  .  .  .
```

IV. CHOLÉMIE FAMILIALE

1° *Régime :*

a) Au début régime exclusif de lait écrémé ou de kéfir maigre.

b) Ensuite lait écrémé, potages au lait, un ou deux œufs, légumes verts, fruits.

c) Après amélioration régime mixte comprenant au repas du midi viande blanche, ou poissons légers. ou œufs ; aux deux repas les divers végétaux à l'exclusion des choux, de l'oseille, des tomates, des champignons, des truffes. Boire exclusivement de l'eau ou de la bière maltée.

Cures fréquentes de fruits, le matin à jeun : raisin, oranges.

2° Chaque matin friction sèche ou avec un molleton imbibé d'alcoolat de lavande, suivie d'une lotion ou d'un bain tiède.

3° Massage général et massage direct du foie.

4° Pendant 10 jours par mois, prendre le matin à jeun et le soir avant le dîner un verre d'eau de Vichy (Célestins) tiédie au bain-marie.

Au verre du matin ajouter l'un des paquets :

```
Phosphate de soude.  . . . . . . . .  2 gr.
```

5° Prendre tous les deux ou trois jours au dîner, l'une des pilules :

> Evonymine . . . . o gr. 03
> Extrait de jusquiame . . . . o gr. 02
> Extrait de belladone . . . . o gr. 01

pour une pilule.

ou tous les 5 jours une pilule bleue du Codex.

6° Cure annuelle ou bisannuelle à Vichy ou cure de printemps à Vichy ; d'automne à Évian.

En cas de poussée aiguë :

1° Régime lacté absolu.

2° Prendre matin et soir l'un des cachets :

> Bromhydrate de quinine . . . . . . o gr. 15
> Salicylate de soude . . . . o gr. 85

pour un cachet.

3° Le soir l'une des pilules :

> Calomel . . . . o gr. 01

pour une pilule.

4° Lavement frais quotidien.

V. ICTÈRES HÉMOLYTIQUES

1° Régime mixte à prédominance végétarienne.

2° Repos prolongé.

3° Prendre à chaque repas pendant 20 jours quatre des pilules :

> Protoxalate de fer . . . . }
> Extrait de quinquina . . . . . . } ââ o gr. 05

pour une pilule.

4° Prendre en lavement deux cuillerées à soupe de la solution suivante :

> Chlorure de calcium . . . . 10 gr.
> Eau distillée . . . . 150 gr.

5° Une ou deux fois par mois pendant 5 jours injection quotidiennes de 10 ccm. de sérum hématopoïétique.

6° Traitement du paludisme ou de la syphilis, si ces causes peuvent être incriminées.

INSUFFISANCE HÉPATIQUE

L'insuffisance hépatique est due à des lésions cellulaires qui modifient légèrement ou altèrent profondément et de façon irrémédiable les fonctions de la glande hépatique.

Elle survient secondairement au cours de la plupart des maladies chroniques du foie, notamment des cirrhoses, du cancer, à la suite d'obstruction prolongée des voies biliaires, etc., ou primitivement lors d'intoxications comme l'intoxication phosphorée ; de maladies infectieuses telles que la fièvre typhoïde, la pneumonie, l'érysipèle, la scarlatine qui peuvent atteindre le foie, ou comme symptôme capital de l'ictère grave primitif par atrophie jaune aiguë du foie (maladie de Frerichs) dont la cause est encore inconnue.

GRANDE INSUFFISANCE HÉPATIQUE

Il s'agit dans ces cas de la *grande insuffisance hépatique* dont le pronostic est fatal et dont le diagnostic s'impose.

Ictère grave et grande insuffisance hépatique sont deux termes synonymes. Une fois installé, cet ictère se caractérise par l'association de quatre symptômes : l'ictère, les hémorragies, les troubles nerveux, l'atrophie du foie.

L'*ictère* est plutôt du subictère ; lorsque l'ictère existait avant l'apparition des symptômes graves, il diminue d'intensité.

Les *hémorragies* ne tardent pas à se manifester, pouvant se produire de divers côtés : purpura, épistaxis, hémorragies gastriques et intestinales, hématurie. Elles peuvent entraîner la mort par leur abondance.

Les *troubles nerveux* consistent en somnolence précoce aboutissant progresssivement au coma terminal. S'il peut exister au début du délire, de l'agitation, des convulsions, ces signes d'excitation font bientôt place à la somnolence.

Le *foie diminue rapidement de volume,* par contre la *rate est toujours grosse.* La langue est sèche, couverte de fuliginosités, etc.

A ces symptômes cardinaux s'ajoute l'hypothermie progressive ; la *diminution considérable des urines* qui sont de coloration brunâtre contenant très peu d'urée, une grande quantité d'albumine et d'urobiline.

PETITE INSUFFISANCE HÉPATIQUE

Plus fréquente est la *petite insuffisance hépatique* qui peut survenir à titre épisodique au cours de la lithiase, de la grossesse, au déclin d'une maladie infectieuse, etc.

Le plus souvent elle survient primitivement en apparence, comme symptôme révélateur d'une affection hépatique latente, par exemple la stéatose chez les alcooliques.

Les « insuffisants sans le savoir » consultent pour des *troubles digestifs* tels qu'anorexie, état nauséeux ou vomissements, pesanteur après les repas, tympanisme, constipation ou diarrhée, etc., pour une *asthénie*, un état pseudo-neurasthénique qu'ils ne s'expliquent pas ; parce qu'ils se croient anémiques ; parfois pour de légères *hémorragies*, parce qu'ils ont saigné du nez ou remarqué des taches purpuriques, parce qu'enfin ils tombent facilement dans la somnolence. Quelques-uns ont des *troubles nerveux* plus marqués, du délire passager à forme onirique.

C'est l'ensemble de ces troubles, plutôt qu'un seul considéré isolément, qui conduit à examiner les matières et les urines.

L'*acholie* se traduit par la décoloration des matières; quant aux signes urinaires, ils sont complexes et demandent pour être reconnus des expériences multiples. Les troubles de la fonction uréique, du pouvoir fixateur du sucre (glycopexie), du pouvoir antitoxique du foie peuvent en effet être appréciés grâce à diverses épreuves.

Le dosage de l'urée montre une *diminution considérable de l'urée urinaire*, diminution qui peut aller jusqu'à 10 gr. par jour environ, chez des sujets alimentés à peu près normalement. Plus importante est la recherche du *coefficient azoturique*, ou rapport de l'azote de l'urée à l'azote total $\dfrac{Az\ U.}{T}$; ce rapport qui, à l'état normal est de 0,85 descend à 0,70 - 0,60.

On détermine la diminution du pouvoir fixateur du sucre par *l'épreuve de la glycosurie alimentaire* (Colrat et Lépine). On faisait absorber primitivement 150 gr. de sirop de sucre ; on a reconnu depuis que cette quantité de sucre est insuffisante et l'on préfère donner 150 gr. de glucose dans 300 gr. d'eau, dans un délai d'un quart d'heure, puis on fait uriner d'heure en heure le malade, en commençant une heure après l'ingestion de glucose ; l'urine traitée par la liqueur de Fehling montre le passage du sucre vers la 2e, 3e ou 4e heure.

La *toxicité urinaire est augmentée*, car le pouvoir qu'a le foie de neutraliser les poisons est augmenté ; *l'indicanurie* est habituelle.

Enfin on a accordé une certaine valeur à *l'élimination intermittente du bleu de méthylène* qui normalement est éliminé de façon régulière (glaucurie intermittente, Chauffard).

CONSULTATION

PETITE INSUFFISANCE HÉPATIQUE.

1º Diète hydrique absolue pendant quarante-huit heures, puis régime lacté (lait écrémé ou kéfir nº 2).

Ultérieurement régime lacto-végétarien, eaux diurétiques prises le matin au réveil : Évian, Vittel.

2º Prendre le matin à jeun pendant 8 à 10 jours, dans un verre d'eau d'Évian, une cuillerée à café de :

Sel de Seignette

ou le paquet suivant :

Phosphate de soude. . . . . . . } ãã 2 gr.
Sulfate de soude. . . . . }

3º Les cinq jours suivants, prendre le matin et le soir l'un des cachets :

Théobromine . . . . } ãã 0 gr. 50
Phosphate de soude. . . . . . }

4º Et à midi l'un des paquets :

Poudre de foie . . . . 5 gr.

pour un paquet (en cachets ou dans du bouillon de légumes).
ou prendre en lavement :

Extrait de bile . . . . 0 gr. 30

(chez les lithiasiques).

5º Après guérison, cure thermale à Vittel ou Vichy.

INSUFFISANCE PANCRÉATIQUE

Le pancréas joue un rôle considérable dans la digestion, puisqu'il sécrète des ferments qui agissent sur les trois ordres de matériaux alimentaires : albuminoïdes, hydro-carbonés, gras. Cependant les troubles dans son fonctionnement sont encore imparfaitement connus ; il est difficile le plus souvent de déterminer ceux qui lui sont imputables isolément, car dans la majorité des cas on se trouve en présence d'un syndrome hépatico-pancréatique. Il y a coïncidence de lésions et par conséquent de troubles fonctionnels.

Ces coïncidences s'expliquent aisément si l'on réfléchit que les produits de sécrétion du foie et du pancréas se déversent dans une embouchure commune, l'ampoule de Vater ; que les canaux excréteurs de l'un et de l'autre sont par conséquent exposés à des causes communes de maladie ; que d'autre part les produits de sécrétion interne du pancréas sont déversés dans le foie par l'intermédiaire de la veine porte ; qu'enfin les lymphatiques de la vésicule et des canaux biliaires, qu'une partie de ceux du foie se dirigent vers le carrefour lymphatique du pancréas. Peut-être peut-on expliquer, par les communications lymphatiques, la fréquence de la pancréatite de la tête, au cours de la lithiase biliaire.

Ces communications canaliculaires vasculaires autorisent à supposer qu'il y a synergie dans le rôle physiologique du foie et du pancréas ; ce n'est d'ailleurs pas sans raison que leurs canaux excréteurs se déversent au même point ; la digestion des graisses exige l'action simultanée de la bile et du suc pancréatique. D'autre part, la synergie endocrine ou des sécrétions internes apparaît des plus vraisemblables en raison des anastomoses vasculaires et lymphatiques, mais ne peut être démontrée.

Ces brèves mais indispensables considérations expliquent la fréquence des associations morbides lésionales et fonctionnelles du foie et du pancréas.

LÉSIONS DU CARREFOUR

Le type en est représenté par les diverses *lésions du carrefour* qui donnent lieu au syndrome bilio-pancréatique : cancer de l'ampoule de Vater ou de la tête du pancréas, calcul du cholédoque compliquant la lithiase ; infections ascendantes retentissant simultanément sur les voies biliaires et le pancréas.

Ces diverses lésions donnent lieu, avec des variantes, à un syndrome uniforme : *ictère par rétention, précoce, intense, continu, progressif ; cholurie et décoloration des fèces* ; parfois *tumeur pancréatique* perceptible au palper ; *dilatation de la vésicule biliaire* (signe de Courvoisier-Terrier) ; *glycosurie inconstante ; selles graisseuses* (d'aspect blanc et onctueux) ; *amaigrissement rapide*, etc.

SYNDROMES SANS LÉSIONS DU CARREFOUR

Il existe d'autres *syndromes hépatico-pancréatiques, sans lésions du carrefour* ; ils sont moins nettement dessinés ; en tout cas n'existent ni l'ictère, ni la rétention biliaire. On a distingué une cirrhose avec lésions concomitantes du pancréas, où l'amaigrissement rapide, les selles graisseuses peuvent faire soupçonner la participation du pancréas ; une lithiase biliaire fruste avec légère douleur cystique, subictère, fièvre intermittente, etc., coïncidant avec des troubles digestifs très accentués, un amaigrissement considérable ; des cas de cirrhose avec glycosurie, etc.

PANCRÉATITES ISOLÉES

Parmi les *maladies pancréatiques isolées*, les pancréatites aiguës ou chroniques tiennent la place principale. *Aiguë*, la pancréatite débute brutalement d'une façon dramatique par une *douleur d'une extrême violence, de siège para ou sus-ombilical*, accompagnée de *vomissements, de petitesse du pouls, d'angoisse extrême, d'hyperthermie ou d'hypothermie*. La mort survient rapidement. — *Chronique*, elle présente des symptômes moins nettement accusés. Cependant la douleur est encore intense, continue ou sous formes de crises.

Les troubles digestifs : nausées, vomissements, s'individualisent lorsqu'on a fait l'examen des selles.. La maladie est également mortelle, sauf dans les cas très rares où l'on peut soupçonner une origine syphilitique et instituer le traitement.

Quelle que soit la nature des lésions pancréatiques, celles-ci s'accompagnent des signes de l'insuffisance sécrétoire et parfois des signes de l'absence de sécrétion interne quand la glande est détruite.

TROUBLES DE SÉCRÉTION INTERNE ET EXTERNE

Les *troubles de sécrétion interne* se traduisent en bloc par la *glycosurie*, la *polydipsie*, la *polyurie*, l'*amaigrissement* rapide et considérable, la sécheresse et le teint gris ardoisé, etc.

Les *troubles de sécrétion externe ou d'insuffisance pancréatique* se traduisent par la *dyspepsie* (anorexie, nausées, vomissements), qui n'a pas de caractères spéciaux ; parfois par des *flux de diarrhée séreuse*, véritable « salivation abdominale », déterminée sans doute par le plexus cœliaque ; par les *selles graisseuses* sous forme de masses argileuses, grisâtres mélangées à des matières semi-molles que surnagent des masses huileuses, ou par des scybales, fétides enrobées de graisse ou encore par des boulettes blanchâtres, onctueuses au toucher, par l'*abondance et la putridité des selles* ; enfin par les signes *de dénutrition* déjà indiqués.

L'examen microscopique montre une *quantité considérable de corpuscules graisseux, de fibres musculaires indigérées*. Après repas d'épreuve, on constate que plus de deux tiers des graisses alimentaires ne sont point utilisés et que dans ces graisses inutilisées, on retrouve près des trois quarts de graisses neutres, c'est-à-dire non dédoublées en savons et en acides gras.

TRAITEMENT

Le *traitement* de l'insuffisance pancréatique n'a qu'une efficacité relative, étant données la constance et l'incurabilité habituelles des lésions qui la provoquent.

Tout d'abord il faut prescrire un *régime* dont les graisses doivent être exclues ; comprenant une très faible quantité de matières album'noïdes, surtout sous forme de lait, car la caséine est digérée dans l'intestin par l'érepsine intestinale, sans intervention du suc pancréatique ; composé principalement d'hydrocarbones, c'est-à-dire de farineux divers, de sucres sous forme de fruits, de gelées de fruits.

La seconde indication est de prescrire les ferments digestifs qui exercent une action de suppléance, c'est-à-dire l'*extrait de bile* ; la *pancréatine*, l'*entérokinase*; les *acides :* chlorhydrique, tartrique, qui excitent la sécrétion pancréatique ; enfin les *lavements froids* qui excitent la sécrétion biliaire.

CONSULTATION

INSUFFISANCE PANCRÉATIQUE

1º Régime : Potages aux légumes ; bouillies.

Viandes fraîches, rôties (en petite quantité) ; viandes gélatineuses ; poissons à chair maigre (merlan, truite, perche, etc.) ; grenouilles·

Nouilles, macaronis ; pommes de terre à l'eau ou en purée, riz, purées de farines maltées ; légumes verts ; fruits.

Eau additionnée d'extrait de malt.

2º Prendre à chaque repas deux capsules d'entérokinase ou deux capsules glutinisées de o gr. 20 de pancréatine.

3º A distance des repas prendre quelques gorgées de la limonade suivante :

<pre>
Acide chlorhydrique officinal. .   .   2 grammes
Sirop de sucre .   .   .   . 125 gr.
Eau   .   .   .   .   575 gr.
</pre>

1º Trois fois par semaine lavement d'un litre d'eau additionnée de l'un des paquets :

<pre>
Extrait sec de bile .   .   .   .   .   .   3 grammes
</pre>

pour un paquet.

VI

MALADIES DU PÉRITOINE

PÉRITONITES AIGUËS ET CHRONIQUES
(NON BACILLAIRES)

I. PÉRITONITES AIGUES GÉNÉRALISÉES

CAUSES

Ces péritonites succèdent :

A un *traumatisme* ; à la *perforation de l'un des organes contenus dans la cavité abdominale*, notamment de l'intestin (cancer, fièvre typhoïde, etc.) ; de son appendice ; de la vésicule biliaire (fièvre typhoïde), de la vessie, des trompes ; à la *rupture d'une collection purulente du voisinage* (abcès du foie, de la rate, du rein), à la rupture d'un foyer de péritonite localisée, enkystée.

Elle peut se produire d'autre part par *propagation* (péritonites puerpérales, appendiculaires, certaines péritonites typhiques, etc.), par propagation à travers le diaphragme (pleurésies purulentes), par propagation vasculaire (érysipèle de la paroi abdominale, abcès phlébitique du cordon).

Enfin la péritonite peut être *primitive, due à l'infection générale* ; tel est le cas des péritonites qui se produisent au cours de pneumonie, variole, scarlatine, érysipèle, pyohémie, etc.

SYMPTOMES

Toute péritonite aiguë généralisée est caractérisée par la *fièvre*, les *frissons*, les *vomissements* bilieux, puis porracés ; la *douleur* d'une violence extrême, à tel point que les malades redoutent le frôlement des draps ; le *météorisme*, la *constipation*, etc. Rapidement les *traits s'altèrent*, le nez s'effile, les yeux s'excavent, le faciès prend l'aspect « grippé » ; les douleurs à la période ultime s'apaisent ainsi que les vomissements, mais des symptômes d'intoxication profonde avec tendance au collapsus, se manifestent alors : le teint devient terreux, des sueurs froides, visqueuses recouvrent le corps ; la respiration est brève, rapide, superficielle ; un hoquet fréquent tourmente les patients et l'hypothermie succède à la fièvre du début.

FORMES CLINIQUES

Le tableau d'ensemble comporte des variantes : la *péritonite par perforation* se traduit par la douleur brusque « en coup de poignard » ; et tous les symptômes ci-dessus énumérés revêtent le maximum d'intensité.

La *péritonite consécutive à la perforation de l'intestin au cours de la fièvre typhoïde* présente au contraire des symptômes atténués ; la température est peu élevée ou même tombe lors de la perforation ; ce dernier signe doit attirer l'attention.

La *péritonite à pneumocoques*, observée surtout chez l'enfant, débute par les symptômes habituels, puis une rémission se produit, l'état général apparaissant moins altéré qu'il ne l'est d'ordinaire dans les péritonites. À cette rémission succède une recrudescence des symptômes locaux et généraux, en même temps que la région ombilicale devient saillante et prend un aspect phlegmoneux. L'ouverture de l'abcès se produit au bout de quelques jours. La guérison peut alors survenir ou bien il se produit des fistules péritonéorectales, vaginales, etc.

TRAITEMENT MÉDICAL

Le *traitement* médical de toute péritonite consiste dans l'emploi des moyens propres à modérer la réaction péritonéale et à calmer certains symptômes, et de ceux qui visent l'intoxication, le collapsus cardiaque.

L'*application de glace* répond à la première indication ; elle suffit souvent, en tout cas, à rendre tolérables les douleurs, d'autant qu'il faut employer la morphine avec prudence ; si la douleur persiste intense, on peut utiliser les suppositoires opiacés et belladonés, en dernier ressort l'injection de morphine.

Les vomissements, le hoquet peuvent être calmés par l'ingestion de glace pilée, de boissons glacées prises à très petites doses, par cuillerées à café, d'eau chloroformée glacée et diluée avec partie égale d'eau ; un drain placé dans le rectum pendant un certain temps permet l'évacuation des gaz et soulage les malades.

Le meilleur moyen à employer contre l'intoxication est l'*injection de sérum physiologique* ou *glucosé*. On y joint pour lutter contre le collapsus les *injections multipliées d'huile camphrée* (au besoin intra-veineuses), d'*huile éthérée et camphrée* ; d'autre part l'*adréna-line*, à doses fractionnées et répétées (XXX à L gouttes par jour), contribue à relever le pouls, à combattre l'hypotension.

TRAITEMENT CHIRURGICAL

Lorsque la péritonite est due à une perforation, lorsqu'il s'agit d'une péritonite à pneumocoques, l'*intervention chirurgicale* est nettement indiquée ; le succès est habituel dans le dernier cas.

II. PÉRITONITES AIGUES LOCALISÉES

Ces péritonites se développent par *propagation* ou par *rupture d'une collection purulente* ; la limitation de la péritonite est due à la formation préalable d'adhérences, mais le phlegmon péritonéal peut se faire jour à son tour dans la cavité péritonéale et donner lieu à une péritonite généralisée secondaire.

Les plus fréquentes se produisent à la suite d'appendicite, de cholécystite, d'abcès du foie, de kystes hydatiques suppurés, d'ulcères de l'estomac, etc.

La *périhépatite purulente* se traduit par une *douleur* vive au niveau de l'hypochondre droit exagérée par la pression ; des *vomissements*, de la *fièvre*, etc.

Les symptômes locaux varient suivant la localisation de la péri-hépatite. Si elle est sous-hépatique, on constate à la partie infé-rieure de la région hépatique de l'empâtement et bientôt de la *fluctuation* ; cet abcès peut s'ouvrir à l'ombilic ou dans l'intestin. Si l'abcès est sus-hépatique, il existe une déformation de la partie supérieure de l'abdomen ; l'épigastre est soulevé par une *voussure*. Si l'abcès contient des gaz on constate à la percussion de la sonorité, et d'autre part tous les signes de pneumothorax sous-phrénique de Leyden : *sonorité amphorique, tintement métallique, bruit de succus-sion* ; la radioscopie confirme les résultats de l'examen clinique. Les symptômes sont les mêmes quand le point de départ est un ulcère gastrique.

TRAITEMENT CHIRURGICAL

Le traitement de toutes les collections péritonéales localisées est *l'intervention chirurgicale* précoce, qui permet d'éviter les fistulisations intestinales.

III. PÉRITONITES CHRONIQUES GÉNÉRALISÉES

On a décrit des *péritonites syphilitiques, brightiques, alcooliques*.

PÉRITONITE ALCOOLIQUE

La *péritonite alcoolique* coïncide avec la cirrhose hépatique ; en même temps que les signes de cirrhose, on constate du météorisme abdominal, des signes d'ascite cloisonnée, c'est-à-dire des zones mates alternant avec des zones sonores. Puis l'ascite se résorbe et l'on peut alors percevoir la corde épiploïque, des bosselures, des frottements perceptibles tant à la main qu'à l'oreille.

L'existence de la péritonite est encore caractérisée par les douleurs abdominales, des poussées fébriles intermittentes, etc.

La tendance actuelle est de considérer comme de nature tuberculeuse la plupart des cas de péritonite chronique généralisée.

IV. PÉRITONITES CHRONIQUES LOCALISÉES

Les péritonites sèches locales se produisent au contact de tout organe enflammé chroniquement de la cavité abdominale et notamment de l'estomac, du foie, de l'intestin.

PÉRIGASTRITE

La *périgastrite* est une complication très fréquente des anciens ulcères. Elle peut être *localisée au pylore* et donne lieu à des signes de sténose. Elle est habituellement *antérieure*, donnant lieu à de vives douleurs qui s'irradient dans le côté droit du thorax, vers le sein et vers l'épaule ; ces douleurs sont exagérées par la station debout, par les repas. On sent à la palpation un « blindage » profond qui pourrait en imposer pour une tumeur. L'examen radioscopique montre l'estomac fixé, modifié dans sa forme, sa situation, etc.

Enfin dans quelques cas la symphyse est *généralisée* ; les douleurs sont alors intolérables ; le malade ne peut marcher que plié en deux, l'alimentation est rendue très difficile par l'état douloureux.

Il en résulte une tendance à la cachexie et un état nerveux des plus accentués.

Le traitement médical ne peut être que palliatif : application de *compresses humides chaudes, suppositoires opiacés et belladonés ; alimentation surtout lactée.* On a proposé sans grande conviction les injections sous-cutanées de thiosinamine.

En présence d'une situation aussi précaire, on est autorisé à pratiquer une laparatomie exploratrice, à la suite de laquelle, suivant les possibilités, on pratiquera une *libération des adhérences,* une *résection de l'ulcère* ou, le plus souvent, une *gastro-entérostomie.*

PÉRIHÉPATITE

La *périhépatite* se produit au cours des abcès, de la tuberculose, de la syphilis, de l'angio-cholécystite, de la cirrhose biliaire hypertrophique, des kystes hydatiques. Elle est caractérisée par les poussées douloureuses, le frottement constaté à l'auscultation et comparable au bruit de cuir neuf de la péricardite ; ce frottement est dû aux mouvements du foie sous l'influence de la respiration.

Il existe une forme primitive de périhépatite avec participation de symphyse péricardique, d'origine tuberculeuse probable. Les symptômes sont à la fois cardiaques et hépatiques : les malades sont essoufflés, éprouvent des palpitations ; en même temps le foie est gros, il existe de l'ascite.... Le diagnostic de cette forme, en raison de la complexité des symptômes, est malaisé.

PÉRICOLITES

Les *péricolites* sont d'une extrême fréquence, en rapport avec la fréquence de l'appendicite et des diverses entérites ; elles apparaissent d'autant plus communes qu'on peut plus aisément les diagnostiquer. Elles sont également dans nombre de cas la conséquence d'interventions chirurgicales.

La péricolite peut exister partout où l'intestin peut être enflammé; mais elle est localisée habituellement aux régions cœcale et sigmoïdienne. On peut aussi observer des péricolites des angles.

Leur symptomatologie varie suivant leur siège et aussi leur nature, leur degré, car elles peuvent varier depuis la simple bride, très ténue jusqu'aux gaines fibreuses enserrant tout un segment intestinal.

Les *symptômes* habituels sont les *phénomènes douloureux* (notamment sensation de tiraillement), parfois les *vomissements*, les *alternatives de diarrhée et de constipation avec muco-membranes*, etc. *L'état général finit par s'altérer*, surtout quand la compression du cœcum a déterminé une stase cœcale permanente. Chez les névrophates, ainsi que je l'ai fréquemment constaté, il peut se produire des vomissements incoercibles entraînant un amaigrissement rapide et compromettant gravement la santé. D'ailleurs des *accidents d'occlusion* peuvent survenir.

Le palper peut révéler l'existence d'une *douleur localisée* en un point fixe, et parfois une *tuméfaction en boudin*.

Sous l'écran on peut constater parfois l'immobilité d'une anse intestinale, l'aspect piqueté du côlon ascendant ou de l'S iliaque (péricolite en voile).

La *péricolite du côlon ascendant* entraîne la compression du cœcum, d'où la stase cœcale chronique avec ses conséquences. La péricolite *de l'angle hépatique*, accolant en chien de fusil les deux branches de l'anse colique, entraîne également une constipation opiniâtre.

Lorsque le *pylore* est enserré par des brides provenant du foie ou de la vésicule, les symptômes observés sont ceux de la sténose pylorique.

Le *diagnostic* des péricolites comporte certaines difficultés surtout dans les phases initiales ; il est facilité par l'observation attentive de la marche des accidents, leur longue durée, la connaissance des antécédents d'entéro-colite, etc. ; la stase cœcale rebelle devra attirer particulièrement l'attention.

On pourra éviter ainsi les méprises avec un *néoplasme*, les *formes localisées de la tuberculose péritonéo-intestinale*, le *spasme du côlon*, avec l'*appendicite chronique*, la *tuberculose*, le *cancer du cœcum*.

Le *traitement* médical consiste surtout dans le *repos au lit*, lors des poussées aiguës, les *applications chaudes*, l'évacuation régulière de l'intestin par les *lavements d'huile et l'huile de ricin*, etc.

Lorsque le diagnostic est nettement établi, l'*intervention chirurgicale* permet de libérer les adhérences ; le chirurgien ne doit pas négliger de réséquer une partie des l'épiploon.

PÉRITONITE TUBERCULEUSE

Primitive ou secondaire à la tuberculose d'un des organes contenus dans la cavité péritonéale, la tuberculose du péritoine revêt suivant les cas une marche aiguë ou une marche chronique ; il existe d'ailleurs des formes de transition, puisqu'une tuberculose à début et à marche aiguë peut présenter une rémission à partir de laquelle son évolution deviendra chronique.

I. PÉRITONITE AIGUE

La péritonite aiguë peut faire partie de la *tuberculose miliaire granulique* ; elle peut d'autre part revêtir la *forme pleuro-péritonéale* et débuter sous les apparences d'une péritonite non tuberculeuse avec douleurs, vomissements, constipation, etc. ; puis la nature de l'affection tend à se préciser ; la fièvre est continue avec exacerbation vespérale, une légère ascite se produit et l'on constate aux bases pulmonaires soit de la pleurite sèche, soit un épanchement.

Cette péritonite aiguë peut guérir par évolution fibreuse des lésions ou évoluer vers la péritonite ulcéro-caséeuse.

II. PÉRITONITES CHRONIQUES

On en distingue plusieurs variétés : la forme ascitique, la forme ulcéro-caséeuse, la forme fibreuse ; ces diverses formes ne sont d'ailleurs pas séparées par des cloisons étanches, car elles peuvent se succéder.

FORME ASCITIQUE

La *forme ascitique* est particulièrement fréquente chez l'enfant et peut alors être primitive. Chez un enfant suspect de par les antécédents familiaux, pâle, amaigri, fatigué, présentant de la polymicro-adénopathie, surviennent des *douleurs abdominales*, des *nausées*, des *vomissements* espacés, une *fièvre* intermittente, puis le *ventre augmente de volume* et l'on constate une *ascite* qui peut devenir très abondante. Celle-ci se résorbe en général au bout de quelques mois comme l'épanchement des pleurésies, ou bien aboutit soit à la forme ulcéro-caséeuse, soit à la forme fibreuse ; ce n'est donc qu'un épisode de la maladie.

FORME CASÉEUSE

La *forme caséeuse, ulcéreuse* est la forme habituelle. Primitive ou succédant à la phase ascitique, elle débute par des *troubles digestifs :* anorexie, nausées, parfois vomissements, crises de constipation ou de diarrhée. Tôt ou tard les modifications du ventre attirent l'attention : il se produit un *météorisme d'abord intermittent, après les repas,* puis *permanent.* L'augmentation de volume du ventre contraste avec l'amaigrissement général. En même temps le teint devient pâle, les forces diminuent.

A une phase plus avancée le *ventre est distendu, proéminent ;* sa *surface est lisse, vernissée, blanchâtre,* sillonnée d'un *lacis veineux* siégeant au niveau de la région sous-ombilicale. On constate des *zones mates et sonores,* les zones mates étant dues à l'ascite cloisonnée, les zones sonores aux anses intestinales météorisées. Si l'ascite se résorbe, le *ventre donne la sensation de pâte consistante* (Gueneau de Mussy) ou de ventre de cadavre (immobilisation des anses intestinales agglutinées) ; la main perçoit une sensation de « *crépitation amidonnée* ». En déprimant profondément, on perçoit des « *gâteaux péritonéaux* » en différents points (fosses iliaques notamment) qui correspondent aux amas caséeux.

Cependant l'état général s'aggrave profondément ; l'*amaigrissement,* l'*asthénie* s'accusent ; la *fièvre* revêt les allures de la fièvre hectique ; des *sueurs profuses,* une *diarrhée* incoercible, de l'*œdème malléolaire* surviennent.

La mort est la terminaison habituelle, soit par progrès de la cachexie, soit par généralisation de l'infection tuberculeuse (granulie, méningite, etc.). D'autre part des *collections purulentes* peuvent se produire et s'ouvrir soit à la surface cutanée (phlegmon stercoral, périombilical), soit dans l'intestin, etc.

La guérison n'est cependant pas exceptionnelle. En effet les amas caséeux peuvent subir la transformation fibreuse qui est une forme de guérison, bien que la transformation fibreuse puisse elle-même entraîner des complications.

FORME FIBREUSE

La *forme fibreuse* peut d'ailleurs être primitive ou succéder à la phase ascitique chez l'enfant. Les signes locaux diffèrent de ceux qui viennent d'être indiqués : au lieu d'un ventre proéminent et météorisé, on constate un *ventre rétracté en bateau ;* par le palper

on a une sensation d'*empâtement dur* et d'*immobilité de l'intestin.*
On perçoit aussi la *corde formée par l'épiploon* devenu fibreux et
rétracté; la main perçoit encore des *frottements,* une sorte de crépitation neigeuse, etc.

L'état général n'est pas très sensiblement modifié; l'*apyrexie*
est habituelle; mais le malade souffre de *douleurs* dues aux adhérences, à la symphyse intestinale, douleurs qui se manifestent
surtout à l'occasion des mouvements, qui l'obligent à adopter
certaines attitudes, notamment à fléchir les cuisses sur le bassin.

Forme de guérison, la tuberculose fibreuse du péritoine peut
cependant évoluer vers la forme ulcéro-caséeuse; des poussées de
péritonite aiguë par ensemencement successif du péritoine peuvent
survenir.

D'ailleurs, indépendamment de cette évolution possible, elle est
souvent grave par les complications qu'elle détermine, par les
névralgies tenaces (sciatique, crurale) qui en sont la conséquence,
par les *cirrhoses viscérales progressives* (foie, rate, intestin), particulièrement fréquentes chez les alcooliques, qui surviennent
parfois; enfin par les accidents d'*occlusion brusque ou chronique*
intermittente. L'occlusion brusque peut être révélatrice d'une
péritonite tuberculeuse demeurée latente.

DIAGNOSTIC

Le *diagnostic* des péritonites aiguës ne comporte guère de difficultés; on ne peut les confondre avec les *péritonites aiguës non
bacillaires* qui reconnaissent des causes faciles à déceler, avec la
fièvre typhoïde dont le début est lent, la courbe thermique caractéristique, etc.

Le *cancer du péritoine* à marche rapide, surtout quand il se
produit chez des sujets jeunes, a donné lieu à des erreurs de diagnostic.

Dans les formes chroniques on peut hésiter au début, chez
l'adulte, entre une *cirrhose alcoolique* et une *péritonite tuberculeuse,*
d'autant que la péritonite tuberculeuse survient fréquemment chez
des alcooliques. La cirrhose se distingue par l'atrophie du foie,
la splénomégalie, la mobilité de l'ascite, l'absence de fièvre.

Mais elle peut se compliquer de péritonite tuberculeuse; on
soupçonnera cette complication lorsque se manifesteront des
poussées fébriles, des douleurs abdominales rapprochées, un amaigrissement rapide, de la pleurésie sèche ou avec épanchement.

La *syphilis hépatique* le pourrait également prêter à confusion. Il peut en être de même des *kystes de l'ovaire* ; du *cancer du péritoine* chez les enfants; le *gros ventre rachitique* (moins pâteux, sans résistance), le *gros ventre des dyspeptiques*, (surtout tympanisé, non douloureux) seront aisés à distinguer de la péritonite tuberculeuse.

TRAITEMENT

Le *traitement* général est celui de la tuberculose : cure d'air, de repos, alimentation substantielle (difficile à régler en raison des troubles digestifs) ; phosphates, iode (sirop iodo-tannique, etc.).

Les médications locales par les badigeonnages de collodion, les applications de pointes de feu doivent s'effacer devant l'*héliothérapie* qui a donné des résultats remarquables et dont l'emploi se généralise.

La *laparotomie* a perdu la faveur qu'elle avait conquise il y a quelques années. Contre-indiquée dans les formes fibro-caséeuses sèches, elle doit être réservée aux formes ascitiques qui résistent au traitement médical.

CONSULTATION

PÉRITONITE TUBERCULEUSE CHEZ L'ENFANT

1º Repos au lit, ou sur une chaise longue, en plein air.

2º Alimentation consistant en lait ou kéfir, viandes rôties, maigre de jambon, poissons bouillis, huîtres, œufs, pâtes, riz, pommes de terre, purées de légumes, compotes ou gelées de fruits, gâteaux de riz, de semoule, etc.

Faire prendre de plus, avant le repas de midi, 50 à 60 gr. de viande crue de cheval, pulpée.

3º En cas de poussées fébriles, réduire, l'alimentation au lait, aux potages ; prendre chaque jour à 4 heures l'un des cachets :

        Cryogénine . . . .   0 gr 15
        Poudre de Dover . . . .   0 gr. 05

pour un cachet.

4º Prendre avant chaque repas l'un des cachets ou paquets :

Carbonate de chaux . . . .)
Phosphate tribasique de chaux . . .) ãã o gr. 50

pour un cachet ou paquet.

5º Et après le repas avec une cuillerée à soupe de :

Sirop iodo-tannique.

6º Injecter chaque jour dans le tissu cellulaire sous-cutané le contenu d'une des ampoules :

Solution de cacodylate de soude à
     5 p. 100 . . . . un cent. cube.

pour une ampoule ; nº 12.

7º Séance quotidienne d'héliothérapie : exposer le ventre mis à nu aux rayons solaires, pendant cinq minutes le premier jour, dix le second, en augmentant progressivement la durée de l'exposition, jusqu'à une heure et même davantage.

L'héliothérapie sera pratiquée de préférence dans le Midi et dans l'un des établissements spéciaux d'Hyères, Cannes, Menton, Arcachon, etc., ou dans une station d'altitude (Leysin).

TABLE DES MATIÈRES

MALADIES DE LA BOUCHE ET DU PHARYNX

MALADIES DE L'ŒSOPHAGE

MALADIES DE L'ESTOMAC

MALADIES DE L'INTESTIN

MALADIES DU FOIE ET DU PANCRÉAS

MALADIES DU PÉRITOINE

Paris-Lille. — Imp. A. Taffin-Lefort, 14-2-20.